In guten Händen

herausgegeben von
Dr. phil. Anja Walter

Gesundheits- und Krankenpflege

Gesundheits- und Kinderkrankenpflege

Autorinnen:
Christine Flieger
Annette Friedrich
Heike Jacobi-Wanke
Monika Gundlach
Barbara Overesch
Christine Schulze Kruschke
Andrea Westphal

unter Mitarbeit
der Verlagsredaktion

Lernsituationen

Teil 3

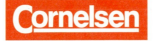

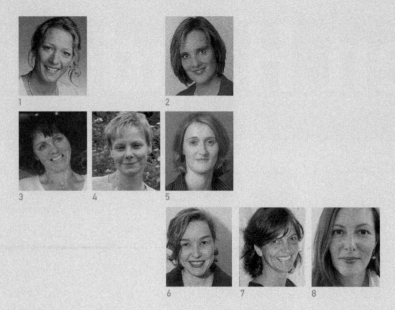

Redaktion: Antje Pleß, Anja Lull
Umschlaggestaltung und Layoutkonzept:
Michael Heimann, groenland.berlin
Layout und technische Umsetzung:
Renate Huth, groenland.berlin

1 **Christine Flieger**, Jg. 1964
Diplom-Pflegepädagogin, Krankenschwester, Lehrerin für Gesundheits- und Krankenpflege am Institut für berufliche Bildung im Gesundheitswesen, IbBG, Fachbereich Altenpflege

2 **Annette Friedrich**, Jg. 1968
Lehrerin für Pflegeberufe, Krankenschwester, Lehrerin für Gesundheits- und Krankenpflege an der Krankenpflegeschule des Ev. Waldkrankenhauses Spandau, Berlin

www.cornelsen.de

Die Internetadressen und -dateien, die in diesem Lehrwerk angegeben sind, wurden vor Drucklegung geprüft (Stand: Januar 2010). Der Verlag übernimmt keine Gewähr für die Aktualität und den Inhalt dieser Adressen und Dateien oder solcher, die mit ihnen verlinkt sind.

3 **Monika Gundlach**, Jg. 1953
Diplom-Medizinpädagogin (FH), Krankenschwester, Spielleiterin für szenisches Spiel, Stellvertretende Schulleiterin an der Krankenpflegeschule des Ev. Krankenhauses Königin Elisabeth Herzberge gGmbH, Berlin

4 **Heike Jacobi-Wanke**, Jg. 1965
Diplom-Pflegepädagogin, Krankenschwester, Lehrerin für Gesundheits- und Krankenpflege an der Krankenpflegeschule des Ev. Waldkrankenhauses Spandau, Berlin

1. Auflage, 1. Druck 2010

Alle Drucke dieser Auflage können im Unterricht nebeneinander verwendet werden.

© 2010 Cornelsen Verlag, Berlin

5 **Barbara Overesch**, Jg. 1971
Diplom-Berufspädagogin (FH), Kinderkrankenschwester, Berufspädagogin an der Karl Borromäus Schule für Gesundheitsberufe gGmbH, Bonn

6 **Christine Schulze Kruschke**, Jg. 1966
Diplom-Pflegepädagogin, Krankenschwester, Spielleiterin für Szenisches Spiel, Dozentin in der Aus-, Fort- und Weiterbildung bei „Beratung und Fortbildung", Geschäftsbereich Personal, Ev. Johanneswerk e.V., Bielefeld

Das Werk und seine Teile sind urheberrechtlich geschützt.
Jede Nutzung in anderen als den gesetzlich zugelassenen Fällen bedarf der vorherigen schriftlichen Einwilligung des Verlages.
Hinweis zu § 52 a UrhG: Weder das Werk noch seine Teile dürfen ohne eine solche Einwilligung eingescannt und in ein Netzwerk eingestellt werden. Dies gilt auch für Intranets von Schulen und sonstigen Bildungseinrichtungen.

7 **Andrea Westphal**, Jg. 1966
Diplom-Pflegepädagogin, Krankenschwester, freiberufliche Dozentin für Kranken-, Alten- und Heilerziehungspflege, Berlin

Druck: CS-Druck CornelsenStürtz, Berlin

8 **Anja Walter**, Jg. 1968
Dr. phil., Diplom-Pflegepädagogin, Krankenschwester, Beraterin für Curriculum- und Schulentwicklung, Dozentin für Berufliche Didaktik in den Feldern Gesundheit, Pflege und Soziales

ISBN 978-3-464-45344-5

 Inhalt gedruckt auf säurefreiem Papier aus nachhaltiger Forstwirtschaft.

Vorwort

*Liebe Lernende in der Gesundheits- und Krankenpflege- und
Gesundheits- und Kinderkrankenpflegeausbildung,*

seit Januar 2004 gilt das neue Krankenpflegegesetz. In der Ausbildungs- und Prüfungsverordnung dieses Gesetzes sind zwölf Themenbereiche aufgelistet, die die inhaltlichen Aspekte der Ausbildung näher umreißen. Andere berufliche Ausbildungen folgen seit einigen Jahren dem Lernfeldkonzept. Das Krankenpflegegesetz schreibt dieses Konzept zwar nicht vor, es liegt aber nahe, sich auch in der Gesundheits- und Krankenpflege- und Gesundheits- und Kinderkrankenpflegeausbildung daran anzulehnen.

Das Lernfeldkonzept rückt bedeutsame Handlungssituationen aus dem persönlichen, beruflichen oder gesellschaftlichen Alltag in den Mittelpunkt des Lernens. Dabei werden die Handlungssituationen (didaktisch) zu Lernsituationen aufbereitet – z. B. indem danach gefragt wird, welche Inhalte anhand der Situationen gelernt werden können. Das komplexe Wissen der Pflege wird somit in einen Anwendungsbezug gestellt – das Wissen wird gleichsam in die Situationen „eingehängt". An Ihre so geknüpften Wissensnetze können Sie sich in der Pflegepraxis eher erinnern, da das Wissen nicht – wie bei einem fächerorientierten Unterricht – aus verschiedenen „Fächerschubladen" mühsam „herausgekramt" werden muss.

Die Lernsituationen tragen zum Erwerb beruflicher Handlungskompetenz bei, welche Ihnen ermöglicht, den vielfältigen Aufgaben im Pflegeberuf gerecht zu werden. Hierzu gehört insbesondere die Kompetenz, Situationen gemeinsam mit den zu Pflegenden zu deuten und einzuschätzen, fachgerechte Entscheidungen zu treffen, Situationen zu gestalten und zu reflektieren. Handlungskompetenz umfasst zudem die Bereitschaft und Fähigkeit, sich in gesellschaftlichen und privaten Situationen individuell und sozial verantwortlich zu verhalten.

Im Arbeitsbuch sind zu den einzelnen Handlungssituationen **Kompetenzen** formuliert, die Sie über die Auseinandersetzung mit den Lernsituationen anbahnen bzw. erwerben können und je nach Ihren persönlichen Schwerpunkten auch erweitern können. Zur Auseinandersetzung mit den Handlungssituationen finden Sie **Arbeitsaufträge für den Unterricht**, mit denen auch neue Methoden des Lernens verbunden sind. Zu den Aufträgen sind von erfahrenen Pflegelehrerinnen **Materialien** entworfen worden, die Sie bei Ihrer Bearbeitung unterstützen sollen. Sie bieten Ihnen Informationen (zusätzlich zum Fachbuch) sowie Anregungen zur Ergebnissicherung. In den **Arbeitsaufträgen für die Pflegepraxis** können Sie Ihr in der Schule erworbenes Wissen gemeinsam mit Ihrer Praxisanleiterin umsetzen und vertiefen. Wir sehen darin einen Beitrag zur Lernortkooperation.

Im Pflegeberuf sind Sie selbst als Menschen gefragt, Sie bringen sich – Ihre Gefühle, Gedanken, Ihren Leibkörper – in die Pflegesituationen ein. Daher werden Sie auch Lernsituationen bzw. Aufgaben finden, die sich mit Ihrer eigenen Biografie, mit Ihren eigenen Beweggründen des Handelns beschäftigen.

Die beruflichen Handlungssituationen sind aus Erlebnisberichten von Lernenden, zu Pflegenden, Pflegefachkräften oder Lehrenden entstanden. Sie beinhalten häufig umgangssprachliche Ausdrücke und Redewendungen. Sie wurden bewusst so belassen, um Ihnen im Unterricht die Möglichkeit zu geben, über problematische Ausdrucksweisen ins Gespräch zu kommen.

Folgende Kriterien haben uns bei der Auswahl der Handlungssituationen geleitet: Sie sollten komplexe, mehrdimensionale Aufgaben- und Problemstellungen enthalten und aus Ihrer persönlichen, beruflichen oder gesellschaftlichen Lebenswelt stammen. Sie sollten individuelle, institutionelle, berufliche und gesellschaftliche Dimensionen verbinden und gegenwärtig, zukünftig und exemplarisch bedeutsam sein. Besonders wichtig war uns, dass sie aus einer bestimmten Perspektive erzählt werden, um Ihnen eine Identifikation mit den beteiligten Personen zu ermöglichen. Auch aus diesem Grund haben wir uns für wirklichkeitsgetreue Aufzeichnungen der Situationen entschieden. Für die Bearbeitung der Situationen sollten viele Lösungen bzw. Auseinandersetzungsrichtungen möglich sein. Schließlich sollten sie so aufzuarbeiten sein, dass eine Verbindung zwischen fachlichen, sozialen und persönlichen Qualifikationen erreicht werden kann.

Nicht alle Situationen erfüllen diese Kriterien in gleichem Maße, dennoch wird die vorliegende Sammlung durch die Vielfalt der Situationen den selbstgesetzten Ansprüchen gerecht.

Nun noch eine knappe Erklärung zur **Erarbeitung der Lernsituationen**.
Die Autorinnen haben die in den Handlungssituationen vorliegenden Phänomene identifiziert, die unterschiedlichen Perspektiven der beteiligten Personen eingenommen und davon die Kompetenzen sowie die Aufgaben abgeleitet.
Von einem phänomenologischen Ansatz kann gesprochen werden, wenn zunächst versucht wird, das wahrzunehmen, was in einer Situation gegeben ist – wenn also Phänomene benannt werden. Ein Phänomen ist eine Erscheinung. Spricht man von Pflegephänomenen, so sind hiermit Erscheinungen gemeint, welche besonders häufig in Pflegesituationen auftreten und mit den Sinnen wahrnehmbar sind. Phänomene können sich auf das Erleben, auf Interaktionen, Reaktionsweisen, Haltungen und Kontexte beziehen. Wichtig sind die Selbstauslegungen und Deutungen der Phänomene aus Sicht aller Beteiligten. Sie können dabei lernen, ihre eigenen Wahrnehmungen und Interpretationen zu beschreiben und sich in die der jeweils anderen Beteiligten einzufühlen. Die Zusammenschau der auf diese Weise bearbeiteten Phänomene trägt zum **Verstehen der Situation** bei. Davon ausgehend können Sie angemessene pflegerische Handlungsweisen entwerfen. Der phänomenologische Ansatz vermeidet die Orientierung auf (medizinische) Befunde und wendet sich dem Befinden der Beteiligten zu.

Die folgenden Fragen tauchen im Arbeitsbuch in verschiedenen Formen immer wieder auf:
- Welche Phänomene liegen in der Situation vor?
- Welche Deutungen und Selbstauslegungen lassen sich in Bezug auf die Phänomene aus Sicht der Beteiligten finden bzw. vermuten?
- Welche Erkenntnisse gibt es über die Phänomene in der Pflegewissenschaft?
- Welches Wissen aus anderen Wissenschaften/Wissensgebieten kann zum Beschreiben und Verstehen der Phänomene hinzugezogen werden?

Auch da, wo Sie die Fragen nicht so formuliert wiederfinden, können Sie diese in Ihre Auseinandersetzung mit den Handlungssituationen einbeziehen.

Wir hoffen, dass Sie genauso viel Spaß mit diesem Arbeitsbuch haben werden wie die Autorinnen und die Redaktion. Wir wünschen uns, dass Sie sich durch die Gestaltung des Buches angesprochen fühlen und Ihre Lernfreude geweckt wird.

Anja Walter
Berlin, Januar 2010

In guten Händen, Lernsituationen Teil 3

	Lernsituation	Themenschwerpunkte / Lerneinheit im Fachbuch		
1	„Warum ist die Mutter wegen der Kortisonsalbe so ausgetickt?"	1.1.2	Haut und Körper pflegen	7
		1.4.2	Medikamente verabreichen	
2	Das Kind in der Schale	2.1.1	Schwangere, Wöchnerinnen und Neugeborene pflegen	18
		2.2.12	Menschen mit Erkrankungen des Geschlechtssystems pflegen	
		4.2.2	Ethische Herausforderungen für Pflegende	
3	„Ich trau mich einfach nicht, mich selbst zu pieksen."	1.2.2	Beraten und anleiten	29
		2.1.5	Chronisch kranke Menschen pflegen	
4	„Wie will sie das alleine alles schaffen?"	2.1.5	Chronisch kranke Menschen pflegen	41
		3.1.8	Menschen mit Behinderung	
5	„Sie schrie sofort rum, wenn ihr etwas nicht passte."	2.1.3	Psychisch veränderte und verwirrte Menschen pflegen	51
		4.4.6	Nähe und Distanz	
6	„Schwester Margot verschwand immer wieder."	4.2.2	Ethische Herausforderungen für Pflegende	64
		4.3.3	Pflegearbeit und Gesundheit	
		1.4.5	Bei der Infusions- und Transfusionstherapie mitwirken	
7	„Wo ist denn bloß deine Bürste?"	2.1.6	Tumorkranke Menschen pflegen	71
		4.3.4	Mit Humor arbeiten	
		4.4.2	Angst, Aggression und Abwehr	
8	„Sie hat etwas, was ihr Kraft gibt."	2.1.6	Tumorkranke Menschen pflegen	82
		3.1.1	Patientinnen im Krankenhaus	
		4.2.3	Zusammenarbeit mit anderen Berufs- und Personengruppen	
9	„Beim Känguruing hatten sie allerdings keine Angst."	1.2.2	Beraten und Anleiten	94
		2.2.1	Früh- und kranke Neugeborene pflegen	
		3.1.5	Kinder und Jugendliche	
10	„Aber wo sollte er sonst hin?"	2.2.3	Demenziell erkrankte Menschen pflegen	106
		3.1.6	Alte Menschen	
11	„Ich fand es grausam, ihm jetzt das Gesäß zu waschen."	2.2.4	Menschen mit Erkrankungen des zentralen Nervensystems pflegen	117
		4.4.5	Helfen uns hilflos sein	
12	„Was würden sie tun, wenn ich einfach umkippte?"	1.4.6	Bei Notfällen handeln	127
		2.2.5	Menschen mit Infektionserkrankungen pflegen	
13	„AIDS ist wohl kein Thema für Dich ?!"	2.2.5	Menschen mit Infektionserkrankungen pflegen	135
		2.2.12	Menschen mit Erkrankungen des Geschlechtssystems pflegen	
		1.2.1	Beraten und anleiten	
		4.3.1	Persönliche Gesunderhaltung	
14	„Frau Mirow musste immer wieder Pausen machen."	2.2.6	Menschen mit Erkrankungen des Herz-Kreislauf- und Gefäßsystems pflegen	145
		1.3.2	Pflege planen und dokumentieren	
15	„Das war wirklich eine große Verantwortung."	2.2.6	Menschen mit Erkrankungen des Herz-Kreislauf- und Gefäßsystems pflegen	154

	Lernsituation		Themenschwerpunkte / Lerneinheit im Fachbuch	
16	„Der muss doch nicht den Helden spielen!"	2.2.8	Menschen mit Erkrankungen des Bewegungssystems pflegen	162
		1.4.7	Bei medizinisch-invasiven Eingriffen assistieren bzw. die Patientinnen pflegen	
		3.1.1	Patientinnen im Krankenhaus	
17	„Jeder einzelne Schritt muss nach und nach eingeübt werden."	1.2.2	Beraten und anleiten	170
		2.2.9	Traumatisch verunfallte Menschen pflegen	
		4.2.3	Zusammenarbeit mit anderen Berufs- und Personengruppen	
18	„Wiebke zeigte keine Schamgefühle."	1.1.7	Ausscheiden	180
		3.1.4	Pflegebedürftige im Privathaushalt	
		3.1.5	Kinder und Jugendliche	
		3.1.6	Menschen mit Behinderung	
19	„Am Boden lag die völlig verkokelte Sauerstoffbrille."	1.1.8	Atmen	188
		2.2.10	Menschen mit Erkrankungen des Atemsystems pflegen	
		4.3.1	Persönliche Gesunderhaltung	
20	„Im Bett lag ein Mann, den ich mindestens 20 Jahre älter geschätzt hätte."	2.2.11	Menschen mit Erkrankungen des Ernährungs-, Verdauungs und Stoffwechselsystems pflegen	195
		1.2.1	Gespräche mit Pflegebedürftigen und Angehörigen	
		1.3.2	Pflege planen und dokumentieren	
21	„Der Beutel hielt dem Druck nicht stand."	2.2.11	Menschen mit Erkrankungen des Ernährungs-, Verdauungs- und Stoffwechselsystems pflegen	207
		1.3.3	Pflege nach einem System organisieren	
22	„Aber immerhin darf ich hier alles essen!"	2.2.13	Menschen mit Erkrankungen des Harnsystems pflegen	220
		1.1.6	Ernähren	
23	„Ich hab schon gestaunt, wie Sabrina die Dinge so sieht."	4.2.5	Pflege als Wissenschaft	227
		4.2.6	Berufliche Fort- und Weiterbildung	
			Methodenteil	234
			Zuordnung der Lernsituationen aus Teil 1 – 3 zu den Themenfeldern des Fachbuchs	246
			Schlagwortverzeichnis aller Lernsituationen aus Teil 1 – 3	252

⮕ Im Arbeitsbuch wird grundsätzlich die feminine Sprachform benutzt, da der Großteil der Lernenden, Lehrenden und zu Pflegenden in der Ausbildung weiblich ist. Finden Sie im Text eine geschlechtsspezifische Form, so ist immer auch das andere Geschlecht gemeint.

1.1.2 | 1.4.2

Themenschwerpunkte

| Haut und Körper pflegen | 1.1.2 |
| Medikamente verabreichen | 1.4.2 |

Kompetenzen

- Sie sind für die Lebenssituation von Kindern und deren Angehörigen sensibilisiert, die von einem atopischen Ekzem betroffen sind.
- Sie sind für die soziale Bedeutung von sichtbaren Hautveränderungen sensibilisiert.
- Sie informieren Kinder und deren Angehörige über phänomenbezogene Interventionsmöglichkeiten und leisten ggf. selbst entsprechende Unterstützung. Dabei knüpfen Sie wertschätzend an die |subjektiven Theorien der Betroffenen an.
- Ihnen ist bewusst, dass von einem atopischen Ekzem Betroffene, immer wieder für neue Therapiemöglichkeiten offen sind und dabei Gefühle der Hoffnung und Enttäuschung erleben.
- Sie gehen kritisch mit Informationen aus Medien um.

subjektive Theorien
bewusste und/oder unbewusste Erfahrungen, Einstellungen und Überzeugungen von Personen, die in die Praxis übernommen werden und das Verhalten beeinflussen

„Warum ist die Mutter wegen der Kortisonsalbe so ausgetickt?"

Die Lernende Celina erzählt in der Klasse von einer Fernsehsendung:

Berufliche Handlungssituation

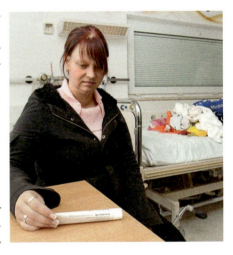

„Gestern war in der Talkshow eine Mutter, die von ihrem Sohn Hannes berichtete, dass er in seinem 13. Lebensmonat zum ersten Mal Neurodermitis bekam. Zunächst war das wohl gar nicht so schlimm, ein paar Pusteln im Gesicht und in den Gelenken. Sie machte sich erst keine großen Sorgen. Aber mit der Zeit wurde es immer schlimmer. Die Pusteln befielen den ganzen Körper und die Zeitabstände zwischen den Schüben wurden immer kürzer. Hannes kratzte sich wohl ständig. Tagsüber konnte sie ihn noch einigermaßen davon abhalten, aber nachts war es besonders schlimm. Oft war sein Bettchen morgens blutverschmiert, obwohl er so einen Neurodermitisschlafanzug trug, der auch die Hände und Füße komplett bedeckt. Hannes schubberte sich zum Beispiel seinen Rücken an den Gitterstäben blutig. Die Wunden heilten dann auch ewig nicht, weil er sie immer wieder neu aufkratzte. Die Mutter traute sich kaum noch mit ihrem Sohn auf den Spielplatz, weil alle immer so guckten. Hannes war wohl eigentlich ein sehr fröhliches Kind, aber natürlich hat er viel geweint. Und die Mutter war auch völlig fertig, weil sie monatelang keine einzige Nacht durchschlief.

Die Mutter erzählte dann, dass Hannes eine sehr bemühte Kinderärztin hatte, die alles versuchte. Sie schmierten die verschiedensten Cremes und Salben, z. B. Eichenrindecreme, stellten die Ernährung komplett um, erneuerten die Matratzen, entfernten Teppiche und Vorhänge usw. Nichts half.

Jetzt ist Hannes 2 Jahre alt und die Mutter erzählte, dass sie gerade mit ihm in einer dermatologischen Klinik an der Nordsee war. Das Klima und die Spezialisten dort sollten Hannes helfen. Aber eine der ersten Handlungen dort war, dass Hannes großzügig mit Kortisonsalbe eingeschmiert wurde. Die Mutter war fassungslos. Sie erzählte, dass diese „Zaubersalbe" zwar schnell und scheinbar wundersam hilft, dass aber dann der nächste Schub umso schneller und heftiger kommt. Ihre Einwände wurden einfach nicht ernst genommen. Sie ist wohl sofort mit Hannes abgereist.

Leider konnte ich die Sendung nicht zu Ende gucken. Interessiert hätte mich schon, was die da noch dazu gesagt haben. Mir ist gar nicht klar, warum die Mutter wegen der Kortisonsalbe so ausgetickt und gleich abgereist ist."

Arbeitsaufträge

1 Es hätte Celina interessiert, was die Beteiligten in der Fernsehsendung zu der erzählten Geschichte gesagt haben.
   a Stellen Sie für zehn Minuten die Talkshow mit verschiedenen Teilnehmenden im Plenum nach und diskutieren Sie über die Geschichte der Mutter. Lassen Sie sich bitte auf diesen Arbeitsauftrag ein, auch wenn Sie nur wenig über vergleichbare Situationen wissen.
   b Reflektieren Sie Ihre Diskussion anhand folgender Fragen:
- Welche Reaktionen auf die Geschichte der Mutter wurden deutlich?
- Welche Auffassungen über die Therapieversuche kamen zum Ausdruck?
- Wie wurden diese Auffassungen begründet?
- Welche Fragen haben Sie jetzt zu der Geschichte?

Plakat | S. 240

Halten Sie Ihre Fragen auf einem |Plakat fest.

▶ Zu einigen Fragen finden Sie im Folgenden Arbeitsaufträge, andere können Sie in selbst gewählter Weise bearbeiten.

2 Die Mutter schildert den Verlauf und die Auswirkungen von Hannes' Erkrankung „Neurodermitis".

Verlaufsschiene | S. 244

   a Gestalten Sie in Kleingruppen auf einem Plakat eine |Verlaufsschiene für Hannes' Leben mit seiner Erkrankung und tragen Sie alle Schilderungen der Mutter darin ein.
   b Hängen Sie die Plakate im Klassenraum auf und tauschen Sie sich im Plenum über Gemeinsamkeiten und Unterschiede aus.

Fachbuch 1 | S. 86

   c Notieren Sie in Partnerarbeit, was Sie über Hannes' Erkrankung wissen. Überprüfen und ergänzen Sie Ihr Vorwissen mit Hilfe des |Fachbuchs. Klären Sie dabei auch, warum es verschiedene Bezeichnungen für eine „Neurodermitis" gibt.
   d Notieren Sie in der Tabelle Erklärungen für den Verlauf und die Auswirkungen der Erkrankung, wie die Mutter sie schildert.

Verlauf und Auswirkung der Erkrankung	Erklärung

e Vergleichen Sie Ihre Ergebnisse im Plenum und ergänzen Sie ggf. Ihre Tabelle.

3 Die Mutter berichtet vom Juckreiz und seinen Auswirkungen.
 a Gestalten Sie in Kleingruppen eine |Mindmap zum Phänomen Juckreiz und den Auswirkungen, die dieser für den Betroffenen und seine Umgebung hat. Mindmap | S. 239

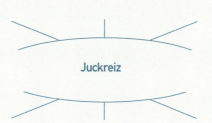

Fachbuch 2 | S. 461

b Sammeln Sie aus Ihrer Erfahrung Interventionsmöglichkeiten gegen Juckreiz und seine Auswirkungen jenseits der medikamentösen Therapie. Notieren Sie diese in der Mindmap.
c Informieren Sie sich im |Fachbuch über das Thema und ergänzen Sie Interventionsmöglichkeiten gegen Juckreiz und seine Auswirkungen in Ihrer Mindmap.
d Tauschen Sie sich im Plenum über die Besonderheiten des Juckreizes bei Kindern im Hinblick auf seine Auswirkungen und die Interventionsmöglichkeiten aus.

4 Die Mutter berichtet von der Kinderärztin, die „alles versuchte".
a Identifizieren Sie in Partnerarbeit aus der Handlungssituation Therapiemöglichkeiten des atopischen Ekzems und tragen Sie diese in die erste Spalte der Tabelle ein.

Therapiemöglichkeit	Evidence	Zu beachten

Fachbuch 3 | S. 517

b Welche weiteren Therapiemöglichkeiten kennen Sie? Ergänzen Sie diese in Spalte 1.
c Sammeln Sie mit Hilfe des Fachbuchs und des Internets weitere Therapiemöglichkeiten und ergänzen Sie Spalte 1 weiter.
d Suchen Sie im Internet nach evidenzbasierten Leitlinien zum atopischen Ekzem. Überprüfen Sie anhand einer Leitlinie, welche wissenschaftlichen Belege es im Sinne von |Evidence-based Practice für die einzelnen Therapiemöglichkeiten gibt, und tragen Sie Ihre Ergebnisse in Spalte 2 der Tabelle ein.
e Recherchieren Sie, was in Bezug auf die Anwendung der Therapiemöglichkeiten zu beachten ist und fassen Sie diese Ergebnisse knapp in Spalte 3 der Tabelle zusammen.
f Tauschen Sie sich im Plenum über Ihre Ergebnisse aus.

5 Celina sagt: „Mir ist gar nicht klar, warum die Mutter wegen der Kortisonsalbe so ausgetickt und gleich abgereist ist."
   a Tauschen Sie sich in Kleingruppen zu folgenden Fragen aus:
   - Wieso bezeichnet Celina Ihrer Meinung nach das Verhalten der Mutter als „Austicken"?
   - Teilen Sie Celinas Einschätzung? Wie bewerten Sie selbst das Verhalten der Mutter?
   b Versetzen Sie sich in die Situation der Mutter und überlegen Sie, welche Wünsche, Erwartungen und Hoffnungen sie in Bezug auf die dermatologische Klinik vermutlich hatte. Überlegen Sie auch, inwiefern die Mutter enttäuscht wurde und wie sie sich vermutlich gefühlt hat. Notieren Sie Ihre Überlegungen in die Abbildung.

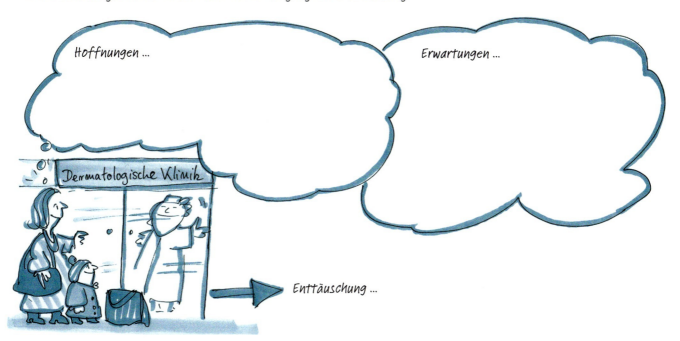

   c Sammeln Sie aus der Handlungssituation die von der Mutter benannten Befürchtungen gegenüber der Kortisoneinreibung. Notieren Sie weitere mögliche Gründe für die Ablehnung einer Kortisonbehandlung. Beziehen Sie dabei Ihr Alltagswissen ein, das in Arbeitsauftrag 1 deutlich wurde.

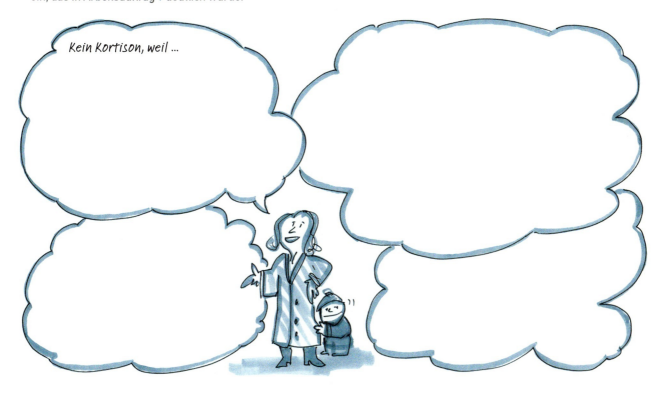

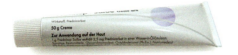

d Recherchieren Sie anhand von Material 1, der Roten Liste und Ihrer Erkenntnisse aus Arbeitsauftrag 4, inwieweit Kortikoide in der Therapie des atopischen Exzems angewendet werden und welche unerwünschten Arzneimittelwirkungen auftreten können.

Unerwünschte Wirkungen von Kortikoiden

___

e Stellen Sie Ihre Erkenntnisse den vermuteten Befürchtungen der Mutter und Ihren weiteren Ergebnissen aus Arbeitsauftrag 5c gegenüber und tauschen Sie sich im Plenum darüber aus.

Rollenspiel | S. 240

f Bereiten Sie in den vorherigen Kleingruppen |Rollenspiele zu einem Informationsgespräch mit der Mutter vor, das an ihre Auffassungen (die Sie evtl. in Arbeitsauftrag 1 b genannt haben) anknüpft und ihre Hoffnungen und Befürchtungen berücksichtigt.

g Stellen Sie die Rollenspiele im Plenum vor und reflektieren Sie jedes anhand folgender Fragen:
- Wie wirkte das Gespräch auf Sie?
- Welche Auffassungen der Mutter kamen zum Ausdruck?
- Inwieweit wurde daran angeknüpft?
- Welche Informationen wurden gegeben? Welche haben gefehlt?
- Inwieweit konnte die Mutter sie verstehen? Wodurch wurde das deutlich?
- Welche Haltung der Mutter gegenüber kam im Gespräch zum Ausdruck?

h Reflektieren Sie Ihre Antworten aus Arbeitsauftrag 5a und tauschen Sie sich über etwaige Veränderungen in Ihren Einschätzungen aus.

6 „Die Mutter traute sich kaum noch mit ihrem Sohn auf den Spielplatz, weil alle immer so guckten."

a Betrachten Sie in Einzelarbeit die Abbildung und notieren Sie Ihre Gedanken und Gefühle dazu.

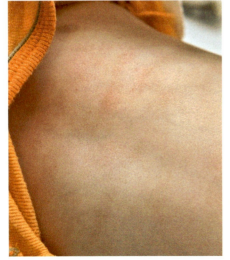

b Versetzen Sie sich in die Lage möglicher beteiligter Personen auf dem Spielplatz. Verteilen Sie vier große |Plakate mit den Überschriften „Hannes", „Hannes' Mutter", „Andere Kinder" und „Andere Erwachsene" im Raum. Gehen Sie von Plakat zu Plakat und notieren Sie jeweils in wörtlicher Rede, welche Gedanken und Gefühle die Beteiligten vermutlich bewegen.

Plakat | S. 240

c Lesen Sie die Äußerungen, identifizieren Sie Übereinstimmungen und Unterschiede und tauschen Sie sich im Plenum darüber aus.

d Wie könnte sich die Mutter verhalten, wenn „immer alle so gucken"? Entwickeln Sie in Kleingruppen Handlungsstrategien für die Mutter und stellen Sie diese im Plenum zur Diskussion. Unterscheiden Sie dabei Handlungsstrategien, die sich auf Hannes, die anderen Kinder und die anderen Erwachsenen beziehen.

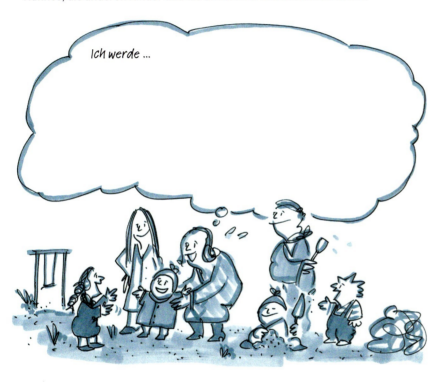

e Notieren Sie die Handlungsstrategien, die Sie im Plenum als realistisch und sinnvoll einschätzen.

Handlungsstrategien

7 Es hätte Celina interessiert, was die Beteiligten in der Sendung zu der erzählten Geschichte gesagt hätten.

a Stellen Sie die Talkshow mit Hannes' Mutter und verschiedenen Teilnehmenden erneut im Plenum nach. Laden Sie dafür ggf. auch Expertinnen zum Thema ein. Diskutieren Sie über die Geschichte und lassen Sie dabei Ihre gewonnenen Erkenntnisse einfließen.

b Reflektieren Sie die Diskussion im Plenum anhand folgender Fragen:
- Wo liegen Gemeinsamkeiten und Unterschiede zur Talkshow aus Arbeitsauftrag 1?
- Welche Gründe sehen Sie für etwaige Unterschiede?

c Tauschen Sie sich in Kleingruppen über Ihre Erfahrungen mit einem Informationsgewinn durch Medien anhand folgender Fragen aus:
- Welche Arten informativer Fernsehsendungen kennen Sie?
- Welche halten Sie für empfehlenswert, welche eher für ungeeignet? Warum?
- Welche weiteren Medien nutzen bzw. kennen Sie, um Informationen zu erhalten?
- Wie schätzen Sie diese ein?
- Welche Kriterien haben Sie, um den Wert der gewonnenen Informationen zu beurteilen?

d Entwerfen Sie in Kleingruppen ein Merkblatt zum Thema „Tipps zum Informationsgewinn aus Medien" und stellen Sie dieses im Plenum vor.

Merkblatt: Tipps zum Informationsgewinn aus Medien

8 Welche Fragen, die Sie in Arbeitsauftrag 1 b notiert haben, können Sie sich bisher noch nicht beantworten? Klären Sie im Plenum, wie Sie damit weiter verfahren wollen.

Für die Pflegepraxis

9 Befragen Sie von einem atopischen Exzem Betroffene bzw. deren Angehörige nach der Bedeutung, die diese Erkrankung für sie hat, und ihren individuellen Bewältigungsstrategien. Machen Sie sich Notizen und tauschen Sie sich im nächsten Schulblock darüber aus.

10 Befragen Sie eine Haut- und/oder Kinderärztin zu ihren Erfahrungen mit Kortikoidapplikationen bei Hauterkrankungen. Thematisieren Sie dabei auch das Problem der „Kortisonangst" mancher Patientinnen.

11 Beobachten Sie über einen Zeitraum von 14 Tagen Ihr eigenes Medienverhalten. Nehmen Sie wahr:
- Durch welche Medien lassen Sie sich informieren?
- Auf dem Hintergrund welcher Kriterien bewerten Sie die gewonnenen Informationen?

Vergleichen Sie Ihr Medienverhalten mit den Inhalten des Merkblatts aus Arbeitsauftrag 7 d.

Weiterführende Literatur

BALZER, KATRIN: „Bausteine für eine wirksame Pflege", in: *Pflegezeitschrift* Heft 5/2006, S. 275–278

HARDENBERG, ANKE; MESSER, MELANIE: „Nachts, wenn der Juckreiz kommt", in: *Pflegezeitschrift* Heft 5/2006, S. 314–315

www.gpaev.de
Dies ist die Seite der Gesellschaft für Pädiatrische Allergologie und Umweltmedizin. Sie finden hier die Leitlinie Neurodermitis zum Downloaden.

www.neurodermitis.net
Hier finden Sie zahlreiche Informationen und Links zum Thema Neurodermitis.

www.kratzekind.de
Dies ist die Homepage der Selbsthilfegruppe Kratzekind-Bremen für Eltern neurodermitiskranker Kinder.

Material — Topische Therapie mit Glukokortikosteroiden

(...)

Nebenwirkungen, Sicherheitsprofil

Häufigere Nebenwirkungen bei topischer Glukokortikosteroidanwendung sind:

1. Atrophie und Teleangiektasien
2. Hautinfektionen
3. Periorale Dermatitis oder steroidinduzierte Rosazea
4. Striae distensae
5. Kontaktallergie gegen Glukokortikosteroide

Das Gesicht ist häufiger von Nebenwirkungen betroffen. Für längere Behandlungsperioden sind daher andere Therapieformen vorzuziehen.

Weiterhin ist im Gesicht, im Genitalbereich sowie in den Beugen von einer erhöhten Resorption auszugehen. Säuglinge und Kleinkinder sind anfälliger in Bezug auf Nebenwirkungen. Systemische Nebenwirkungen sind sehr selten (Wachstumshemmung bei Kindern, Cushing-Syndrom).

Nebenwirkungen in kontrollierten Studien

RCT stellen nicht die optimalen Studien dar, um Nebenwirkungen zu erfassen. Vier RCT an Gesunden zeigten eine Hautverdünnung nach sechs Wochen, die innerhalb von vier Wochen reversibel war [Hoare et al. 2000]. Eine neuere offene Studie, die sich mit dem Thema der Sicherheitsaspekte bei der Anwendung von topischen Glukokortikosteroiden befasst, enthält die Schlussfolgerung, dass das stärker wirksame topische Glukokortikosteroid Fluticasonpropionat sicher in der Behandlung der schweren Neurodermitis bis zu vier Wochen bei Kindern ab dem dritten Lebensmonat ist [Friedlander et al. 2002].

Des Weiteren sind aufgrund der Datenlage folgende Schlussfolgerungen zu ziehen [Hoare et al]:

- Es gibt keine Evidenz aus RCT, dass die Verdünnung von topischen Steroidpräparaten zur Verringerung von Nebenwirkungen bei gleichzeitig erhaltener Wirkung führen kann. Die mögliche Störung der Galenik sowie mikrobiologische Kontaminationen können dagegen zu unerwünschten Effekten bei diesem, in der Praxis häufig angewandten, Verfahren führen.
- Es gibt keine Evidenz aus RCT, die Vor- oder Nachteile einer kurzen Anwendung von starken topischen Glukokortikosteroiden gegenüber einer längeren Anwendung von schwachen Glukokortikosteroiden vergleicht.

Nutzen-Risiko-Verhältnis

In Bezug auf das Verhältnis von erwünschten Wirkungen zu Nebenwirkungen (Hautatrophie, Suppression der Hypophysen-Nebennierenrinden-Achse, allergenes Potenzial) lassen sich topische Glukokortikosteroide in zwei Kategorien einteilen:

Kategorie 1 erfasst solche Präparate, deren Verhältnis von erwünschten zu unerwünschten Wirkungen „nur" etwa ausgeglichen ist: Betamethasonvalerat, Clobetasolpropionat, Hydrokortison, Triamcinolonacetonid.

Kategorie 2 erfasst solche Präparate, bei denen die erwünschten im Verhältnis zu den unerwünschten Wirkungen deutlich überwiegen: Hydrokortisonbutyrat, Mometasonfuroat, Methylprednisolonaceponat, Prednicarbat [Luger et al. 2005, AWMF-Leitlinie 013/034]. (...)

Zusammenfassende Beurteilung der Klinischen Studien

- Topische Glukokortikosteroide zeigen gegenüber Plazebo einen deutlichen Therapieeffekt. Es gibt allerdings nur wenige gut kontrollierte Studien zu älteren topischen Glukokortikosteroiden versus Plazebo [1 b, A].
- Ein zusätzlicher therapeutischer Nutzen eines topischen Antibiotikums in Kombination mit einem topischen Steroid konnte nicht gezeigt werden [2 b, B]. Klinisch deutlich sekundär infizierte Ekzemareale wurden allerdings nicht separat ausgewertet – hier ist ein klinischer Nutzen denkbar [-, D].
- Vehikel können den Effekt des topischen Glukokortikosteroids beeinflussen [2 b, B].
- Die Kombination mit feuchten Umschlägen kann die Wirkung von topischen Glukokortikosteroiden steigern. Hierbei sind allerdings keine Langzeitnebenwirkungen überprüft worden [1 b, A].
- Es gibt keine Evidenz aus kontrollierten Studien, dass die Hautverdünnung ein Problem bei korrekter Anwendung darstellt. Hierbei ist zu berücksichtigen, dass eine korrekte Anwendung bei ambulanter Anwendung nicht immer zu

gewährleisten ist, insbesondere da topische Glukokortikosteroide von einigen Patienten über den vom Arzt empfohlenen Zeitraum hinaus angewendet werden [-, D].

- Insgesamt wurden bislang keine deutlichen Unterschiede im Therapieeffekt bei einmaliger versus häufigerer, täglicher Anwendung identifiziert [1 b, A].
- Die Intervalltherapie mit stärkeren topischen Glukokortikosteroiden über einen Zeitraum von drei bis vier Monaten kann wahrscheinlich das Risiko von Rezidiven senken [1 b, A]. Studien zu Wirkungen und Nebenwirkungen bei Anwendung dieses Verfahrens über einen längeren Zeitraum stehen aus.

Therapieempfehlung

Topische Glukokortikosteroide zählen zu den wichtigsten antiinflammatorischen Substanzen, die bei der Neurodermitis eingesetzt werden [-, D].

Topische Glukokortikosteroide werden hinsichtlich ihrer Wirkstärke gemäß des lokalen Schweregrades eingesetzt. Bei unzureichender Wirkung kann die Wirkstärke gesteigert werden [-, D].

Die Behandlung mit topischen Glukokortikosteroiden soll in der Regel einmal täglich, in Ausnahmefällen zweimal täglich als Intervalltherapie erfolgen. Eine dauerhafte Behandlung ist abzulehnen [1 b, A].

Problembereiche für die Behandlung mit topischen Glukokortikosteroiden sind das Gesicht, die intertriginösen Areale und das Skrotum, bei Kindern darüberhinaus aufgrund der erhöhten Resorption auch das Capillitium. Hier sollen topische Glukokortikosteroide nur zeitlich auf wenige Tage befristet eingesetzt werden [-, D].

Das fehlende Ansprechen auf topische Glukokortikosteroide kann auf eine verminderte Compliance, z. B. bei „Kortisonangst", auf einer Allergie gegen Glukokortikosteroide oder auf fortbestehende Triggerung der Neurodermitis durch Schubfaktoren beruhen. Auch spricht wahrscheinlich eine kleine Untergruppe nicht ausreichend auf Glukokortikosteroide an (so genannte Non-Resonder [Furue et al. 2003]) [2 b,B]. Eine zeitlich begrenzte Intervalltherapie mit topischen Glukokortikosteroiden über die Phase der Abheilung hinaus kann wahrscheinlich das Risiko von Rezidiven senken [1 b, A].

Potentere Glukokortikosteroide (Klasse III) sollen im Gesicht nur in Ausnahmefällen angewendet werden [-, D]. Insbesondere Säuglinge und Kleinkinder sind anfälliger in Bezug auf Nebenwirkungen. Potentere Glukokortikosteroide (Klasse III) sollen in dieser Altersgruppe nur in Ausnahmefällen eingesetzt werden [-, D].

Leitlinie der Gesellschaft für Pädiatrische Allergologie und Umweltmedizin e. V., *Neurodermitis*, Entwicklungsstufe 2 (S 2), Stand April 2008, Download unter: www.gpaev.de

Themenschwerpunkte

Schwangere, Wöchnerinnen und Neugeborene pflegen	2.1.1
Menschen mit Erkrankungen des Geschlechtssystems pflegen	2.2.12
Ethische Herausforderungen für Pflegende	4.2.2

Kompetenzen

- Sie sind für die Situation schwangerer Frauen mit einer drohenden Fehlgeburt sensibilisiert.
- Sie respektieren die individuellen emotionalen Reaktionen von Frauen, die aus unterschiedlichen Gründen vor einem Abbruch ihrer Schwangerschaft stehen und reagieren angemessen darauf.
- Sie stehen Frauen vor und nach einer medikamentösen Geburt ihres Fetus einfühlsam bei und bereiten sie, den pflegerischen Leitlinien Ihrer Einrichtung entsprechend, auf eine Kürettage vor.
- Sie lassen Ihre Gefühle in für Sie emotional berührenden pflegerischen Situationen zu. Sie scheuen sich nicht, diese Gefühle anderen Pflegenden zu zeigen und darüber zu sprechen.
- Sie gehen achtungsvoll mit einem toten Fetus und seiner Entsorgung um.

Das Kind in der Schale

Berufliche Handlungssituation

Die Lernende Elena berichtet in der Schule von einem Erlebnis, das sie auf einer gynäkologischen Station hatte …

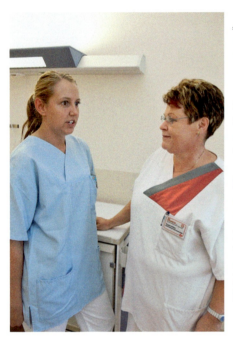

„An einem Tag meines praktischen Einsatzes kam eine 25-jährige Frau Ehlers in der 13. SSW. Sie kam von ihrer Gynäkologin mit Verdacht auf Oligohydramnion und sollte zur Überwachung und weiteren Diagnostik stationär aufgenommen werden. Ich nahm die Patientin auf und es verlief alles soweit normal. Auch in den nächsten Tagen war nichts Auffälliges zu beobachten.

Vier Tage später wurde Frau Ehlers plötzlich in ein Ein-Bett-Zimmer geschoben, weil die Oberärztin einen Blasensprung festgestellt hatte. Sie erklärte Frau Ehlers, dass es jetzt an ihr läge, sich zu entscheiden: Entweder könne man den bis jetzt völlig gesunden Fetus versuchen zu retten oder man lasse der Sache ihren Lauf. Eine dritte Möglichkeit sei, den Fetus innerhalb von wenigen Tagen medikamentös auszustoßen.

Frau Ehlers rief daraufhin ihren Freund an, um mit ihm darüber zu sprechen.

Als ich nach einiger Zeit in ihr Zimmer ging, um Blutdruck zu messen, war sie ganz gefasst und sagte: „Ich werde es machen. Ich habe keine Lust, dass es mir, wie beim ersten Mal, plötzlich in der Badewanne liegt." Sie wirkte bei diesen Worten auf mich sehr emotionslos. Ich sagte ihr, dass ich ihr noch einmal die Oberärztin schicken würde und verließ das Zimmer. Vor lauter Schreck hatte ich sogar das Blutdruckmessen vergessen.

Die Ärztin beschloss, der Patientin später das Medikament Cergem® zum Ausstoßen des Kindes zu geben.

Ein paar Tage danach, als ich vom Labor zurück auf die Station kam, hörte ich, dass eine Schwester im Dienstzimmer sagte: „Ich habe soeben das Kind von Frau Ehlers aus dem Eimer gefischt." Ich wusste gar nicht, wie ich damit umgehen sollte und widmete mich den Kurven.

Kurze Zeit später stieß ich im Spülraum auf eine Nierenschale, die unter einem Tuch stand. Ich dachte, jemand hätte sie dort vergessen, und deckte die Schale ab, um sie dann wegzuräumen. Mich schauderte, denn darin lag der Fetus von Frau Ehlers. Ich sah genau hin. Es ging mir so nah, dass ich plötzlich anfing zu weinen.

Ich sprach mit meiner Praxisanleiterin darüber. Kurz darauf fuhren wir Frau Ehlers und den Fetus in der Nierenschale zur Kürettage in den OP.

Am nächsten Tag erfuhr ich, dass Frau Ehlers bereits am vorherigen Abend entlassen wurde. Ich muss noch oft an sie denken."

Arbeitsaufträge

1 a Notieren Sie in Einzelarbeit, welche Szene der Handlungssituation Sie am meisten bewegt und Ihnen als inneres Bild präsent ist. Beantworten Sie dazu folgende Fragen:
- Was löst diese Szene bzw. dieses Bild bei Ihnen aus?

- Was denken Sie darüber?

- An welches eigene Erlebnis erinnert Sie die Situation?

- Wie haben Sie sich damit gefühlt?

- Was haben Sie gedacht?

- Wie haben Sie reagiert?

- Wie haben sich andere in der Situation verhalten?

Plakat | S. 240

b   Tauschen Sie sich in Kleingruppen über Ihre Notizen aus und halten Sie wesentliche gemeinsame Aspekte auf einem |Plakat fest.
c   Stellen Sie diese im Plenum vor und notieren Sie Fragen zur Handlungssituation.

◢ **Zu einigen dieser Fragen finden Sie im Folgenden Aufgaben, andere können Sie in selbst gewählter Weise bearbeiten.**

2   Frau Ehlers wurde von ihrer Gynäkologin zur Abklärung des Verdachts eines Oligohydramnions ins Krankenhaus überwiesen, wo sie schließlich ihr Kind verloren hat.
    a   Recherchieren Sie in Einzelarbeit im |Fachbuch, was ein Oligohydramnion ist und wie die Gynäkologin dieses bei Frau Ehlers in einem so frühen Stadium der Schwangerschaft vermutlich festgestellt hat.   Fachbuch 2 | S. 51
    b   Überlegen Sie im Plenum, was die Ärztin Frau Ehlers gesagt haben mag, um einen Krankenhausaufenthalt zu begründen. Notieren Sie Ihre Überlegungen.

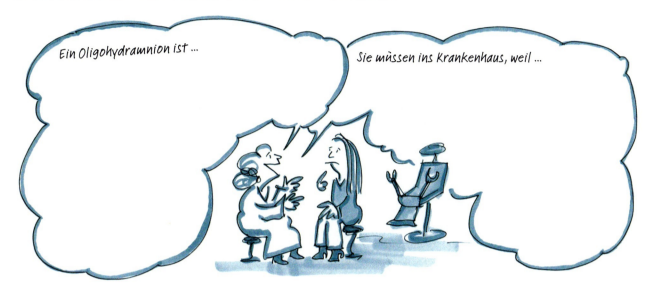

3   Elena erzählt nur wenig über Frau Ehlers.
    a   Lesen Sie die Handlungssituation in Einzelarbeit noch einmal und nehmen Sie dabei die Perspektive von Frau Ehlers ein. Versetzen Sie sich in ihre Lage und entwickeln Sie anschließend in der Ich-Form und in ganzen Sätzen eine Rollenbiografie für sie. Nutzen Sie dazu Material 1.
    b   Nun leitet die Spielleiterin im Plenum einen |Rollenmonolog (3 b bis 3 d) an. Bilden Sie dazu einen Halbkreis. Drei Lernende führen in der Rolle „Frau Ehlers" einen Monolog. Sie setzen sich mit ihrem Stuhl der Gruppe gegenüber, finden für „Frau Ehlers" eine Körperhaltung und sprechen nacheinander über sich als „Frau Ehlers".   Rollenmonolog | S. 240
    c   Die Beobachterinnen unterbrechen den Monolog mit: „Stopp! Frau Ehlers, was denkst Du?" immer dann, wenn sie wissen wollen, was „Frau Ehlers" an bestimmten Stellen gerade durch den Kopf gehen mag.
    d   Tauschen Sie sich anschließend im Plenum über folgende Fragen aus:
    ▪ Wie haben Sie sich in der Rolle von „Frau Ehlers" gefühlt?
    ▪ Welches Bild haben Sie als Beobachtende von ihr gewonnen?
    ▪ Was ist Ihnen über die Befindlichkeit von Frauen, die mit einer drohenden Fehlgeburt konfrontiert sind, deutlich geworden?
    ▪ Was würden Sie gern noch darüber erfahren?
    ▪ Wie schätzen Sie jetzt Elenas Satz ein, wenn sie über Frau Ehlers sagt: „Sie wirkte bei diesen Worten auf mich sehr emotionslos"?
    e   Überlegen Sie, wie Elena hätte reagieren oder was sie Frau Ehlers hätte sagen können, bevor sie die Oberärztin zu ihr geschickt hat. Notieren Sie mehrere Handlungsalternativen.

Fachbuch **2** | S. 60

4 Die Oberärztin erklärt Frau Ehlers drei Möglichkeiten, wie sie sich nach der Diagnose des Blasensprungs entscheiden kann.

   a Recherchieren Sie in Kleingruppen mit Hilfe des |Fachbuchs und ggf. weiterer Literatur,
- was die drei Möglichkeiten bedeuten,
- welche Tragweite sie für Frau Ehlers haben und
- was im Falle einer Entscheidung für sie daraus folgen könnte.

Notieren Sie Ihre Ergebnisse.

„Die Ärzte versuchen, den völlig gesunden Fetus zu retten ...."

„Ausstoßen des Fetus ... Cergem® ..."

„Man lässt der Sache ihren Lauf ..."

b Notieren Sie Fragen, die für Sie offen geblieben sind.

c Laden Sie eine Gynäkologin ein und stellen Sie ihr im Plenum die Handlungssituation vor. Klären Sie mit ihr Ihre unter 4b gesammelten Fragen und kommen Sie über folgende weitere Fragen ins Gespräch:
- Wie begleiten Sie Frauen bei der Entscheidungsfindung, die in einer ähnlichen Situation stecken wie Frau Ehlers?
- Welche Erfahrungen haben Sie mit dem Medikament Cergem®?
- Welche Alternativen kennen Sie?
- Welche Erfahrungen haben Sie damit, der „Sache ihren Lauf zu lassen"?

d Ergänzen Sie in Einzelarbeit die Abbildung auf Seite 22 um die wesentlichen Erkenntnisse, die Sie aus dem Gespräch mit der Gynäkologin gezogen haben.

e Vergleichen und diskutieren Sie im Plenum die Erfahrungen der Gynäkologin mit Ihren Erkenntnissen, die Sie bei Ihrer Auseinandersetzung mit Frau Ehlers in Arbeitsauftrag 3 gewonnen haben.

5 Elena hörte, dass eine Pflegende im Dienstzimmer sagte: „Ich habe soeben das Kind von Frau Ehlers aus dem Eimer gefischt."

a Überlegen Sie in Partnerarbeit anhand des Modells der vier Seiten einer Nachricht, wie dieser Satz aus den vier Perspektiven gehört werden kann. Notieren Sie Ihre Überlegungen. Kennzeichnen Sie danach farbig in der Abbildung, wie Sie persönlich den Satz verstanden haben.

„Ich habe soeben das Kind von Frau Ehlers aus dem Eimer gefischt."

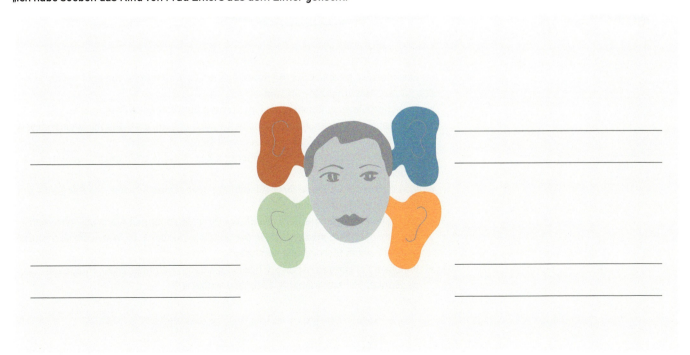

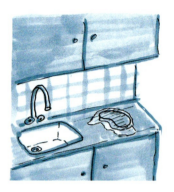
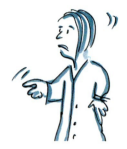

b Tauschen Sie sich im Plenum darüber aus, welche Haltung in den vier Seiten der Nachricht zum Ausdruck kommt und welche Sie selbst einnehmen möchten.
c Formulieren Sie die Äußerung der Pflegenden so, wie es Ihrer Haltung entspricht. Notieren Sie mehrere Ergebnisse, die für Sie denkbar sind.
d Tauschen Sie sich darüber aus, warum das Kind von Frau Ehlers vermutlich „im Eimer" gelegen hat.

6 Elena schauderte, als sie den dreizehn Wochen alten Fetus von Frau Ehlers entdeckte, sah ihn sich dann aber genauer an.
   a Tauschen Sie sich in Partnerarbeit über Folgendes aus:
   - Beschreiben Sie, was Elena vermutlich gesehen haben mag.
   - Was ging ihr so nahe, dass sie plötzlich anfing zu weinen?
   - Was mag sie gedacht haben?
Notieren Sie Ihre Ergebnisse.

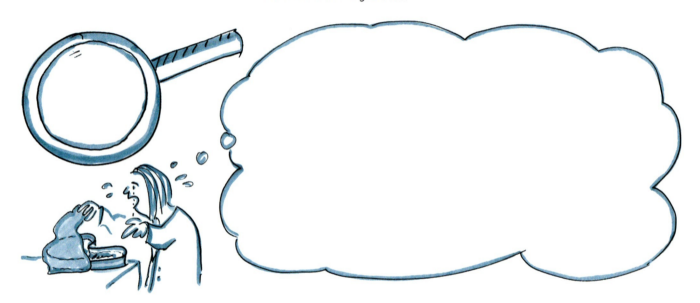

b Erzählen Sie sich, wie Sie mit Ihren eigenen Gefühlen in für Sie sehr berührenden Situationen umgegangen sind.
c Tauschen Sie sich anschließend im Plenum über folgende Fragen aus:
- Was hat die Praxisanleiterin Elena vermutlich gesagt, als diese ihr (weinend) von ihrer Entdeckung im Spülraum berichtete?
- Was haben Sie erlebt, als Sie Pflegenden Ihre Gefühle offen gezeigt oder erzählt haben?
- Was haben Sie im Laufe Ihrer Ausbildung beobachten können, wie Pflegende mit ihren Gefühlen umgehen?
- Wie hätte Elena gegenüber Frau Ehlers ihrer Betroffenheit Ausdruck verleihen können, nachdem sie das Kind in der Schale gefunden hat? Was wäre vermutlich passiert, wenn Elena dies getan hätte?
- Welche Erfahrungen haben Sie persönlich damit gemacht, wenn Pflegende gegenüber Patientinnen ihre Gefühle offenbaren?

d Notieren Sie Ihre Erkenntnisse zum Umgang mit Gefühlen in für Sie emotional berührenden pflegerischen Situationen.

Merkblatt: Umgang mit Gefühlen in emotional berührenden pflegerischen Situationen

7 Elena und ihre Praxisanleiterin bringen später Frau Ehlers und den Fetus in den OP.
   a Überlegen Sie in Kleingruppen, warum die beiden das tun und bearbeiten Sie folgende Fragen:
   - Wie wird der Fetus in der medizinischen Fachsprache bezeichnet? Verwenden Sie dazu Material 2.

   _____
   _____
   _____

   - Was passiert vermutlich mit dem Fetus von Frau Ehlers?

   _____
   _____
   _____
   _____

   b Tauschen Sie sich im Plenum über den Verbleib des Fetus und ggf. über die Tabelle in Material 2 aus. Klären Sie, was genau im OP passiert.

8 Elena hatte keine Gelegenheit, sich von Frau Ehlers zu verabschieden, da diese bereits am nächsten Tag entlassen wurde.
   a Tauschen Sie sich in Partnerarbeit darüber aus, was Sie (an Stelle Elenas) Frau Ehlers bei ihrer Entlassung zum Abschied gesagt hätten, wenn sich Ihnen dazu die Gelegenheit geboten hätte.

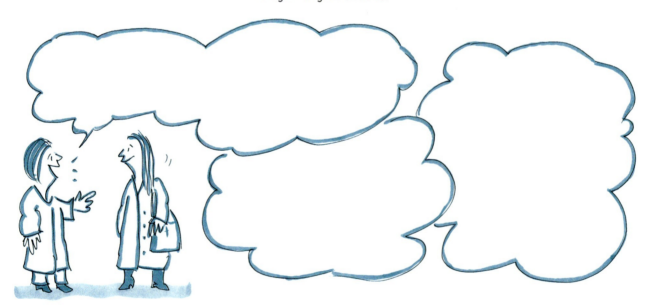

   b Lassen Sie anschließend im Plenum die Sätze auf sich wirken.
   - Dazu bauen sich die Lernenden, die unter Arbeitsauftrag 3 b in der Rolle „Frau Ehlers" einen Rollenmonolog geführt haben, in der Mitte des Raumes auf.
   - Die Beobachterinnen stellen sich im Halbkreis um sie herum.
   - Eine Lernende tritt auf ein Zeichen der Spielleiterin vor und sagt den Spielerinnen der „Frau Ehlers" nacheinander ihren Satz aus Arbeitsauftrag 8 a. Dabei modelliert sie ihren Sprachgestus, ihre Körperhaltung oder nimmt ggf. Körperkontakt zu den jeweiligen Spielerinnen auf.
   - Anschließend sagen die Spielerinnen, wie die Sätze auf sie gewirkt haben.
   - Ergänzen Sie in Partnerarbeit die Sprechblasen unter 8 a um die wesentlichen Erkenntnisse, die Sie aus der Übung gewonnen haben.

Für die Pflegepraxis

9 Erkunden Sie in Ihrer Einrichtung:
- Was passiert mit fehlgeborenen und abgetriebenen Feten und wie werden die Nachgeburten (Plazenta, Nabelschnur) von Frauen entsorgt?
- Wie häufig erleben die Pflegenden Mütter und Väter, die ihr totes Kind gern noch einmal oder auch mehrmals sehen möchten? Wie wird auf einen solchen Wunsch in Ihrer Einrichtung reagiert?
- Kooperiert Ihre Einrichtung mit anderen Trägern (Kirchengemeinden, Vereinen, Bestattern o. a.), die Eltern ggf. die Bestattung ihres Kindes ermöglichen?

10 Erkunden Sie die pflegerischen Leitlinien in Ihrer Einrichtung, die zur Kürettage angewendet werden und bereiten Sie in Absprache mit Ihrer Praxisanleiterin eine Patientin (im Zusammenhang mit einer Fehlgeburt) auf eine solche vor.
  a Wenn möglich versorgen Sie dieselbe Patientin auch postoperativ.
  b Beobachten bzw. befragen Sie in den unterschiedlichen Phasen des Kontakts mit der Patientin alle Beteiligten – einschließlich sich selbst:
- Welche Gefühle und Gedanken bewegen Sie?
- Wie gehen Sie damit um?
- Was wünschen Sie sich von anderen in der Situation?
- Notieren Sie Ihre Beobachtungen in Ihr |Lerntagebuch. Sprechen Sie mit Ihrer Praxisanleiterin darüber.

Lerntagebuch | S. 238

Weiterführende Literatur

HEMMERICH, HELMUT: *In den Tod geboren* Hygias, Wertheim, 2007[2]

LAMPLMAIER, KARIN; KASBERGER, BIRGIT; HRUSKA-EGGL, VERONIKA (Hg.):
Ich nannte sie Nadine: Rund um die Problematik vor und nach dem Schwangerschaftsabbruch Denkmayr, E, Linz und Wels, 3. erweiterte und überarbeitete Auflage 2005

LOTHROP, HANNAH: *Gute Hoffnung – jähes Ende. Fehlgeburten, Todgeburten und Verluste in der frühen Lebenszeit. Begleitung und neue Hoffnung für Eltern* Kösel, München, aktualisierte Auflage 2008

ROSENFELD, FRIEDERIKE: *Ich hätte dich so gern gekannt – Für meine Tochter Regine* Lübbe, Bergisch Gladbach, 2003[3]

www.efeu-ev.de/eltern.html
Hier finden Sie unter dem Stichwort: „Garten der Sternenkinder" Informationen zum Thema.

Material 1 — Rollenbiografie für Frau Ehlers

Wie ist Dein Vorname? Wo lebst Du? Was machst Du beruflich? Oder bist Du noch in der Berufsausbildung bzw. im Studium? Und Dein Freund, was macht er? Wovon lebst Du / lebt er? Hat Dein Freund schon Kinder?

Wie ist das Schwangersein für Dich? Hast Du Dich auf das Kind gefreut? Und Dein Freund, wie ging es ihm bei dem Gedanken, dass Du schwanger bist? Habt Ihr Euch gemeinsam freuen können? Lebst Du mit Deinem Freund zusammen oder alleine? Wolltet Ihr wegen des Kindes umziehen oder zusammen ziehen? Wie ist Eure Beziehung? Wollt Ihr heiraten? Wie viele Kinder möchtest Du haben? Und er, möchte er genauso viele Kinder wie Du? Was bedeuten Kinder für Dich bzw. für ihn? Wie hast Du Dich in der Schwangerschaft gefühlt? Hattest Du Beschwerden?

Wo leben Deine Eltern? Hast Du Geschwister? Und die Eltern Deines Freundes? Hat er Geschwister? Kennst Du sie? Wussten sie, dass Du schwanger bist? Wenn ja, was haben sie dazu gesagt? Hast Du Freunde? Wussten Sie von Deiner Schwangerschaft? Was haben sie dazu gesagt?

Wie war das für Dich, als Deine Gynäkologin Dir sagte, dass Du ins Krankenhaus musst? Was hast Du da gedacht? Wie hast Du Dich gefühlt? Wie war es für Dich, als Dein erstes Kind plötzlich in der Badewanne lag? Wie war es jetzt für Dich, als die Oberärztin Dich über den Blasensprung informiert hat? Wie bist Du zu der Entscheidung gekommen, die Du jetzt getroffen hast? Was hat Dein Freund am Telefon zu Dir gesagt? Wie hast Du Dich danach gefühlt? Was sorgt Dich? Wovor hast Du Angst? Was wünschst Du Dir für die nächste Zeit? Was wünschst Du Dir für Deine Zukunft?

Material 2 — Verfahren bei Abort, Abbruch und Totgeburt

	Lebenszeichen	Geburtsgewicht	Eintrag im Geburtenbuch	Eintrag im Abortbuch	Bestattungspflicht		Einzelbestattungspflicht	Sammelbestattung möglich
Lebendgeburt	Ja	Jedes (keine Grenze nach unten)	Ja	Nein	Ja		Ja	Nein
Totgeburt	Nein	≥ 500 g	Ja	Nein	500–999 g	Nein	Nein	Ja
					≥ 1000 g	Ja	Ja	Nein
Abort (spontan)	Nein	< 500 g	Nein	Ja	Nein		Nein	Ja
Abbruch	Nein	Jedes (keine Grenze nach oben)	Nein	Ja	Nein		Nein*	Ja
	Ja	Jedes	Ja	Nein	Ja		Ja	Nein

[Tab 1] Dokumentation und Prozedere bei Abort, Totgeburt, Abbruch

* Eine tote Leibesfrucht nach Schwangerschaftsabbruch wird personenstandsrechtlich nicht beurkundet, egal wie hoch das Gewicht ist. Eine Einzelbestattung ist deshalb auch nicht möglich.

1.2.2 | 2.1.5

Themenschwerpunkte

Beraten und anleiten	1.2.2
Chronisch kranke Menschen pflegen	2.1.5

Kompetenzen

- Sie sind für die individuelle Situation von Kindern, die an Diabetes mellitus leiden, sensibilisiert. Sie nehmen aufmerksam wahr, welche Bedeutung die Erkrankung für die Familie und weitere Bezugspersonen hat.
- Sie wirken an der Ausgestaltung therapeutischer Verfahren – einschließlich der Erhebung des Beratungs- und Anleitungsbedarfs – bei betroffenen Kindern und ihren Bezugspersonen im interdisziplinären Team mit.
- Sie gehen respektvoll mit Kindern um, die verschiedene Formen und Phasen der Auseinandersetzung mit ihrer chronischen Erkrankung durchleben und begleiten sie dabei.

„Ich trau mich einfach nicht, mich selbst zu pieksen."

Die Lernende Barbara erzählt von ihrem Einsatz auf einer Kinderstation:

Berufliche Handlungssituation

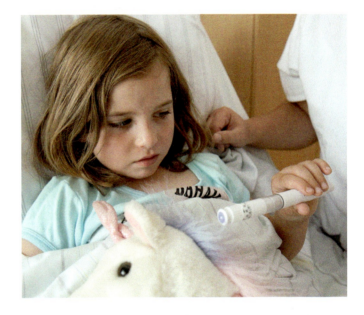

„Ich bin seit zwei Wochen auf dieser Station und momentan mit zuständig für die 8-jährige Luisa. Sie ist zur Einstellung ihres Diabetes Typ I hier, den sie seit acht Monaten hat. Die Eltern sind immer noch fassungslos, da vor drei Jahren ihre älteste Tochter auch daran erkrankte. Und dabei gibt es wohl gar keine familiäre Disposition! Bisher haben die Eltern die Insulintherapie für Luisa übernommen.

Obwohl Luisa so sicher und selbstbewusst wirkt, sagte sie gestern zu mir: „Ich trau mich einfach nicht, mich selbst zu pieksen. Ich kann mir nicht selber weh tun". Ich kann sie gut verstehen, denn ich müsste mich auch ganz schön überwinden.

Heute Morgen stellten wir das Frühstück für Luisa zusammen und sie erklärte mir ganz genau, was eine Broteinheit bedeutet. Sie kennt das schon von ihrer Schwester. Später sollte sie von der zuständigen Pflegenden im Untersuchungszimmer Schritt für Schritt den Umgang mit dem Insulinpen lernen. Sie sagte zu mir: „Komm doch mit, da kannst du noch was lernen." Luisa schaute interessiert zu und fragte viel. Als die Pflegende sie aber fragte, ob sie sich das Insulin nun einmal selbst verabreichen möchte, wurde sie unruhig und fing an zu schwitzen. Sie sagte nur: „Lass dir Zeit, Luisa, dann versuchen wir es morgen noch einmal." So verabreichte die Pflegende Luisa das Insulin in die Bauchfalte. Das schien ihr mittlerweile nichts mehr auszumachen.

Heute Nachmittag war ich dann bei der Planung der Diabetikerschulung dabei. Schön war, das Miteinander der verschiedenen Berufsgruppen zu erleben. Nun bin ich gespannt, wie sie das mit den Kindern umsetzen."

Arbeitsaufträge

1 Luisa ist acht Jahre alt und kommt ins Krankenhaus.
 a Betrachten Sie die Abbildung und tragen Sie in Einzelarbeit Ihre spontanen Gedanken und Gefühle ein.

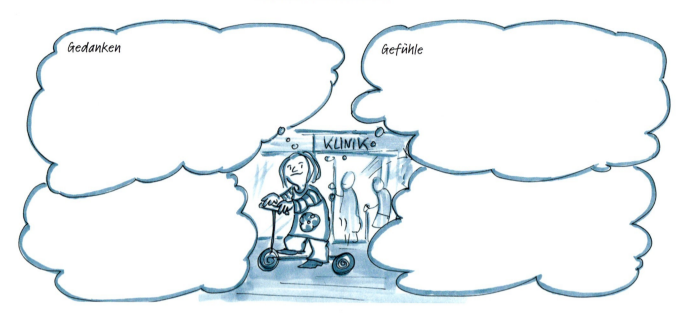

 b Erzählen Sie sich in Kleingruppen gegenseitig anhand folgender Fragen von Ihren Erinnerungen an die Zeit, als Sie selbst ungefähr so alt wie Luisa waren:
 - Welche konkreten Erlebnisse fallen Ihnen ein?
 - Wie haben Sie damals Ihren Tag verbracht? Was war Ihnen wichtig?
 - Was haben Sie mit Ihren Geschwistern gemacht?
 - Welche Hobbys hatten Sie?
 - Was haben Sie gerne gegessen?
 - Welche Bedeutung hatte Ihre Familie, hatten Freunde für Sie?
 - Wie ging es Ihnen in der Schule?
 - Waren Sie oder Ihre Geschwister als Kind auch einmal im Krankenhaus? Wie ging es Ihnen dort?

 c Identifizieren Sie Gemeinsamkeiten aus Ihren Erzählungen. Notieren Sie, was typisch an diesem Lebensabschnitt ist. Notieren Sie Ihre Ergebnisse in der Abbildung.

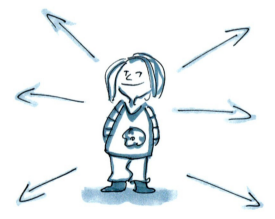

 d Stellen Sie sich vor, Sie wären die achtjährige Luisa und seit einigen Tagen auf der Kinderstation. Schreiben Sie in Einzelarbeit einen Brief an die Großeltern, die in einer anderen Stadt leben. Beschreiben Sie Ihre Situation, schildern Sie, wie es Ihnen geht, welche Fragen, Sorgen und Nöte Sie bewegen. Beziehen Sie dabei Ihre Notizen aus Arbeitsauftrag 1 a ein.
 e Hängen Sie die Briefe im Klassenzimmer auf und lesen Sie sie.

„Ich trau mich einfach nicht, mich selbst zu pieksen."

f Identifizieren Sie im Plenum, welche Gedanken und Gefühle besonders oft vertreten sind und welche Ängste und Hoffnungen in den Briefen zum Ausdruck kommen. Tragen Sie die Ergebnisse in den Innenkreis der Abbildung ein.

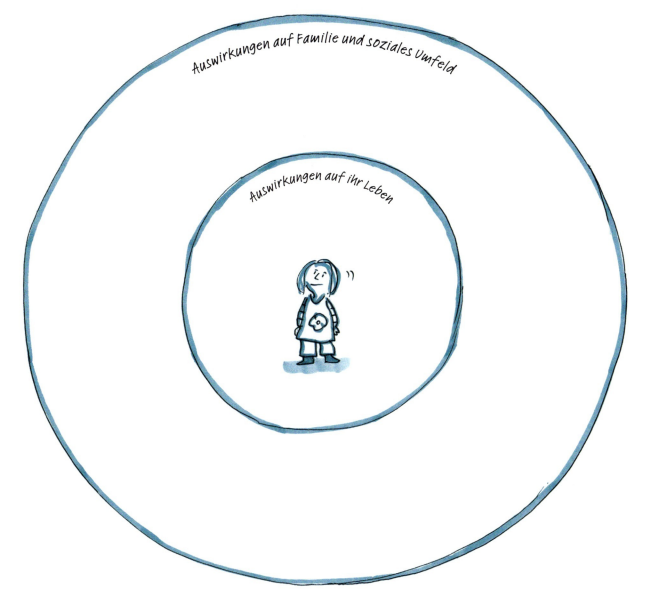

2 Luisa ist seit acht Monaten an Diabetes mellitus Typ I erkrankt und kommt jetzt zur Einstellung ihres Diabetes in die Klinik. Barbara erzählt, dass auch Luisas Schwester daran erkrankt ist und sie sagt: „Und dabei gibt es wohl gar keine familiäre Disposition".
a Was würden Sie Barbara zu Ihrer Aussage im Hinblick auf die Disposition sagen wollen? Notieren Sie Ihre Gedanken in Einzelarbeit.

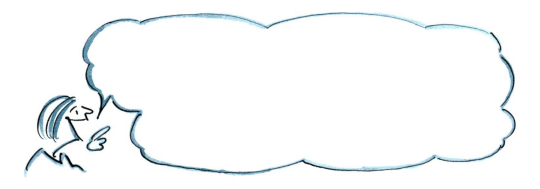

Fachbuch 2 | S. 183

b Lesen Sie das |Fachbuchkapitel zum Thema Diabetes mellitus Typ I. Überprüfen Sie, ob Sie nach dem Lesen folgende Fragen beantworten können:
- Wodurch ist der Diabetes mellitus Typ I gekennzeichnet?
- Welche Ursachen für diesen Diabetestyp sind bekannt bzw. werden diskutiert?
- Wie häufig kommt er in Deutschland vor?
- In welchem Lebensabschnitt tritt dieser Diabetestyp meist erstmalig auf?
- Welche Krankheitszeichen kennzeichnen einen Diabetes mellitus Typ I?
- Welche Therapieziele werden angestrebt?
- Welche schwer wiegenden Akutkomplikationen können auftreten?
- Mit welchen Folgekrankheiten muss gerechnet werden?

c Korrigieren bzw. ergänzen Sie Ihre Aussagen in Arbeitsauftrag 2a.

d Erklären Sie Barbaras Aussage: Luisa ist zur „Einstellung ihres Diabetes Typ I hier". Notieren Sie Ihre Ergebnisse in die Abbildung.

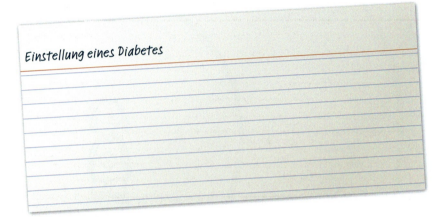

Einstellung eines Diabetes

e Tauschen Sie sich im Plenum über Ihre Ergebnisse aus Arbeitsauftrag 2d aus. Identifizieren Sie danach aus Ihren bisherigen Ergebnissen und Ihren Erfahrungen aus der Pflegepraxis, welche Auswirkungen die Erkrankung auf Luisa, ihre Familie und ihr weiteres soziales Umfeld vermutlich hat bzw. haben kann. Tragen Sie Ihre Ergebnisse jeweils im Innen- bzw. Außenkreis der Abbildung in Arbeitsauftrag 1f ein.

f Leiten Sie mögliche Erwartungen ab, mit denen Luisa und ihre Familie in die Klinik kommen und notieren Sie diese.

Luisas Erwartungen	Erwartungen der Familie

3 Bisher haben die Eltern die Insulintherapie für Luisa übernommen.
a Überlegen Sie in Kleingruppen genau, was die Eltern für Luisa übernommen haben. Sammeln Sie dabei alles, was Sie bei der Übernahme der Insulintherapie für einen anderen Menschen wissen sollten, in der Abbildung auf der folgenden Seite.

„Ich trau mich einfach nicht, mich selbst zu pieksen."

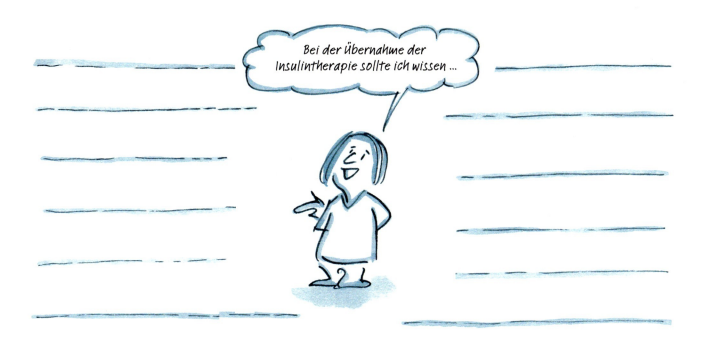

b Lesen Sie im |Fachbuch das Kapitel zur Insulintherapie, überprüfen Sie Ihr Vorwissen aus Arbeitsauftrag a und ergänzen Sie ggf. Ihre Notizen.
Fachbuch **2** | S. 187

c Fassen Sie Grundsätzliches der einzelnen Insulintherapien zusammen und überlegen Sie, welche Formen der Insulintherapie für Luisa am besten geeignet wären und warum. Notieren Sie Ihre Überlegungen in die Abbildung.

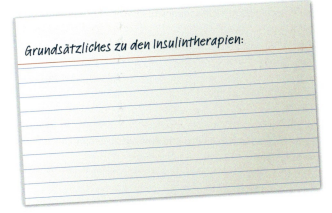

d Tauschen Sie sich im Plenum über Ihre Ergebnisse aus.
e Notieren Sie verschiedene Gründe dafür, warum die Eltern die Insulintherapie für Luisa bisher übernommen haben auf der ersten Karteikarte.
Notieren Sie auf der anderen die Aufgaben, die Luisa im Rahmen ihrer Insulintherapie zukünftig selbst übernehmen sollte.

4 Barbara erzählt, dass sich Luisa nicht traut, sich selbst zu „pieksen" und dass sie das „gut verstehen" kann – sie müsste sich „auch ganz schön überwinden". Als die Pflegende sie fragte, ob sie sich das Insulin selbst spritzen möchte, wurde Luisa unruhig und fing an zu schwitzen.

a Gehen Sie allein an einen ruhigen Ort und stellen Sie sich vor, Sie müssten sich regelmäßig selbst spritzen. Welche Gefühle und Gedanken bewegen Sie bei dieser Vorstellung? Tragen Sie diese in die Abbildung ein.

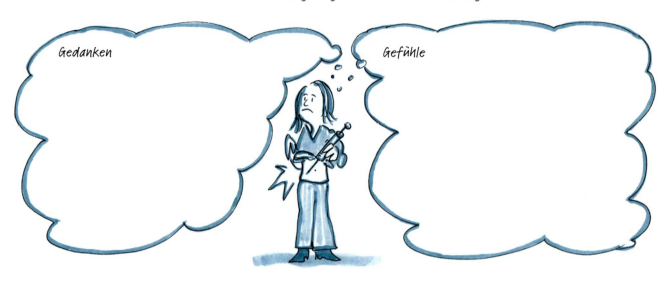

b Überdenken Sie in Kleingruppen folgende Fragen und notieren Sie Ihre Gedanken dazu:
- Was könnten Gründe dafür sein, dass sich Luisa nicht traut, sich selbst zu „pieksen"? Bedenken Sie dabei auch die Entwicklungsphase eines 8-jährigen Kindes.

- Worauf deutet es hin, wenn Luisa unruhig wird und anfängt zu schwitzen, wenn sie sich selbst spritzen soll?

- Warum ist es wichtig, dass Luisa lernt, sich selbst zu spritzen?

„Ich trau mich einfach nicht, mich selbst zu pieksen."

- Welche Haltung der Pflegenden kommt in der Aussage „Lass Dir Zeit, Luisa, dann versuchen wir es morgen noch einmal" zum Ausdruck?

c Entwerfen Sie einen konkreten Plan, wie Sie Luisa in den nächsten Tagen im Hinblick auf die Insulininjektion begleiten können. Folgende Fragen können Sie dabei leiten:
- Welches Ziel würden Sie mit Luisa verfolgen?
- Welche Konsequenzen ziehen Sie aus Ihren Antworten in Arbeitsauftrag 4b für die Situation?
- Wie können Sie den unangenehmen Vorstellungen und Empfindungen Luisas begegnen? Was können Sie ihr sagen? Was können Sie tun?
- Welche Haltung würden Sie gegenüber Luisa gern einnehmen?

Beziehen Sie dabei auch Ihre Ergebnisse aus Arbeitsauftrag 3e ein.
Notieren Sie Ihre Ergebnisse auf einem |Plakat.   Plakat | S. 240

d Stellen Sie Ihre Plakate im Plenum vor und diskutieren Sie Ihre Ergebnisse. Notieren Sie diejenigen Aspekte, mit denen alle einverstanden sind.

Merkblatt: Wie Luisa in den nächsten Tagen im Hinblick auf die Insulininjektion begleitet werden kann

5 Die Lernende Barbara berichtet, dass sie an einem Morgen mit Luisa das Frühstück zusammenstellte. Dabei erklärte ihr Luisa ganz genau, was eine Broteinheit bedeutet.
  a Bearbeiten Sie folgende Fragen und Aufgaben in einer Partnerarbeit:
- Was hat Barbara vermutlich getan, als sie das Frühstück „zusammenstellte"? Lesen Sie dazu im |Fachbuch, was bei Menschen mit Typ-I-Diabetes in der Ernährung beachtet werden muss.   Fachbuch 2 | S. 172

- Welche Auswirkungen auf die Ernährung hatte die konventionelle Insulintherapie, die Luisa in den letzten acht Monaten vermutlich erhalten hat? Notieren Sie Ihre Ergebnisse in der Tabelle.

Formen der Insulintherapie	Auswirkungen auf Luisas Ernährung
konventionelle Form	
andere Formen	

- Wie würde sich Luisas Ernährung verändern, wenn Sie andere Insulintherapieformen zu Grunde legen (siehe auch Arbeitsauftrag 3 c)? Halten Sie Ihre Ergebnisse ebenfalls in der Tabelle fest.
- Stellen Sie ein Frühstück für Luisa zusammen und verfassen Sie einen Merkzettel mit den Begründungen dafür. Notieren Sie, von welcher Form der Insulintherapie Sie dabei ausgehen. Sie können den Frühstückstisch in der Abbildung bemalen oder beschriften. Übertragen Sie ihn auf ein |Plakat.

Plakat | S. 240

b Laden Sie eine Diabetes- oder Ernährungsberaterin ein. Stellen Sie Ihre Frühstücksvarianten für Luisa im Plenum vor. Vergleichen Sie sie und nehmen Sie Gemeinsamkeiten und Unterschiede aufmerksam wahr. Lassen Sie sich von der Expertin ein Feedback geben und klären Sie mit ihr offene Fragen zur Ernährung Luisas.

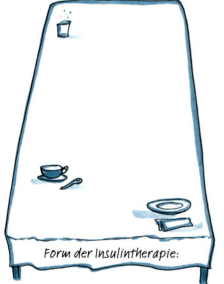

Nahrungsmittel	Begründung

6 Die Lernende Barbara war bei der Planung der Diabetikerschulung dabei. Sie erzählt davon: „Schön war, das Miteinander der verschiedenen Berufsgruppen zu erleben. Nun bin ich gespannt, wie sie das mit den Kindern umsetzen."
a Bearbeiten Sie folgende Aufgaben in Kleingruppen:

Fachbuch 1 | S. 497

- Definieren Sie mit Hilfe des |Fachbuchs und des Internets, was eine „Diabetikerschulung" ist. Ermitteln Sie auch, welche Beratungs- und Anleitungsangebote dafür bestehen. Notieren Sie ihre Ergebnisse.

„Ich trau mich einfach nicht, mich selbst zu pieksen."

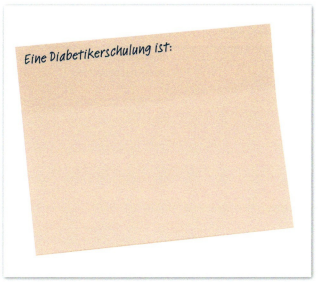

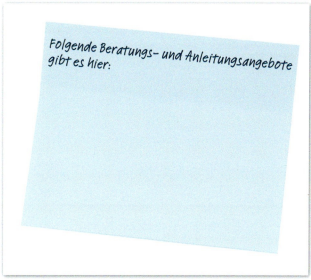

- Recherchieren Sie im |Fachbuch, welche Berufsgruppen Barbara vermutlich erlebt hat und tragen Sie diese in die erste Spalte der Tabelle ein.

Fachbuch 2 | S. 172

Berufsgruppe	Aufgaben	Zusatzqualifikation	Aufgaben, bei denen sie Luisa begleiten und Ziele

- Notieren Sie allgemeine Aufgaben der Berufsangehörigen und etwaige Zusatzqualifikationen in die zweite und dritte Spalte der Tabelle.
- Sammeln Sie in der letzten Spalte, bei welchen Aufgaben die Angehörigen der jeweiligen Berufsgruppe Luisa unterstützen können (siehe Arbeitsauftrag 3 e) und welche Ziele sie dabei verfolgen.
- Identifizieren Sie wesentliche Pflegediagnosen bzw. Pflegeprobleme Luisas bzw. ihrer Familie, für die sich die Berufsgruppe der Pflegenden verantwortlich fühlen sollte. Notieren Sie diese in den Pflegeplanungsbogen. Formulieren Sie auch Ziele und Interventionen. Achten Sie auf Schnittstellen zwischen den Berufsgruppen und überlegen Sie, wie hier eine gemeinsame Ausgestaltung der Situation aussehen könnte.

Pflegeplanung

Pflegeprobleme und -ressourcen	Ziele	Interventionen	Interdisziplinäre Schnittstellen und deren Ausgestaltung

Rollenspiel | S. 240

b Stellen Sie Ihre Ergebnisse im Plenum so vor, dass immer eine Kleingruppe eine Pflegediagnose bzw. ein Pflegeproblem anspricht. Diskutieren Sie jeweils über die Schnittstellen zwischen den Berufsgruppen und die gemeinsame Ausgestaltung der Situation.

c Führen Sie im Plenum ein |Rollenspiel durch.
- Agieren Sie als „Team" einer Diabetikerschulung, das mit Luisa und ihren Eltern den Pflege- und Betreuungsplan bespricht.
- Bereiten Sie das Rollenspiel vor, indem Sie in Kleingruppen für die jeweiligen beruflichen Rollen Gesprächsinhalte zusammenstellen. Beziehen Sie die Erwartungen, Bedürfnisse und Ängste Luisas und ihrer Familie ein. Verwenden Sie insbesondere auch Ihr Ergebnis aus Arbeitsauftrag 4c.
- Begründen Sie im Rollenspiel Ihre Vorschläge. Handeln Sie einen Pflege- und Betreuungsplan aus, mit dem sowohl alle „Teammitglieder" als auch Luisa und ihre Eltern zufrieden sind.

d Reflektieren Sie das Rollenspiel anhand folgender Fragen:
- Wie haben sich die Spielenden gefühlt?
- Inwieweit ist es Ihnen gelungen, „das mit Luisa umzusetzen"?
- Inwieweit haben Sie die Gefühle, Gedanken und Erwartungen Luisas und ihrer Eltern aufgenommen?
- Wobei haben Sie sich sicher, wobei unsicher gefühlt?
- Was möchten Sie zukünftig anders machen?

e Notieren Sie zusammenfassend, welche Vorteile die interdisziplinäre Zusammenarbeit für Luisa und ihre Familie birgt.

Vorteile interdisziplinärer Zusammenarbeit für Luisa und ihre Familie:

7 a Stellen Sie sich vor, Sie wären Luisa und würden morgen aus der Klinik nach Hause entlassen. Schreiben Sie in Einzelarbeit eine Postkarte an die Großeltern, auf der Sie Ihr aktuelles Lebensgefühl ausdrücken.

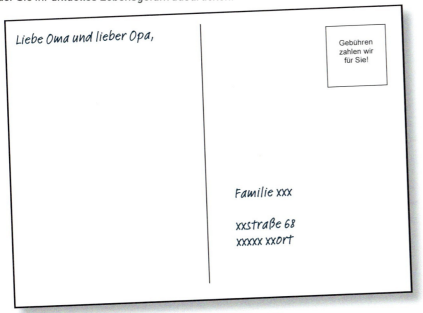

b Vergleichen Sie Ihre Postkarten im Plenum mit den Briefen aus Arbeitsauftrag 1 d. Nehmen Sie wahr, was sich verändert hat und warum.

Für die Pflegepraxis

8 Erkunden Sie in Ihrem Einsatz auf einer Diabetesschwerpunktstation, wie die Diabetikerschulung für Kinder organisiert ist. Informieren Sie sich über die zu Grunde liegenden Schulungs- und Beratungskonzepte für den Umgang mit Kindern und darüber, wie die Zusammenarbeit der verschiedenen Berufsgruppen ausgestaltet ist. Analysieren Sie den spezifischen Aufgabenbereich der Pflegenden.

9 a Informieren Sie sich auf der Diabetesschwerpunktstation darüber, welche Formen der Insulintherapie Anwendung finden. Befragen Sie Ihre Praxisanleiterin nach ihren Erfahrungen damit.
b Lassen Sie sich von Ihrer Praxisanleiterin den genauen Umgang mit den verschiedenen Injektionshilfen für Insulin erklären und üben sie den Umgang damit.

10 a Bitten Sie ein an Diabetes mellitus Typ I erkranktes Kind sowie einen Angehörigen unter Berücksichtigung des Alters des Kindes um ein Gespräch über folgende Fragen:
- Warum bist Du hier?
- Wie lange bist Du schon erkrankt?
- Wie geht es Dir/Ihnen seitdem mit der Krankheit?
- Wie ist Deine Einstellung zur Krankheit augenblicklich? Nervt es Dich oder ist es Dir egal?
- Welche Auswirkungen der Krankheit auf das tägliche Leben spürst Du/spüren Sie?
- Welche Erwartungen hast Du/haben Sie an den Klinikaufenthalt? Werden sie erfüllt? Welche nicht?
- Welchen aktuellen Beratungs- und Anleitungsbedarf hast Du/haben Sie? Oder: Was möchtest Du wissen oder können?

b Tauschen Sie sich mit Ihrer Praxisanleiterin über das Gespräch aus. Reflektieren Sie, wie Sie sich selbst gefühlt haben, was Ihnen leicht- bzw. schwergefallen ist. Stellen Sie Ihrer Praxisanleiterin vor, wo Sie ggf. noch Beratungs- und/oder Anleitungsbedarf für das Kind und seine Eltern festgestellt haben. Vereinbaren Sie entsprechende pflegerische Interventionen.

11 Bereiten Sie mit Kindern auf der Diabetesschwerpunktstation ein Frühstück vor, das der jeweiligen Therapie der Kinder entspricht. Kommen Sie dabei mit den Kindern über die Ernährungsvorschriften ins Gespräch, die sie einhalten sollten.

Weiterführende Literatur

Klug Redman, Barbara: *Selbstmanagement chronisch Kranker* Huber, Bern, 2008

www.deutsche-diabetes-gesellschaft.de
- evidenzbasierte Leitlinien
- Ernährung und Diabetes mellitus

Homepage der Deutschen Diabetes Gesellschaft (DDG): Leitlinien (auch zur Ernährung), Informationen für Betroffene, Liste zu Schulungs- und Behandlungsprogrammen, u. v. m.

www.diabetikerbund.de
Deutscher Diabetiker Bund (DDB): Hier können u. a. viele interessante Broschüren heruntergeladen oder bestellt werden.

www.ddz.uni-duesseldorf.de
Homepage des Deutschen Diabetes-Zentrum Düsseldorf (DDZ): Hier kann man viele interessante und aktuelle Studien nachlesen

www.diabetes-heute.de
- Ernährung

Onlineservice des DDZ, Ernährungsempfehlungen für Diabetiker 2001

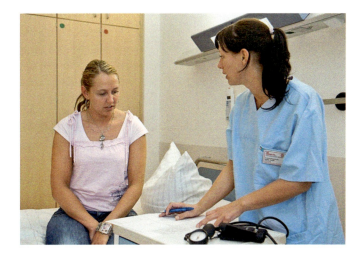

Themenschwerpunkte	
Schmerzbelastete Menschen pflegen	2.1.4
Chronisch kranke Menschen pflegen	2.1.5
Menschen mit Behinderung	3.1.8

Kompetenzen

- Sie reflektieren Ihr Bild von Menschen, die an Rheuma leiden und respektieren individuell verschiedene Copingstrategien.
- Sie sind für die Belastungen und Bedürfnisse von Menschen sensibilisiert, die an rheumatoider Arthritis erkrankt sind.
- Sie unterstützen und begleiten Menschen, die an rheumatoider Arthritis leiden, phänomenbezogen und beraten sie zu Fragen der Alltagsgestaltung.
- Ihnen sind die Ziele einer Rehabilitation, die Aufgaben der dort Tätigen und die Rahmenbedingungen der Einrichtungen bewusst.

„Wie will sie das alleine alles schaffen?"

Die Lernende Desiré ist gerade im Einsatz in einer Rehaklinik und erzählt ihrer Mitlernenden von einem Anamnesegespräch, das sie mit einer 20-jährigen Patientin geführt hat:

Berufliche Handlungssituation

„Ich habe letztens Frau Gruber aufgenommen. Sie kam mit rheumatoider Arthritis. Gut, dass ich das Anamnesegespräch geführt habe, so konnte ich sie gleich viel besser verstehen. Die Leidensgeschichte der Frau begann ganz plötzlich vor ca. fünf Jahren. Die Gelenke schwollen an und schmerzten. Sie konnte sich nicht richtig bewegen, war müde und schlapp. Irgendwann ging sie dann wohl zum Arzt. Der hat auch noch die Rheumawerte abgenommen und Röntgenaufnahmen gemacht, aber nichts gefunden. Er meinte nur, sie hätte wohl eine Grippe und das würde schon wieder. Wurde es aber nicht! Die Schmerzen kamen immer wieder und auch die anderen Gelenke schwollen mal mehr und mal weniger an. Sie hat dann verschiedene Ärzte aufgesucht, stundenlang im Wartezimmer gesessen, unzählige Untersuchungen und sogar OPs über sich ergehen lassen, nur um sich dann sagen lassen zu müssen, dass sie eine Simulantin sei! Toll, diese professionelle Art und Weise. Na ja, hoffnungslos ist sie aber nicht geworden.

Sie suchte weiter und fand schließlich eine Praxis, wo sie ernst genommen wurde und man ihr helfen konnte. Neben Medikamenten und einer Ernährungsumstellung haben die ihr erst einmal gesagt, wie sie ihren Tagesablauf strukturieren soll. Das hat sie auch wirklich gebraucht, denn sie stand mitten im Abitur. Das ist nun vorbei und ihr Arzt hat sie zu uns in die Reha geschickt. Und weißt Du, was mich total überrascht hat? Bisher habe ich ja eher nur ältere Patienten mit Rheuma kennen gelernt. Sie ist anders: Sie denkt gar nicht so viel über ihre Krankheit nach, sondern steckt voller Zukunftspläne. Sie will wieder Sport machen, in den Urlaub zum Wandern fahren und Lehrerin werden. Zum Studium will sie auch noch von der Familie wegziehen, die sie bisher sehr unterstützt hat. Irgendwie beschleicht mich dabei so ein mulmiges Gefühl. Es ist zwar schön, dass sie so aktiv sein will, aber wie will sie das alleine alles schaffen?"

Arbeitsaufträge

1 Beim Aufnahmegespräch erfährt die Lernende Desiré einiges über Frau Gruber.
   a Notieren Sie in Einzelarbeit Eckpunkte zum Lebensweg von Frau Gruber aus der Handlungssituation in die Abbildung „Lebensweg":

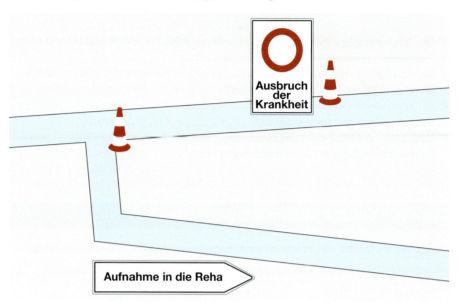

   b Fassen Sie in einer Kleingruppe Ihre Eindrücke zum Lebensweg von Frau Gruber mit Hilfe folgender Fragen in der Tabelle zusammen:
   - Welche Etappen sind im Lebensweg von Frau Gruber zu erkennen?
   - Wodurch waren diese Etappen gekennzeichnet? Versuchen Sie, jeweils eine Überschrift dafür zu finden.
   - Wie hat sich Frau Gruber in den jeweiligen Etappen vermutlich gefühlt?
   - Welchen Belastungen war/ist sie in den jeweiligen Etappen ausgesetzt und welche Bedürfnisse hatte/hat sie?
   - Was hat sie in den jeweiligen Etappen konkret gemacht?

Etappen und Kennzeichnung	Gefühle von Frau Gruber	Belastungen und Bedürfnisse	Handlungsstrategien

c Kommen Sie mit einer weiteren Kleingruppe zusammen und schreiben Sie alle identifizierten und vermuteten Gefühle aus beiden Kleingruppen auf Moderationskarten.
d Gestalten Sie eine Gefühlslandkarte, indem Sie die Moderationskarten mit den Gefühlen in selbst gewählter Ordnung auf ein großes |Plakat kleben. Setzen Sie die Gefühle durch Symbole oder Pfeile in Beziehung zueinander.

Plakat | S. 240

e Stellen Sie Ihre Gefühlslandkarten in der Klasse vor.
f Reflektieren Sie Ihre Gefühlslandkarte mit Hilfe folgender Fragen:
- Wovon hängt es vermutlich ab, welche Gefühle Betroffene erleben? Wovon werden die Gefühle beeinflusst?
- Welche Erfahrungen haben Sie mit Menschen und ihren Gefühlslagen, die an rheumatoider Arthritis erkrankt sind?

2 Die Lernende Desiré erzählt, dass Frau Gruber seit über fünf Jahren an einer „rheumatoiden Arthritis" leidet und nun in die Rehabilitationsklinik kam.
a Erarbeiten Sie in Kleingruppen Erklärungen für die Kennzeichen der Etappen der Erkrankung, die Sie in Arbeitsauftrag 1 b in der Tabelle gesammelt haben. Notieren Sie Ihre Ergebnisse in die Abbildung.

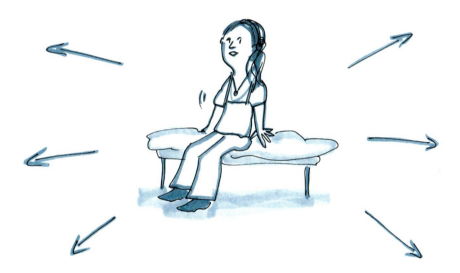

b Lesen Sie im |Fachbuch und ggf. im Internet das Kapitel über die Erkrankung „rheumatoide Arthritis".

Fachbuch 2 | S. 205

c Überprüfen Sie Ihre Erklärungen aus a und ergänzen Sie Ihre Aufzeichnungen.
d Bearbeiten Sie folgende Aufgaben und notieren Sie Ihre Ergebnisse jeweils in die folgende Abbildung:
- Erarbeiten Sie ausgehend von den Belastungen und Bedürfnissen aus Arbeitsauftrag 1b Ressourcen, die entweder in der Handlungssituation genannt werden oder die für Frau Gruber denkbar sind.
- Überlegen Sie, welche Ziele Frau Gruber in der Rehabilitation vermutlich verfolgt.
- Sammeln Sie, welche pflegerischen Unterstützungen Sie Frau Gruber in der Rehabilitationsklinik anbieten könnten.
- Überlegen Sie, welche Therapien Frau Gruber vermutlich in der Rehabilitation erhalten wird und welche Berufsgruppen daran beteiligt sein werden.
e Vergleichen und überprüfen Sie Ihre Ergebnisse im |Gruppenpuzzle.

Gruppenpuzzle | S. 236

Ziele der Rehabilitation

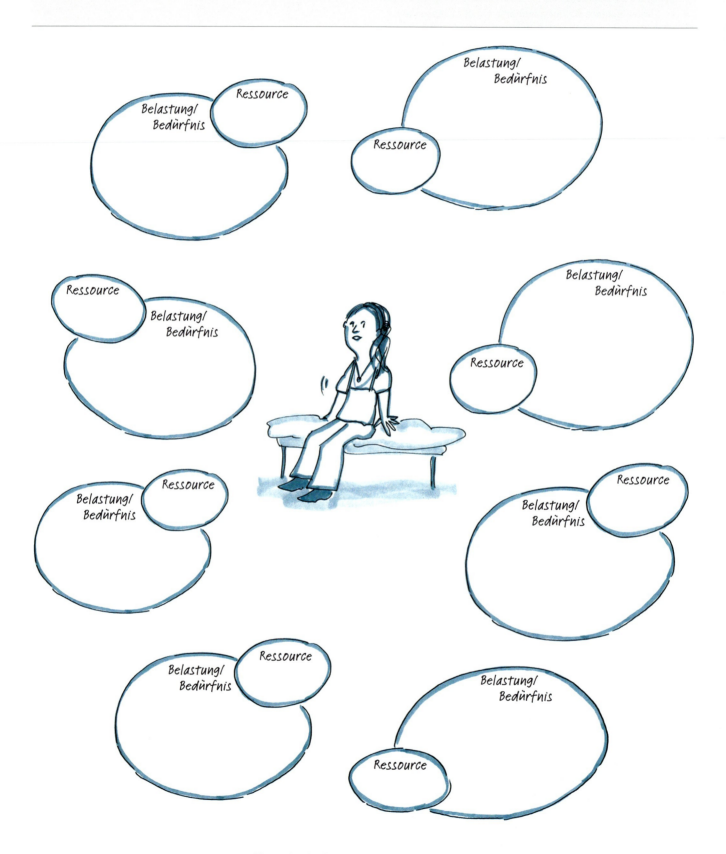

Therapien für Frau Gruber und beteiligte Berufsgruppen

f Klären Sie offene Fragen im Plenum und diskutieren Sie, wie eine gelungene Zusammenarbeit der Berufsgruppen im Interesse von Frau Gruber aussehen kann. Notieren Sie wichtige Ergebnisse dazu.

Eine gelungene Zusammenarbeit der Berufsgruppen ist gekennzeichnet durch:

3 Die Leidensgeschichte von Frau Gruber begann vor fünf Jahren. Die Lernende erzählt, wie Frau Gruber die Krankheit bisher zu bewältigen versucht hat.
a Sammeln Sie in Partnerarbeit aus der Handlungssituation alle Bewältigungsstrategien, die Frau Gruber zeigt bzw. über die sie im Aufnahmegespräch berichtet hat.
b Aktivieren Sie in Partnerarbeit, was Sie über chronische Erkrankungen und Bewältigungsstrategien (Coping) wissen. Erstellen Sie – zunächst mit einem Bleistift – eine |Mindmap darüber. Ordnen Sie Ihre in Arbeitsauftrag 3a gesammelten Bewältigungsstrategien von Frau Gruber in die Mindmap ein.

Mindmap | S. 239

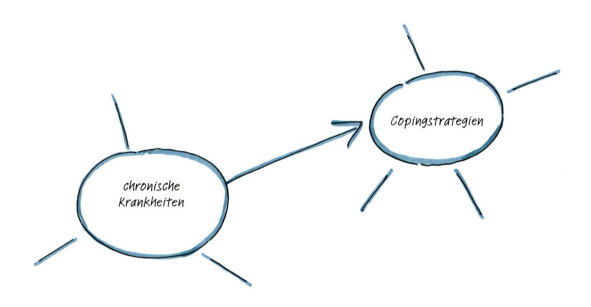

c Lesen Sie im |Fachbuch das Kapitel über chronische Erkrankungen und Bewältigungsstrategien.   Fachbuch 2 | S. 220
d Ergänzen Sie Ihre Mindmap.
e Stellen Sie Ihre Mindmaps in Kleingruppen zu je drei Paaren vor. Korrigieren oder ergänzen Sie sie ggf.
f Tauschen Sie sich im Plenum über die Zuordnung der Bewältigungsstrategien von Frau Gruber in die Mindmap aus. Überlegen Sie, was Sie als Pflegende konkret tun können, um Frau Gruber in ihren Bewältigungsstrategien zu unterstützen. Notieren Sie Ihre Ideen in die Abbildung aus Arbeitsauftrag 3b.

Fachbuch 2 | S. 170

4 In Ihren bisherigen Bearbeitungen haben Sie festgestellt, dass Frau Gruber nicht geheilt werden kann. Dennoch steckt sie voller Zukunftspläne.

a Lesen Sie in Einzelarbeit im |Fachbuch den Abschnitt über das Modell zur Bewältigung chronischer Krankheiten von Corbin und Strauss.

b Ordnen Sie jeder Lernenden einen der folgenden Aspekte zu (die Aspekte können mehrfach zugeordnet sein):
- Pflege- und Krankheitsverlaufskurve;
- Definition und Einteilung der Stadien 1–4;
- Definition und Einteilung der Stadien 5–8;
- Umstände, die bei der Behandlung eine Rolle spielen;
- chronische Erkrankungen und ihre Auswirkung auf die Biografie;
- chronische Erkrankungen und ihre Auswirkung auf den Alltag;
- Aufgabe von Pflege bei Menschen mit einer chronischen Erkrankung;
- Vorgehensweise: erster Schritt (Assessment der Patientin und ihrer Familie, Festsetzen von Zielen);
- Vorgehensweise: zweiter Schritt (Einschätzung von Bedingungen, welche die Behandlung beeinflussen);
- Vorgehensweise: dritter Schritt (Definition des Interventionsschwerpunkts);
- Vorgehensweise: vierter Schritt (Pflegeintervention);
- Vorgehensweise: fünfter Schritt (Evaluation der Effektivität von Pflegeinterventionen);

Kugellagermethode | S. 237

c Erklären Sie sich gegenseitig mit Hilfe der |Kugellagermethode Ihre Aspekte. Insgesamt sollte der Innenkreis drei bis vier Mal einen Stuhl weiter rücken.

d Gehen Sie in die Kleingruppen aus Arbeitsauftrag 2. Lesen Sie noch einmal Ihre gesammelten Ideen zur pflegerischen Unterstützung von Frau Gruber.

e Erweitern Sie Ihre Überlegungen, indem Sie für Frau Gruber den Pflegeprozess beschreiben, wie ihn Corbin und Strauss vorschlagen. Notieren Sie Ihre Ergebnisse in die Tabelle.

Pflegeprozess nach Corbin und Strauss

Assessment Frau Gruber und Familie, Festsetzen von Zielen	Einschätzung von Bedingungen, welche die Behandlung beeinflussen	Definition des Interventionsschwerpunkts	Pflegeintervention	Evaluation

f Reflektieren Sie im Plenum, ob das Pflegemodell zur Bewältigung chronischer Krankheiten von Corbin & Strauss Ihren Blick auf die Situation von Frau Gruber verändert bzw. erweitert hat.
g Erzählen Sie sich selbst erlebte Situationen mit Menschen, die an chronischen Erkrankungen leiden, für die Sie sich vorstellen können, dass das Pflegemodell neue Perspektiven für sie und die Betroffenen ermöglichen könnte.

5 Die Lernende Desiré beschließt ihre Erzählung mit der Frage: „Es ist zwar schön, dass sie so aktiv sein will, aber wie will sie das alleine alles schaffen?"
a Antworten Sie Desiré in Einzelarbeit auf ihre Frage. Notieren Sie Ihre Antwort in die Abbildung.

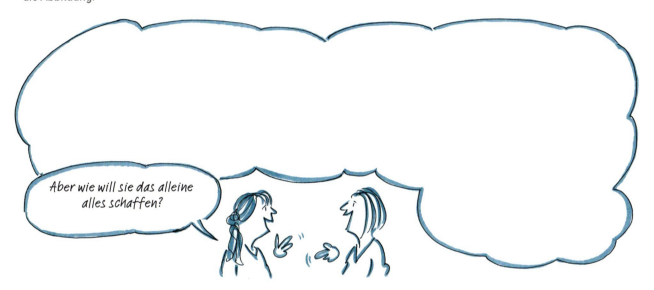

b Tauschen Sie sich in Kleingruppen über Ihre Antworten aus Arbeitsauftrag 5a und über folgende Fragen aus:
- Warum stellt sich Desiré diese Frage vermutlich?
- Warum ist Desiré so skeptisch? Welche Haltung verbirgt sich vermutlich dahinter?
- Welchen Einfluss hat ihre Haltung eventuell auf die Pflege von Frau Gruber?
c Lesen Sie Material 1 und klären Sie unklare Begriffe.
d Überlegen Sie aus der Perspektive von Pflegenden, was Empowerment für sie bedeuten kann, und aus der Perspektive von Frau Gruber, welche Wünsche sie damit möglicherweise verbindet.
e Tauschen Sie sich im Plenum über Ihre Erfahrungen mit Empowerment in der Pflege aus.
f Reflektieren Sie in Einzelarbeit Ihre Antwort aus Arbeitsauftrag 5a.

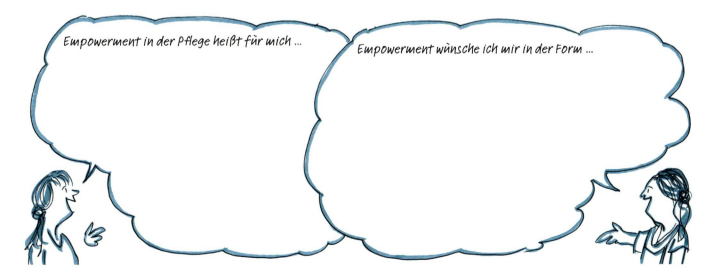

Für die Pflegepraxis

6 Erkunden Sie die Rahmenbedingungen einer Rehabilitationsklinik, wenn Sie dort einen Einsatz absolvieren oder eine Hospitation durchführen, anhand folgender Fragen:
- Wer ist der Träger der Rehabilitationseinrichtung?
- Welche Patientinnen kommen zur Rehabilitation in diese Einrichtung?
- Welche Ziele sollen mit der Rehabilitation erreicht werden?
- Welche Rehabilitationsmaßnahmen gibt es und wer führt sie durch?
- Aus welchen Professionen besteht das interdisziplinäre Team? Wie ist die Zusammenarbeit organisiert?
- Nach welchem Konzept arbeitet die Pflege in einer Rehabilitationsklinik und welche Aufgaben übernimmt sie?

7 a Kommen Sie mit einer Patientin /einem Patienten einer Rehabilitationsklinik über folgende Fragen ins Gespräch:
- Warum ist sie/er hier?
- Wie verlief die bisherige Therapie?
- Welche Gefühle, Bedürfnisse und Belastungen stehen aktuell im Vordergrund?
- Wie ist ihr/sein privates Umfeld?
- Wie hat er/sie die Krankheit bisher bewältigt?
- Welche Wünsche und Erwartungen hat er/sie?

b Planen Sie gemeinsam die Pflege nach dem Pflegeprozess wie ihn Corbin und Strauss beschrieben haben.

c Führen Sie die Pflege entsprechend Ihrer Planung durch und schreiben Sie über mehrere Tage ein Tagebuch. Folgende Fragen können Sie dabei immer wieder leiten:
- Was ist heute geschehen und wie habe ich mich dabei gefühlt?
- Worin konnte ich die Patientin /den Patienten unterstützen?
- Was ist nicht gelungen und warum?
- Was habe ich daraus gelernt?
- Was will ich verändern?

Weiterführende Literatur

Bundesministerium für Bildung und Forschung (Hrsg.):
ZELL, ROLF ANDREAS; UNRATH, CHRISTINE: KLARTEXT – das Journalistenbüro in Sachen Wissenschaft, Stuttgart: *Rheuma; früher erkennen – besser behandeln: Das schmerzende Gelenk im Visier der Forschung* Stand 2001;
www.bmbf.de/pub/rheuma.pdf

HÜPER, CHRISTA; HELLIGE, BARBARA: *Professionelle Pflegeberatung und Gesundheitsförderung für chronisch Kranke; Rahmenbedingungen – Grundlagen – Konzepte – Methoden* Mabuse, Frankfurt am Main, 2007, S. 154 ff.

MOERS, MARTIN: „Bewältigungshandeln chronisch kranker Menschen", in: *Die Schwester /Der Pfleger* 47. Jahrgang; 08/08, S. 756 ff.

WOOG, PIÉRRE (Hrsg): *Das Corbin- und Strauss-Pflegemodell* Ullstein Medical, Wiesbaden, 1998, S. 1 – 30

Empowerment in der Pflege — Material 1

"Wie will sie das alleine alles schaffen?"

Empowerment: Stärkung der Patienten als Beratungshaltung

Empowerment betrachtet den Menschen als vollständiges Wesen. (...) Es geht darum, dass Menschen befähigt werden, die Kontrolle über ihre Gesundheit und ihre Verbesserung von Gesundheit zu erlangen. (...)

Falk-Rafael befragte in einer qualitativen Studie Patientinnen und Pflegende, was für sie Empowerment kennzeichnet. Ihre Narrationen wurden zur Bildung eines Modells genutzt, das Empowerment als einen Prozess der Bewusstseinsentwicklung beschreibt, in dem sich Wahrnehmung, Wissen und Fähigkeiten entwickeln, und zwar auf beiden Seiten, auf Seiten der Patientinnen und Angehörigen und auf Seiten der Pflegenden. (...) In der Untersuchung konnten vier das Empowerment erleichternde Kategorien herausgearbeitet werden. (...)

Zum Beziehungsaufbau

Basis der Entwicklung von Vertrauen ist gegenseitiger Respekt. (...) Pflegende identifizierten als zentrale Kriterien einer Vertrauensentwicklung Respekt, Erhalten der Würde, Empathie, nicht bewerten, richten, entwickeln von sicherer Umgebung, Authentizität, zugeben können und nicht alles (besser) zu wissen, aber sich um Informationen zu bemühen und um Kontinuität in der Beziehung. Patientinnen beschrieben diesen Vertrauensaufbau, wenn sie spürten, dass Pflegende Sicherheit und Zuversicht vermittelten, wenn sie nicht urteilten und wenn sie es zuließen, dass Patientinnen eigene Wege entwickelten.

Zu Advocacy – Die anwaltschaftliche Funktion der Pflegenden

Im Kontext von Respekt und einem klientinnenzentrierten Ansatz erlebten Patientinnen die Anwaltschaft als empowernd. Dies traf jedoch nur zu, wenn sie von den Pflegenden als von vorübergehender Natur akzeptiert wurde, das heißt, wenn sie von Respekt getragen war und die ausgehandelten Aufgaben berücksichtigt wurden. (...) Patientinnen erlebten Advocacy in folgenden Situationen als empowernd: im Umgang mit Behörden, (...) bei Kontakten zu Ärztinnen, (...) bei der Assistenz von festzulegenden Gesundheitszielen, bei der Wahrung von Schutzbedürfnissen gegenüber ihren Angehörigen. (...)

Zu Wissens- und Fähigkeitsentwicklung

Informationen sind wichtig, um darauf basierend, Entscheidungen treffen zu können. Pflegende nutzen verschiedene Strategien der Beratung in unterschiedlichen Bereichen:

- Sie führten Informationsgespräche und besorgten geschriebene Informationen.
- Sie praktizierten Rollenmodellierung im Sinne von Handlungsorientierung.
- Sie schafften Sicherheit vermittelnde Situationen, in denen neue Fähigkeiten erprobt werden konnten.

Patientinnen erlebten Beratung zu Wissens- und Fähigkeitsentwicklung dann als hilfreich, wenn sie mit neuen Situationen konfrontiert waren, in denen das Wissen, das Verstehen oder die Handlungsmöglichkeiten als begrenzt erlebt wurden. (...) Patientinnen sprachen über die Bedeutung von Unterstützung und positiver Verstärkung zur Selbstversicherung und um sich besser fühlen können. (...)

Zur Persönlichkeitsentwicklung (Capacity building)

Hierunter wird verstanden, den Patientinnen zu helfen, ihre eigenen Ziele, Ressourcen und Kompetenzen zu identifizieren. (...) Mit den Ergebnissen dieser Studie ließen sich drei Kategorien des Empowerment aus der Perspektive der Pflegenden explorieren (...):

1. **Veränderungen des Selbst**: Die Veränderungen des Selbst beinhalten mehr Selbstsicherheit und Selbstbewusstsein, um die eigene Haltung zu finden und ihr volles Potenzial zu entwickeln; mehr Kreativität, Energie und einen erhöhten Willen zum Risiko.
2. **Veränderungen in den Beziehungen zu anderen**: Die Patientinnen entwickelten ein gesundes statt ein blindes Vertrauen in Professionelle. Sie übernahmen mehr Selbstverantwortung, und die Beziehungen zu den Professionellen entwickelten sich eher partnerschaftlich.

3. **Veränderungen im Verhalten**: Die Patientinnen waren in der Lage, vermehrt gesundheitsfördernde Entscheidungen für sich und die Familie zu treffen. Mit zunehmendem Wissen fällten sie adäquatere Entscheidungen und entwickelten weitere Bewältigungsfähigkeiten.

Die befragten Patientinnen zeigten eine ähnliche Perspektive. Sie fühlten sich fähig, Gefühle und Gedanken auszudrücken, sie erlebten sich als durchsetzungsfähiger und betonten eine größere Konfliktbereitschaft und sie entwickelten eine positivere Perspektive auf Situationen. Die Kommunikation mit den Pflegenden förderte das Wachstum und die Fähigkeit, eigene Gefühle zu akzeptieren, sie waren in der Lage, selbst initiativ zu werden. (vgl. Falk-Rafael 2001, S. 10 ff)

Empowern in der pflegerischen Beratungsbeziehung

(...) Zu Beginn der Krankheitsverlaufskurve verfügen chronisch Kranke und ihre Angehörigen nur über wenig Wissen zur Krankheit und haben oft nur vage Vorstellungen über die Auswirkungen auf die Arbeitslinien Alltag und die Biografie entwickelt. (...)

1. Phase: Bonding

Hier geht es um die Beziehungsherstellung. Die Pflegende sollte einerseits die Expertin und andererseits die Insiderin sein. In der Insiderrolle geht es darum, die Klientinnen als Individuum wahrzunehmen, für sie da zu sein, sich zu sorgen, sich zu kümmern. (...) In der Expertinnenrolle geht es darum, (...) erst einmal sachliche Informationen zu geben, um überhaupt eine erste Orientierung über die Krankheit und den potenziellen Verlauf zu erhalten. In dieser Phase ist es (...) auch wichtig, das Vertrauen aufzubauen und Advocacyfunktion zu übernehmen.

2. Phase: Working

(...) Die Klientinnen wünschen das Erleben von Kontinuität und Zuverlässigkeit, da es ihnen Sicherheit gibt. Sie können so anfangen, Neues zu denken und sich stärker zu fühlen. (...) Sie wissen mehr über ihre Stärken und Schwächen. (...) Hier ließen sich auch die Kapazitätsentwicklung und die Entwicklung von Wissen und Fähigkeiten als empowernde Elemente (...) platzieren. (...)

3. Phase: Changing

(...) Viele Klientinnen erreichen es in dieser Phase selbst Insider-Expertinnen zu werden. Biografie und Alltag werden nun sukzessive selbstständiger und selbstverständlicher an die Bedarfe der Krankheitsverlaufskurve angepasst, da Wissen und Fähigkeiten weiterentwickelt werden konnten. Die Krankheit ist in den Alltag integriert und Normalität lässt sich auf neuem Niveau leben.

Hüper, Christa; Hellige, Barbara: *Professionelle Pflegeberatung und Gesundheitsförderung für chronisch Kranke* Mabuse, Wiesbaden, 2007, S. 154 ff.

2.1.3 | 4.4.6

Themenschwerpunkte

Psychisch veränderte und verwirrte Menschen pflegen	2.1.3
Nähe und Distanz	4.4.6

Kompetenzen

- Sie sind für das Anderssein und für die Lebenssituation psychisch veränderter Menschen sensibilisiert und finden Zugangsmöglichkeiten zu deren innerer Welt.
- Sie tarieren Nähe und Distanz in professionellen Beziehungen zu psychisch veränderten Menschen aus. Sie gestalten Situationen, in denen sich psychisch veränderte Menschen herausfordernd verhalten, mit.
- Sie reflektieren pflegerische Handlungsweisen und innere Haltungen der Pflegenden in der Psychiatrie.

„Sie schrie sofort rum, wenn ihr etwas nicht passte."

Der Lernende Fabian aus dem 5. Semester schreibt in seinen Praktikumsbericht:

Berufliche Handlungssituation

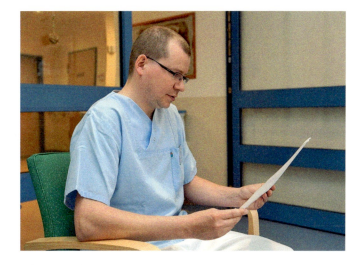

„In meinem Einsatz in der Psychiatrie erlebte ich etwas Unglaubliches mit einer Patientin. Die 26-jährige Frau Abicht kam auf Druck ihrer Betreuerin wegen ihrer paranoiden Schizophrenie zu uns auf die geschützte Station. Am Anfang stand ein Vergiftungswahn im Vordergrund. Frau Abicht verweigerte die Nahrungsaufnahme auf Grund der Angst, jemand könne sie vergiften. Außerdem konnte sie alltägliche Gegenstände nicht berühren. Sie fasste diese nur mit zwei Fingern an – z. B. ihre eigenen getragenen Wäschestücke. Frau Abicht bekam deshalb Fluxanol i.m., wobei es sehr schwierig war, ihr die Injektion zu verabreichen. Manchmal gingen sechs Pflegekräfte zur Injektion mit.

Frau Abicht verhielt sich z. T. wie ein Kleinkind, hatte Schwierigkeiten, Regeln einzuhalten und schrie sofort rum, wenn ihr etwas nicht passte – z. B. wenn sie nicht zum Rauchen gehen konnte, wie sie wollte oder kein männlicher Pfleger mit ihr ging.

Manchmal wurde sie dann richtig aggressiv. Immer wieder arbeitete das Pflegepersonal darauf hin, dass Frau Abicht die Regeln einhalten solle. Sie wurde ständig reglementiert. Mir erklärte ein Pfleger das so, dass Frau Abicht neue Strukturen lernen solle.

Das eigentlich Unglaubliche war, dass Frau Abicht einen Liebeswahn hatte, den sie auf das männliche Personal – auch auf mich – projizierte. Einmal schrieb sie mir einen richtigen „Liebesbrief". Sie ließ dann keine Gelegenheit aus, sich mir zu nähern. Sie zog sich sogar einmal vor mir im Bad aus und freute sich, dass ich sie nackt sehen würde. Ich wusste nicht, wie ich damit umgehen sollte. Ein Kollege riet mir, erst einmal Abstand zu halten. Ich fand es unglaublich, in ihren Liebeswahn „eingebaut" zu sein und machte mir viele Gedanken über Frau Abicht."

Arbeitsaufträge

1 a Stellen Sie sich vor, Sie begegnen Frau Abicht in den verschiedenen Situationen. Notieren Sie in Einzelarbeit, welche Gedanken und Gefühle Ihnen dabei durch den Kopf gehen würden.

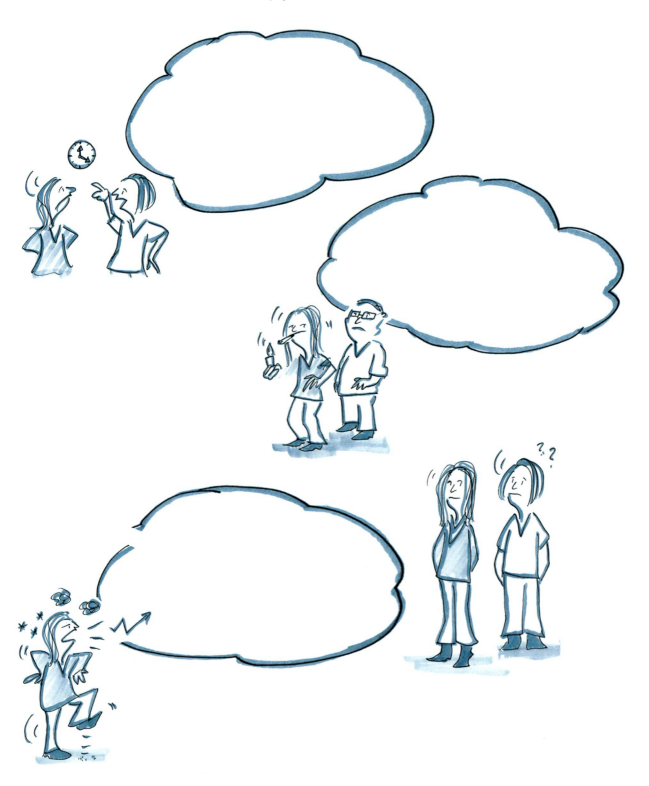

b Tauschen Sie sich in Kleingruppen über folgende Fragen aus:
- Welche Situationen finden Sie am problematischsten und warum?
- Welche Situationen sind nicht so schwierig? Woran liegt das?

c Recherchieren Sie im Fachbuch und im Internet nach weiteren Erklärungs-
möglichkeiten zu den Phänomenen und stellen Sie diese Ihren Ergebnissen aus
Arbeitsauftrag 2b gegenüber. Befragen Sie ggf. auch Experten dazu. Korrigieren
und ergänzen Sie Ihre Notizen in Arbeitsauftrag 2b.

d Stellen Sie im Plenum im Wechsel ein Phänomen mit den Erklärungsansätzen
vor und diskutieren Sie die Ergebnisse.

3 Der Lernende Fabian erzählt, dass Frau Abicht auf „Druck ihrer Betreuerin" auf
die „geschützte" psychiatrische Station eingewiesen wurde.
a Überlegen und notieren Sie in Einzelarbeit, was Fabian wohl damit meinen
könnte.

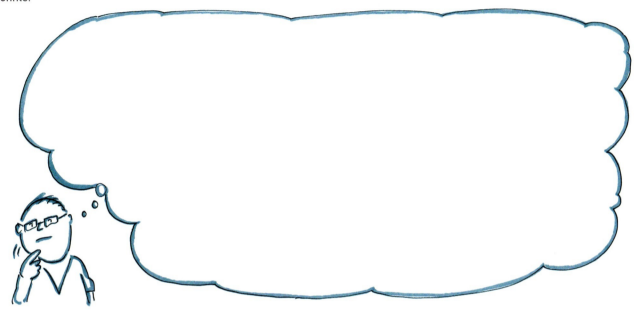

b Bearbeiten Sie folgende Fragen mit Hilfe des |Fachbuches und des Internets: Fachbuch **2** | S. 400
- Welche gesetzliche Grundlage regelt eine Einweisung in die Psychiatrie?
  Suchen Sie die für Ihr Bundesland zutreffende Regelung.
- Was wird in diesem Gesetz geregelt?
- Unter welchen Voraussetzungen ist eine Zwangseinweisung nur möglich?

Bundesland	Geregelt wird	Voraussetzungen

c Diskutieren Sie in Kleingruppen darüber, warum die Betreuerin Frau Abicht vermutlich „unter Druck" einweisen ließ. Was muss geschehen sein?

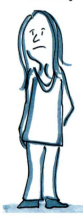
Einweisung

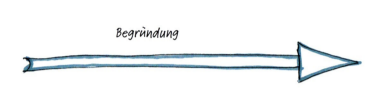
Begründung

d Überlegen Sie, was es für Frau Abicht vermutlich bedeutet, „auf Druck" auf die „geschützte Station" aufgenommen zu werden und was es für die Pflegenden bedeutet. Recherchieren Sie im Internet Berichte Betroffener, die einen Aufenthalt auf einer geschützten Station erlebt haben.

Bedeutung für Frau Abicht	Bedeutung für die Pflegenden

Rollenspiel | S. 240

Tauschen Sie sich in diesem Zusammenhang über die Veränderung der Bezeichnung „geschlossene Station" in „geschützte Station" aus.
e Sprechen Sie im Plenum über die Ergebnisse aus der Aufgabe, die Sie am meisten bewegt haben.

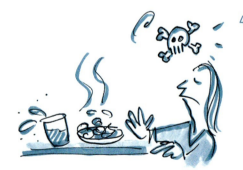

4 Der Lernende Fabian erzählt: „Frau Abicht verweigerte die Nahrungsaufnahme auf Grund der Angst, jemand könne sie vergiften."
a Stellen Sie im Plenum ein |Rollenspiel zur Szene dar.
- Verteilen Sie die Rollen: Fabian, Frau Abicht, zwei weitere Patientinnen am Tisch und fünf Lernende, welche die Rolle „Stimmen" einnehmen.
- Die fünf Lernenden überlegen sich jeweils einen bedrohlichen Satz, den Frau Abicht hören könnte.
- Spielszene: Fabian bringt das Essen für Frau Abicht, stellt es auf dem Tisch ab und unterhält sich mit ihr. Während er mit ihr spricht, dringen die Stimmen (also die Spielenden) an ihr Ohr. Sie sagen ihr z. B., dass sie vergiftet werden soll. Die Stimmen werden immer eindringlicher und lauter, während Fabian versucht, Frau Abicht zum Essen zu motivieren.
- Die übrigen Lernenden beobachten die Reaktionen der Spielenden und notieren die Veränderungen auf Moderationskarten, behalten diese jedoch noch an ihrem Platz.

„Sie schrie sofort rum, wenn ihr etwas nicht passte."

b   Reflektieren Sie das Rollenspiel im Plenum anhand folgender Fragen:
Frau Abicht:
- Wie haben Sie sich in der Rolle von Frau Abicht gefühlt?
- Welche Auswirkungen hatten die Stimmen auf Sie?
- Wie hat das Verhalten von Fabian auf Sie gewirkt?

Fabian:
- Wie haben Sie sich in der Rolle von Fabian gefühlt?
- Inwieweit konnten Sie sich in die Situation von „Frau Abicht" hineinversetzen?
- Welche Veränderungen haben Sie bei „Frau Abicht" wahrgenommen?
- Wie konnten Sie mit dieser Situation umgehen? Was war schwierig, was leicht?

Andere Patientinnen:
- Wie haben Sie sich in der Rolle der anderen Patientinnen gefühlt?
- Inwieweit konnten Sie sich in deren Situation hineinversetzen?
- Welche Veränderungen haben Sie bei sich wahrgenommen?
- Welche Veränderungen haben Sie bei „Frau Abicht" wahrgenommen?
- Welche Veränderungen haben Sie bei „Fabian" wahrgenommen?

c Stellen Sie die Ergebnisse der Reflexion aus Arbeitsauftrag 4b den Beobachtungen gegenüber, die Sie während des Rollenspiels auf den Moderationskarten notiert haben. Welche Gemeinsamkeiten und welche Unterschiede können Sie entdecken? Tauschen Sie sich über Auffälliges, Überraschendes und Irritierendes aus.

d Probieren Sie vor dem Hintergrund Ihrer Erkenntnisse aus Arbeitsauftrag 2 in einem weiteren Rollenspiel Handlungsalternativen aus, die Frau Abicht in der Szene eine Nahrungsaufnahme ermöglichen. Belassen Sie in der Rolle von Frau Abicht stets dieselbe Spielende und wechseln Sie die Spielenden „Fabian" so oft, wie Sie Handlungsalternativen ausprobieren möchten. Befragen Sie jeweils im Anschluss „Frau Abicht", wie die Handlungsweise auf sie gewirkt hat.

5 Der Lernende Fabian erhält von einem Pflegenden den Rat, er solle „erst einmal Abstand zu Frau Abicht halten".

a Überlegen Sie in Einzelarbeit, was das genau heißen und wie Fabian diesen Rat umsetzen könnte? Lesen Sie dazu im |Fachbuch das Kapitel zu Nähe und Distanz.

Fachbuch 3 | S. 691

b Tauschen Sie sich in Kleingruppen über Ihre Erfahrungen anhand folgender Fragen aus:
- In welchen Situationen nehmen Sie Abstand von einer Patientin?
- Warum machen Sie das?
- Welche Folgen hat Ihr Verhalten für die Betroffene?
- Welche Folgen hat das für Sie?
- Welche Haltungen haben Sie in diesem Zusammenhang bei Pflegenden schon beobachten können?
- Wie hat diese Haltung auf Sie gewirkt?
- Welche Haltung möchten Sie persönlich einnehmen?
- Was brauchen Sie noch dazu, damit Ihnen das gelingt?

c Stellen Sie Ihre Ergebnisse im Plenum vor und tauschen Sie sich darüber aus. Übertragen Sie wichtige Erkenntnisse auf den Umgang mit Frau Abicht.

Distanz	Bedeutung der Distanz für Frau Abicht	Bedeutung der Distanz für Professionelle/Fabian
Umgang/Beispiele		

6 Der Lernende Fabian erzählt: „Frau Abicht verhielt sich z. T. wie ein Kleinkind, hatte Schwierigkeiten, Regeln einzuhalten und schrie sofort rum, wenn ihr etwas nicht passte".

a Betrachten Sie noch einmal die Szenen in der Abbildung und überlegen Sie in Einzelarbeit: Wie würden Sie darauf reagieren? Was würden Sie Frau Abicht gern sagen, was würden Sie tun? Notieren Sie dies in die Abbildung.

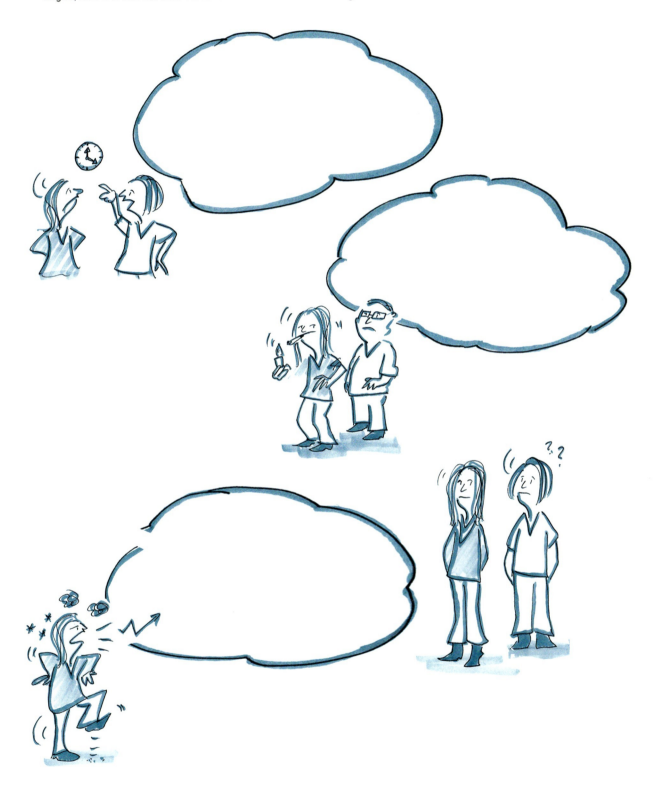

b Tauschen Sie sich in einer Kleingruppe über Ihre notierten Handlungsalternativen aus und halten Sie alle auf einem |Plakat fest.

Plakat | S. 240

c Sammeln Sie, warum die Pflegenden Frau Abicht zur Einhaltung der Regeln anhalten.

Pflegende: „Wir halten Frau Abicht zum Einhalten der Regeln an, weil ..."

d Bearbeiten Sie folgende Fragen. Recherchieren Sie dazu im Fachbuch und im Internet:
- Welchen Stellenwert haben Regeln und Strukturen für Menschen wie Frau Abicht?

- Wie sehen die einzuhaltenden Regeln vermutlich aus?

- Von welchen Bedingungen ist das Einhalten der Regeln für Frau Abicht abhängig?

- Welche Rolle spielt in diesem Zusammenhang das therapeutische Team? Wer hat in Bezug auf Regeln und Strukturen welche Aufgabe?

- Worin besteht genau das Ziel, das mit Frau Abicht erreicht werden könnte?

e Schätzen Sie im Plenum Ihre Handlungsalternativen aus Arbeitsauftrag 6 b ein, korrigieren oder ergänzen Sie sie ggf.

"Sie schrie sofort rum, wenn ihr etwas nicht passte."

7   Frau Abicht erhält auf Arztanordnung eine Ampulle Fluxanol, erzählt Fabian. Es war allerdings „sehr schwierig (...), ihr die Injektion zu verabreichen. Manchmal gingen sechs Pflegekräfte zur Injektion mit".

a   Bearbeiten Sie in Einzelarbeit nachfolgende Fragen mit Hilfe des Fachbuches und des Internets und halten Sie Ihre Erkenntnisse fest.
- Was ist Fluxanol? Wie wirkt das Medikament?
- Wann und wie wird es verabreicht?
- Welche Nebenwirkungen sind bekannt und welche pflegerischen Aufgaben leiten sich daraus ab?

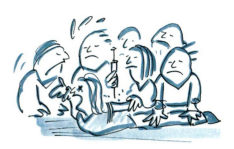

Fluxanol
Wirkung:

Indikation

Kontraindikation:

Applikationsart:

Nebenwirkungen	Pflegerische Intervention

b Tauschen Sie sich vor dem Hintergrund Ihres neu erworbenen Wissens über das Medikament im Plenum darüber aus, warum Frau Abicht vermutlich Fluxanol als i.m. Injektion erhält. Begründen Sie Ihre Aussage.

Frau Abicht erhält Fluxanol, weil:

c Stellen Sie sich die Szene der Injektion mit sechs Pflegekräften vor Ihrem inneren Auge vor. Verharren Sie für ca. 2 Minuten still in Ihrer Vorstellung.
d Reflektieren Sie im Plenum Ihre inneren Bilder anhand der folgenden Fragen:
- Was hat die Vorstellung bei Ihnen ausgelöst?
- Wie haben Sie sich das „Wehren" gegen die Injektion von Frau Abicht genau vorgestellt?
- Wie haben Sie sich das Verhalten der Pflegenden genau vorgestellt?
- Welche Gedanken und Gefühle hatten die Beteiligten vermutlich?
- Wie schätzen Sie das Verhalten der Pflegenden ein?
- Was wissen Sie über „Zwangsmedikation"? Lesen Sie hierzu ggf. noch einmal nach.
- Welche Konsequenzen leiten Sie aus der Situation ab? Wie könnte die Situation anders gestaltet werden?
- Welche ähnlichen Situationen haben Sie schon erlebt?

8 Fabian berichtet, dass sich Frau Abicht nackt vor ihm zeigt und seine Nähe bzw. die Nähe des männlichen Pflegepersonals sucht.
a Betrachten Sie noch einmal die Szene in der Abbildung und überlegen Sie in Einzelarbeit: Wie würden Sie darauf reagieren? Was würden Sie Frau Abicht gern sagen, was würden Sie tun? Notieren Sie dies in die Abbildung.

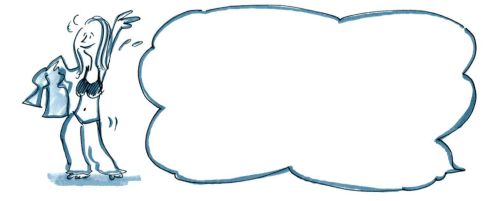

Rollenspiel | S. 240

b Erproben Sie im Plenum in |Rollenspielen Ihre notierten Handlungsalternativen. Während des Rollenspiels verbleibt „Frau Abicht" kontinuierlich in ihrer Rolle, während die Rolle von Fabian so oft wechselt, wie Sie Ihre Handlungsalternativen ausprobieren möchten.
c Reflektieren Sie jedes Rollenspiel anhand folgender Fragen:

Fabian:
- Wie ging es Dir mit Deiner Reaktion? Wie fühlst Du Dich jetzt?
- Was ist Dir leicht gefallen? Was schwer?
- Was hat sich verändert?

Frau Abicht:
- Wie wirkte das Verhalten von Fabian auf Dich?
- Wie fühlst Du Dich jetzt?
- Was machst Du jetzt?
- Was hat sich verändert?

„Sie schrie sofort rum, wenn ihr etwas nicht passte."

d Notieren Sie diejenigen Handlungsalternativen, die Ihnen in solchen Situationen sinnvoll erscheinen, in der Tabelle.

Reaktionen von Fabian	Wirkung auf Frau Abicht

9 Lesen Sie Ihre Fragen aus Arbeitsauftrag 1 und überprüfen Sie, ob sie beantwortet sind. Wenn nicht, handeln Sie in der Klasse eine Form der Auseinandersetzung damit aus.

Für die Pflegepraxis

10 Sprechen Sie zu Beginn Ihres Praktikums in einer psychiatrischen Einrichtung mit Ihrer Praxisanleiterin über Fragen, ggf. auch über Ängste, die sich aus der schulischen Auseinandersetzung für Sie ergeben haben.

11 Befragen Sie Pflegende in der psychiatrischen Einrichtung über Ihre Erfahrungen mit Zwangsmedikation und Fixierung sowie über die Umsetzung der gesetzlichen Vorgaben in diesem Zusammenhang.

12 a Erkunden Sie, wie Regeln und Strukturen im Therapieplan von Menschen in psychiatrischen Einrichtungen integriert sind und kommen Sie mit den Menschen über die Wirkung von Regeln und Strukturen ins Gespräch.
   b Nehmen Sie bewusst wahr, wie es Ihnen gelingt, diese Regeln im Sinne der Patientinnen um- bzw. durchzusetzen. Sprechen Sie mit Ihrer Praxisanleiterin über Ihre Erfahrungen.

13 Schreiben Sie in Form einer Tagebuchaufzeichnung, wie sich der Beziehungsaufbau zu einer von Ihnen ausgewählten Patientin entwickelt. Reflektieren Sie mit Ihrer Praxisanleiterin Ihren Lernprozess anhand folgender Fragen:
   - Wo habe ich mich sicher gefühlt? Wo unsicher?
   - Was muss ich zum Beziehungsaufbau zu Menschen, die an einer psychiatrischen Erkrankung leiden, noch lernen?

Weiterführende Literatur

FINZEN, ASMUS: *Medikamentenbehandlung bei psychischen Störungen*
Psychiatrie-Verlag, Bonn, 2004[14]

HENKE, FRIEDHELM: *Fixierungen in der Pflege - Rechtliche Aspekte und praktische Umsetzung* Kohlhammer, Stuttgart, 2006

www.kompetenznetz-schizophrenie.info
Auf der Seite des Kompetenznetz Schizophrenie finden Sie weitere Informationen sowohl für Betroffene als auch für medizinisch Geschulte.

Themenschwerpunkte

Ethische Herausforderungen für Pflegende	4.2.2
Pflegearbeit und Gesundheit	4.3.3
Bei der Infusions- und Transfusionstherapie mitwirken	1.4.5

Kompetenzen

- Sie handeln entsprechend Ihrer Rolle als Lernende, nehmen diese als Schutzraum wahr und gehen verantwortungsbewusst damit um.
- Sie positionieren sich zu bedenklichen Verhaltensweisen von Pflegenden. Sie treffen Entscheidungen gewissenhaft, wenn Sie ein solches Verhalten erleben.
- Sie beziehen fachliche und rechtliche Erfordernisse im Zusammenhang mit einer intravenösen Medikamentengabe in Ihre Handlungsentscheidungen ein.
- Ihnen sind die Besonderheiten des Arbeitens im Nachtdienst bewusst.

„Schwester Margot verschwand immer wieder."

Berufliche Handlungssituation

Der Lernende Lars aus dem 4. Semester erzählt einem Mitschüler von seiner letzten Nachtwache.

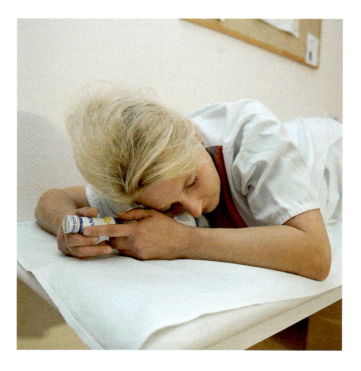

„Ich hatte meine letzte von vier Nächten wieder mit Schwester Margot. Irgendwie kam sie mir aber gestern Nacht gleich anders vor, obwohl ich nicht hätte sagen können, wieso. Die erste Runde lief wie immer, aber danach verschwand Margot immer wieder ohne Erklärung. Als es Zeit für die i.v. Antibiotika wurde, war Margot wieder nicht da. Also habe ich die Antibiotika fertig gemacht und suchte dann Margot, weil wir Schüler die Infusionen ja nicht anhängen dürfen. Ich fand sie schlafend im Untersuchungszimmer auf der Liege. Ich wunderte mich, warum sie nicht gesagt hatte, dass es ihr nicht gut geht. Ich ging zu ihr, um zu sehen, was eigentlich mit ihr los war. Als ich sie an der Schulter rüttelte, roch ich ihre Alkoholfahne. Erst dachte ich: Das kann doch nicht sein, also beugte ich mich noch näher zu ihr runter. Aber ich hatte mich nicht getäuscht, sie roch eindeutig nach Alkohol. Ich rüttelte weiter, aber außer einem Grunzen bekam ich keine Reaktion.

Also ging ich erst mal die Antibiotika anhängen, weil die schon längst überfällig waren.

Den Rest der Schicht habe ich alles so gemacht wie in den Nächten zuvor. Es lief ganz gut.

Dann kam der Frühdienst. Die fragten mich, wo ich denn Schwester Margot gelassen hätte. Eigentlich wollte ich das gar nicht sagen, aber dann erzählte ich es doch. Die Stationsschwester sah mich ungläubig an. Nachdem sie sich davon überzeugt hatte, dass ich keine Märchen erzählte, kam sie total wütend zurück. Zuerst wollte sie wissen, wie lange Schwester Margot schon schlief, und als ich erzählte, wie es gewesen war, ging es erst richtig los. „Wieso hast du niemanden dazu geholt? Wie kommst du dazu, eigenmächtig Tätigkeiten zu übernehmen? Hast du mal dran gedacht, was alles hätte passieren können?" Ich war wie vor den Kopf geschlagen! Ich hatte mich doch so wacker geschlagen und alles richtig gemacht. Warum ließ sie ihren Ärger an mir aus und nicht an Margot? Was hätte ich denn tun sollen?"

Arbeitsaufträge

1 a Lars fragt: „Was hätte ich denn tun sollen?"
   Notieren Sie in Einzelarbeit, was Sie Lars spontan antworten würden.

   b Versetzen Sie sich in Einzelarbeit in die Rollen der beteiligten Personen in den
   einzelnen Szenen der Handlungssituation und notieren Sie vermutliche Gedanken
   und Gefühle der Beteiligten sowie mögliche Erklärungen für ihr Verhalten.

   Gedanken/Gefühle

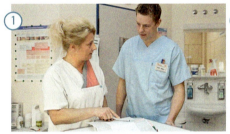 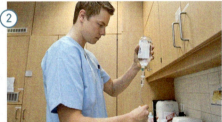 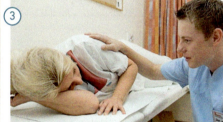

   Erklärung

   Gedanken/Gefühle

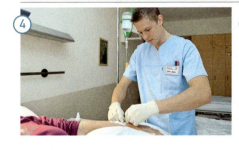 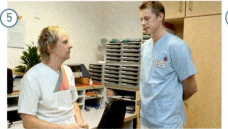 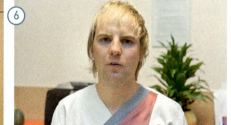

   Erklärung

c Tauschen Sie sich in Kleingruppen anhand folgender Fragen über Ihre Notizen aus:
- Welche Gemeinsamkeiten, Unterschiede und Widersprüche gibt es in Ihren Notizen?
- Welche Erklärungen für das Verhalten von Lars, der Pflegenden Margot und der Stationsleitung haben Sie notiert?
- Welche Erwartungen stellt Lars vermutlich an sich selbst?
- Welche Erwartungen stellen vermutlich die anderen Beteiligten an Lars?
- Welche Fragen ergeben sich aus den in Arbeitsauftrag b formulierten Gedanken und Gefühlen für Sie?

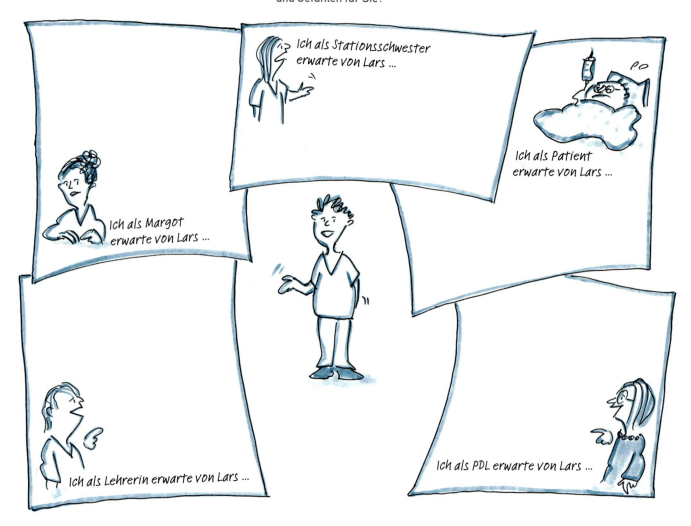

▶ Im Folgenden finden Sie Aufgaben zu einigen Aspekten, die Sie bisher identifiziert haben, andere können Sie in selbst gewählter Weise bearbeiten.

2 Lars möchte sich vermutlich |loyal gegenüber der Pflegenden Margot verhalten.
  a Tauschen Sie sich in Kleingruppen über folgende Fragen aus:
  - Haben Sie selbst Situationen erlebt, die Fragen an Ihre Loyalität gestellt haben?
  - Worin kam Ihr Loyalitätskonflikt genau zum Ausdruck? Welche Werte/Überzeugungen standen im Widerspruch?
  - Wie haben Sie sich in diesen Situationen verhalten? Haben Sie sich loyal verhalten oder nicht?
  - Wovon war Ihr Verhalten abhängig?
  - Welche Erklärungen/Motive hatten Sie dafür?
  - Worin kommt der Loyalitätskonflikt von Lars genau zum Ausdruck? Welche Werte/Überzeugungen stehen in seiner Situation im Widerspruch?
  - Wie schätzen Sie das Verhalten von Lars ein?
  b Fassen Sie das Wichtigste Ihrer Diskussion in wenigen Sätzen zusammen, stellen Sie das Ergebnis im Plenum zur Diskussion.

loyal
anständig; treu jemandem gegenüber

"Schwester Margot verschwand immer wieder."

3 Lars hängt unbeaufsichtigt Infusionen an, „weil die schon längst überfällig waren". Die Stationsleitung fragt ihn daraufhin, „wie er dazu kommt, eigenmächtig Tätigkeiten zu übernehmen".

   a Lesen Sie noch einmal in Einzelarbeit, welche Gefühle und Gedanken und welche Erklärungen für das Verhalten der Beteiligten Sie in den Szenen 4 und 6 von Arbeitsauftrag 1 b notiert haben.

   b Tauschen Sie sich in Kleingruppen über folgende Fragen aus:
- Haben Sie Situationen erlebt, in denen Sie selbst oder andere Lernende Tätigkeiten übernommen haben, die nicht in ihr Aufgabengebiet fielen?
- Welche Tätigkeiten wurden übernommen? Wie kam es dazu?
- Wie haben andere Mitarbeitende darauf reagiert?
- Wo sehen Sie Parallelen zu Lars?

   c Halten Sie die Art der Tätigkeit und die Situation in Stichworten auf Flipchartbögen in Form einer Tabelle fest und hängen Sie sie im Klassenraum auf. Lesen Sie die Ergebnisse der anderen Gruppen.

Art der Tätigkeit, die übernommen wurde	Situation

   d Diskutieren Sie im Plenum:
- Wer legt Ihrer Erfahrung nach fest, welche Tätigkeiten von Lernenden übernommen werden dürfen und welche nicht?
- Wie wurden Sie bisher über diese Festlegungen informiert?

   e Informieren Sie sich in Einzelarbeit im |Fachbuch über die rechtlichen Bestimmungen zur Übernahme von Tätigkeiten durch Lernende.

Fachbuch **3** | S. 289

   f Sammeln Sie in Kleingruppen, was Lars wissen und können muss, um eine Infusion zu verabreichen. Vervollständigen Sie Ihre Aufzählung mit Hilfe des |Fachbuchs.

Fachbuch **1** | S. 782

Wissen	Können

g Schätzen Sie in Einzelarbeit auf Grund Ihrer Erkenntnisse die Übernahme der Infusionsvorbereitung und -verabreichung durch Lars ein und begründen Sie Ihre Position im Plenum.

Meine Einschätzung von Lars' Handeln:

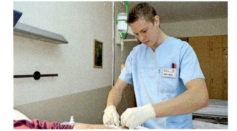

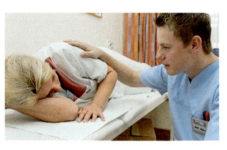

Fachbuch 2 | S. 347

4 Als Lars Margot an der Schulter rüttelte, roch er ihre „Alkoholfahne".
a Lesen Sie noch einmal in Einzelarbeit die Gedanken und Gefühle, die Sie für die Pflegende Margot in Szene 3 von Arbeitsauftrag 1 b notiert haben und die entsprechenden Erklärungen für Margots Verhaltensweise. Möglicherweise haben Sie vermutet, dass die Pflegende Margot alkoholkrank ist.
b Diskutieren Sie in Partnerarbeit:
- Worauf gründet sich diese Vermutung?
- Welche Aspekte der Handlungssituation weisen darauf hin?
- Welche Zeichen können darüber hinaus auf eine Alkoholkrankheit hindeuten?
c Überprüfen und ergänzen Sie Ihr Wissen anhand des |Fachbuchs.

Beobachtbare Anzeichen einer Alkoholkrankheit:

d Tauschen Sie sich im Plenum darüber aus, wie Sie das Verhalten der Pflegenden Margot einschätzen.

5 In der Handlungssituation bleibt offen, wie sich die Stationsleitende und die Mitarbeiter weiter gegenüber Schwester Margot verhalten.

Fachbuch 3 | S. 240

a Informieren Sie sich in Kleingruppen mit Hilfe des |Fachbuchs und des Internets darüber, wie ein Betrieb mit Mitarbeitenden umgehen kann, deren Verhalten auf eine Suchtproblematik hinweist. Bearbeiten Sie dazu folgende Fragen:
- Was muss der Betrieb tun?
- Welche rechtlichen Schritte darf er gehen?
- Welche Hilfen sollte er bieten?
- Was darf der Betrieb nicht tun?
- Darf sich der Betrieb in das Leben der Mitarbeitenden einmischen?

Plakat | S. 240

b Erstellen Sie ein |Plakat, das die Mitarbeitenden Ihres Krankenhauses auf den Umgang mit Kollegen hinweist, bei denen eine Suchtproblematik vermutet wird, oder eines, das den Betroffenen Mut macht, Hilfe zu suchen.
c Hängen Sie die Plakate im Klassenraum auf und prämieren Sie das ansprechendste.

6 Lars hat Nachtdienst.
   a Erinnern Sie sich an Ihre letzte Nachtwache. Vergegenwärtigen Sie sich den Ablauf des Nachtdienstes und tragen Sie in Einzelarbeit auf der Zeitschiene die jeweiligen Tätigkeiten ein, die Sie durchgeführt haben.

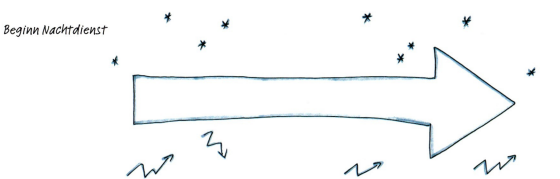

   b Notieren Sie über der Zeitschiene Ihre positiven und unter der Zeitschiene Ihre negativen Gedanken und Gefühle in Bezug auf den zeitlichen Ablauf und Ihre Tätigkeiten.
   c Tauschen Sie sich in Partnerarbeit über Ihre Erfahrungen aus und identifizieren Sie gemeinsam Besonderheiten des Nachtdienstes.

Besonderheiten des Nachtdienstes:

   d Übertragen Sie diese Besonderheiten auf Moderationskarten und |clustern Sie Ihre Karten im Plenum. clustern | S. 235
   e Tauschen Sie sich darüber aus, was Sie tun können, um den besonderen Anforderungen des Nachtdienstes zu begegnen.

7 Betrachten Sie nun in Einzelarbeit noch einmal Ihre Notizen in Arbeitsauftrag 1a.
   a Notieren Sie in Einzelarbeit, was Sie Lars jetzt antworten würden. Formulieren Sie konkrete Handlungsalternativen.

Du könntest: Du könntest:

b Tauschen Sie sich im Plenum über Ihre Handlungsalternativen – auch deren Vor- und Nachteile – aus.

Für die Pflegepraxis

8 Beobachten Sie sich während eines Dienstes in Ihrer Rolle als Lernende im Pflegealltag.
- Wodurch zeichnet sich diese Rolle aus?
- Welche Erwartungen werden an Sie gestellt?
- Wie werden Sie diesen Erwartungen gerecht?
- Mit welchen anderen Erwartungen geraten Sie in Konflikt?
- Sprechen Sie mit Ihrer Praxisanleiterin darüber.

9 Befragen Sie in Ihrer Einrichtung den Betriebsarzt, den Betriebsrat, leitende Personen und – soweit vorhanden – die Suchtberatung zum konkreten Umgang mit suchterkrankten Mitarbeiterinnen bzw. dem Verdacht darauf. Notieren Sie die Ergebnisse und stellen Sie diese in der Schule vor.

10 Führen Sie während des Einsatzes im Nachtdienst ein Tagebuch und halten Sie darin die Besonderheiten fest. Sprechen Sie mit Ihrer Praxisanleiterin darüber. Befragen Sie Pflegende, die häufig nachts arbeiten, welche besonderen Anforderungen der Nachtdienst an sie stellt und wie sie damit umgehen. Berichten Sie darüber in der Schule.

Weiterführende Literatur

BKK-Bundesverband (Hrsg.): *Besser leben mit Schichtarbeit*, Essen 2006[7] (zu beziehen über www.bkk.de)

Deutsche Hauptstelle für Suchtfragen (DHS): *Alkohol – Eine Basisinformation zum Thema Alkohol* Hamm, 2003

MÄULEN, BERNHARD: *Sucht in helfenden Berufen. Abhängigkeitserkrankungen bei Krankenpflegekräften und Ärzten.*
Onlineartikel unter: www.aerztegesundheit.de/sucht1.htm

WILHELM, MATTHIAS; SCHMIDT, DITA; TEIGELER, BRIGITTE: „Schwerpunktthema Gesundheitsrisiko Schichtdienst" in: *Die Schwester/Der Pfleger* 04/08, S. 308 – 318

 www.dhs.de
Hier finden Sie weitere Informationen zum Bestellen und Downloaden zum Thema Sucht.

www.aerztegesundheit.de
▶ Infos
▶ Sucht
Informationen zu Prävalenz, Therapiemöglichkeiten und Umgang mit Betroffenen

Themenschwerpunkte

Tumorkranke Menschen pflegen	2.1.6
Mit Humor arbeiten	4.3.4
Angst, Aggression und Abwehr	4.4.2

Kompetenzen

- Sie reflektieren Ihre Gefühle und inneren Bilder, die der Gedanke an eine onkologische Kinderstation bei Ihnen auslöst.
- Sie unterscheiden Formen einer Leukämie und sind sich über die jeweiligen Chancen und Grenzen chemotherapeutischer Interventionen bewusst.
- Sie leisten phänomenbezogene Unterstützung bei Kindern mit Leukämie und begleiten sie bei der Umsetzung pflegerischer Richtlinien im Zusammenhang mit einer Chemotherapie.
- Sie reflektieren Ihre Rolle in der Beziehung zu Kindern mit einer Leukämie und begleiten sie individuell im Spannungsfeld von Lebensfreude und Todesangst.
- Sie reflektieren selbst erlebte Schlüsselsituationen und identifizieren das, was Sie dabei gelernt haben.

„Wo ist denn bloß deine Bürste?"

Berufliche Handlungssituation

Barbara, eine erfahrene Kinderkrankenpflegerin, berichtet über ein Erlebnis, das sie am Ende ihrer Ausbildung auf einer onkologischen Kinderstation hatte …

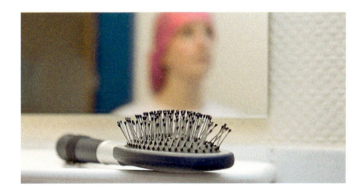

„Mir war nicht wohl bei dem Gedanken, dass ich drei Monate auf der Onkologie bleiben müsste. Was würde mich dort erwarten? Schwerkranke Kinder, Tränen von Kindern und Eltern, Schmerzen, Chemotherapie, Infusionen und noch mal Infusionen und die Fragen der Kinder. Meine Mitschülerinnen hatten mir eigentlich nur Gutes erzählt: „Tolles Team … tolle Stimmung" und so.

Na ja, die ersten Wochen waren dann auch angenehm und lehrreich. Ich hatte mich an die Kinder gewöhnt und so langsam bekam ich Routine im stationären Ablauf. Trotzdem ist mir dann doch ein Patzer unterlaufen, der mir bis heute in Erinnerung geblieben ist.

Ich war unter anderem für die 13-jährige Simone zuständig. Sie war an einer Akuten lymphoblastischen Leukämie (ALL) erkrankt und schon das zweite Mal für einige Wochen im Krankenhaus, da die erste Chemotherapie nicht erfolgreich gewesen war. Simone wollte so gern wieder nach Hause. Aber ihre Leukos wollten einfach nicht steigen. Wenn sie dann auch noch Fieber bekam, war sie ziemlich schlecht drauf und fragte sich, ob das überhaupt noch was mit ihr werden würde.

Eines Morgens kam ich ins Zimmer und half ihr frohen Mutes bei der Körperpflege. Wir erzählten die ganze Zeit. Schließlich reichte ich ihr das Mundpflegeset und suchte ihre Bürste. Schwungvoll fragte ich sie, ohne mich dabei umzudrehen: „Wo ist denn bloß deine Bürste?" Ich hörte nur ein Lachen und drehte mich um. Simone schaute mich grinsend an und fragte: „Welche Haare sollte ich denn bitte schön bürsten?" Sie hatte kein einziges Haar auf dem Kopf. Schon bei der ersten Chemotherapie hatte sie ihre Haare komplett verloren. Natürlich wusste ich das, und es war ja auch nicht zu übersehen. Aber zu meinem routinierten Ablaufplan gehörte eben auch das Haare bürsten. Ich merkte, wie mir die Röte ins Gesicht schoss. Umso beeindruckender fand ich, dass Simone es auf die leichte Schulter nahm, denn sie sagte zu mir: „Ach Barbara, ist doch nicht so schlimm, mach dir nichts draus!" Dann lief Sie lachend aus dem Zimmer, um es den anderen Kindern und Pflegenden zu erzählen."

⤵ Der Krebs kann gemalt, aus Pappe ausgeschnitten oder ein Imitat aus Plastik sein.

Arbeitsaufträge

1 Bilden Sie im Plenum einen Halbkreis um einen Stuhl auf dem ein *Krebs* liegt. Er soll das Thema „Krebs bei Kindern" symbolisieren

a Gehen Sie nun in folgenden Schritten vor:
Versetzen Sie sich in die Lage von Barbara. Stellen Sie sich vor, Sie erfahren, dass Sie in Ihrem nächsten Praxiseinsatz für drei Monate auf einer onkologischen Kinderstation arbeiten werden. Probieren Sie für sich allein eine Körperhaltung aus, die Sie an Stelle Barbaras einnehmen würden.
Fünf von Ihnen treten nacheinander aus dem Halbkreis heraus in die Nähe des Stuhls. Bevor Sie in Ihrer Haltung als Barbara verharren, überlegen Sie sich noch, in welchem Abstand sie zum Stuhl und damit zum Thema „Krebs bei Kindern" stehen wollen. Wichtig ist dabei, dass die anderen Lernenden Sie gut beobachten können. Die Spielleiterin geht jetzt von einer zur anderen, legt Ihnen nacheinander die Hand auf die Schulter und fragt kurz, was Sie in Ihrer Haltung gerade denken bzw. fühlen und warum Sie diesen Abstand zum Stuhl gewählt haben.
Danach lösen Sie nacheinander Ihre Haltung auf und treten in den Halbkreis zurück. Die nächsten fünf Lernenden zeigen ihre Haltungen. Auch sie werden dazu aufgefordert, ihre Gedanken oder Gefühle, die sie in ihrer Haltung haben, laut auszusprechen. Der Vorgang wiederholt sich, bis alle Lernenden ihre Haltung gezeigt haben.

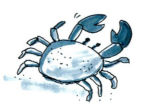
Ich sehe, denke und fühle ...

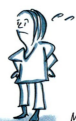
Meine Erfahrungen dazu sind ...

b Fassen Sie jetzt in Einzelarbeit Ihre eigenen Gefühle, inneren Bilder und Erfahrungen zusammen.
c Tauschen Sie sich in Kleingruppen über die Übung und die Ergebnisse der Einzelarbeit aus.
d Überlegen Sie abschließend gemeinsam im Plenum, wie Ihre Gefühle und inneren Bilder Ihren Umgang mit Kindern wie Simone möglicherweise beeinflussen oder leiten könnten.

2 Simone könnte eines der „Onko-Kids" sein, die in dem Lied von den Chemomäusen in Material 1 beschrieben werden.
a Lesen Sie das Lied und tauschen Sie sich in Partnerarbeit darüber aus, wie es auf Sie persönlich wirkt.
b Sammeln Sie, was Sie im Lied und in der Handlungssituation über die Abläufe und diagnostischen Verfahren auf einer onkologisch-hämatologischen Kinderstation erfahren.

Abläufe und diagnostische Verfahren auf einer onkologisch-hämatologischen Kinderstation

c Malen Sie in Partnerarbeit in selbst gewählter Weise ein mindestens A3-formatiges |Stimmungsbild, das Ihre Vorstellungen über das Erleben der Kinder zum Ausdruck bringt, die auf einer onkologisch-hämatologischen Kinderstation chemotherapeutisch behandelt werden.
Stimmungsbild | S. 242

d Stellen Sie sich Ihre Bilder im Plenum gegenseitig vor und kommen Sie darüber ins Gespräch.

3 Simone war an einer akuten lymphoblastischen Leukämie (ALL) erkrankt.
   a Tragen Sie in Kleingruppen in einer |Mindmap Ihr Wissen über diese onkologisch-hämatologische Erkrankung zusammen.
Mindmap | S. 239

Akute lymphoblastische Leukämie (ALL)

onkologisch-hämatologische Erkrankungen

Fachbuch 2 | S. 250

b   Ergänzen Sie weitere Erkrankungen, unter denen die „Onko-Kids" aus Material 1 leiden könnten (Arbeiten Sie zunächst mit einem Bleistift).
c   Informieren Sie sich anschließend über onkologisch-hämatologische Erkrankungen im |Fachbuch und im Internet.
d   Verändern bzw. erweitern Sie Ihre Mindmap entsprechend der Erkenntnisse, die Sie im Fachbuch gewonnen haben.
e   Tauschen Sie sich über offene Fragen im Plenum aus.

4   Barbara fragt sich, was sie in ihrem Einsatz auf der onkologischen Kinderstation wohl erwarten wird und sie glaubt, dass auch die Kinder dort Fragen haben werden.
a   Sammeln Sie in Kleingruppen Fragen, die die Kinder (und ggf. die Bezugspersonen) Barbara auf der onkologisch-hämatologischen Abteilung zu Beginn und im Verlauf einer Behandlung stellen könnten. (Leiten Sie diese ggf. aus der Handlungssituation und dem Liedtext in Material 1 ab.) Überlegen Sie dann, welche dieser Fragen u. U. Simone und ihre Bezugspersonen besonders interessieren könnten.

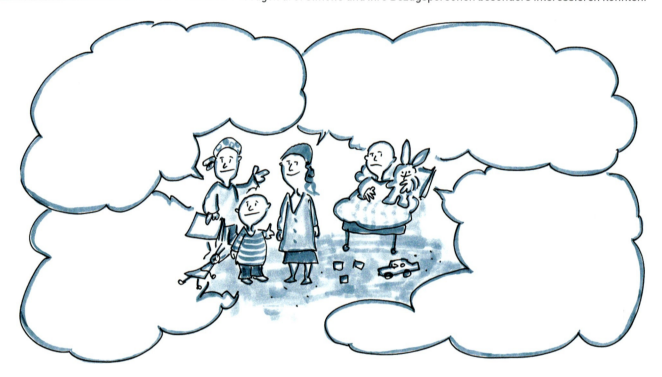

b   Unterscheiden Sie die Fragen, die Sie beantworten können von denen, die Sie nicht beantworten können.
c   Recherchieren Sie nach den fehlenden Antworten im Fachbuch, verteilen Sie ggf. Arbeitsaufträge innerhalb der Kleingruppe.

Plakat | S. 240

d   Erstellen Sie nun ein für Kinder (und ggf. Laien) verständliches und anschauliches |Plakat zur akuten lymphoblastischen Leukämie. Verwenden Sie dabei auch symbolische Darstellungen. Orientieren Sie sich inhaltlich an folgenden Aspekten: Aufbau und Funktion von Knochenmark und Blut, Pathophysiologie und Krankheitszeichen, Diagnostik, andere Formen der Leukämie, Kriterien für die Erstellung eines Behandlungsplans, Intensität der Behandlung.
e   Stellen Sie sich Ihre Plakate gegenseitig im Plenum vor. Sprechen Sie so, dass Kinder (und ggf. Laien) Sie verstehen können.

5 Simone ist jetzt schon das zweite Mal im Krankenhaus, da die erste Chemotherapie nicht erfolgreich gewesen ist und „ihre Leukos" – nach der zweiten Chemotherapie – „einfach nicht steigen" wollen.
   a Überlegen Sie in Kleingruppen, was das bedeuten könnte.
   b Beschreiben Sie in der folgenden Skizze die Phasen eines idealtypischen Verlaufs bei einer akuten lymphoblastischen Leukämie. Folgende Fragen können Sie dabei leiten:
   - Welche Krankheitsphasen kann ein Kind mit einer akuten lymphoblastischen Leukämie durchlaufen, das therapiert wird?
   - Was wird an Kindern während der Therapie ggf. untersucht/kontrolliert?
   - In welcher Phase befindet sich Simone gerade?
   - Wie geht es vermutlich mit ihr weiter?

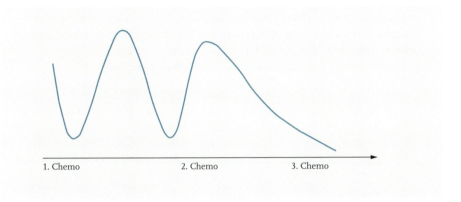

   c Sammeln Sie im Plenum offene Fragen, die sich aus Arbeitsauftrag 4 und 5 ergeben haben und stellen Sie diese einer Expertin, die Sie in Ihren Unterricht einladen.

6 Barbara berichtet in der Handlungssituation über einige psychische und körperliche Phänomene, die sie an Simone wahrnimmt.
   a Sammeln Sie diese Phänomene in Partnerarbeit in der Abbildung.

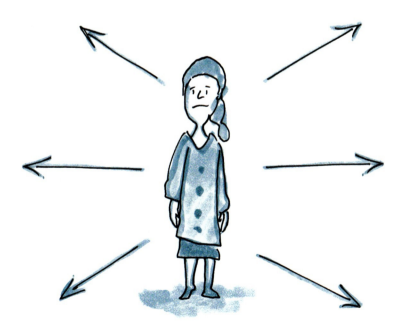

b Lesen Sie das Gedicht in Material 2 und tauschen Sie sich darüber aus, was Sie dazu denken und fühlen.

c Sammeln Sie aus dem Gedicht und aus dem Fachbuch weitere Phänomene, die Sie an Kindern, die chemotherapeutisch behandelt und ggf. bestrahlt werden, wahrnehmen können bzw. die von Kindern selbst benannt werden. Ergänzen Sie die obige Abbildung.

d Zeichnen Sie die Phänomene symbolisch in die oben skizzierte Verlaufskurve ein.

e Tauschen Sie sich darüber aus, welche Phänomene in welcher Phase im Vordergrund stehen, welche die Kinder belasten und welchen Sie mit pflegerischen Angeboten begegnen können und müssen.

f Recherchieren Sie gemäß Ihrer Erkenntnisse, wie Kinder mit einer Akuten lymphoblastischen Leukämie und nach Chemotherapie phänomenbezogen gepflegt und begleitet werden können. Recherchieren Sie dazu auch pflegerische Richtlinien. Notieren Sie Ihre Ergebnisse ausgehend von den Phänomenen bzw. Problemen in unten stehender Tabelle.

g Stellen Sie sich Ihre Ergebnisse im Plenum gegenseitig vor.

Phänomene/Probleme	Ziele	Interventionen/Richtlinien

7 Barbara sagte zur Situation mit der Bürste: „Ich merkte, wie mir die Röte ins Gesicht schoss."

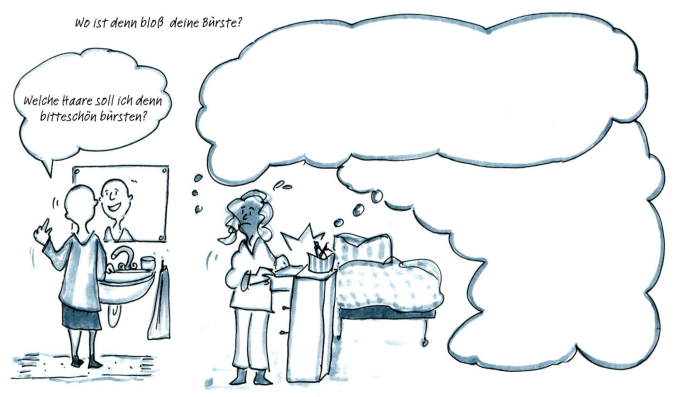

a Überlegen Sie in Partnerarbeit, was Barbara in diesem Augenblick möglicherweise denkt und fühlt.
b Veranschaulichen Sie sich noch einmal im Plenum Barbaras Gefühle und Gedanken, indem Sie diese auf Moderationskarten notieren und an der |Metaplanwand befestigen.   Metaplanwand | S. 239
c Überlegen Sie gemeinsam, warum diese Gefühle und Gedanken Barbara bewegen. Vergegenwärtigen Sie sich dazu Ihre gemalten Stimmungsbilder aus Arbeitsauftrag 2 c.
d Lesen Sie jetzt noch einmal den Abschnitt der Handlungssituation, in dem beschrieben wird, wie Simone reagiert. Halten Sie Simones (vermutliche) Gedanken und Gefühle neben Barbaras auf Moderationskarten fest.
e Leiten Sie aus dieser Gegenüberstellung Ideen dazu ab, was sich Simone und was sich krebskranke Kinder von Pflegenden wünschen könnten.

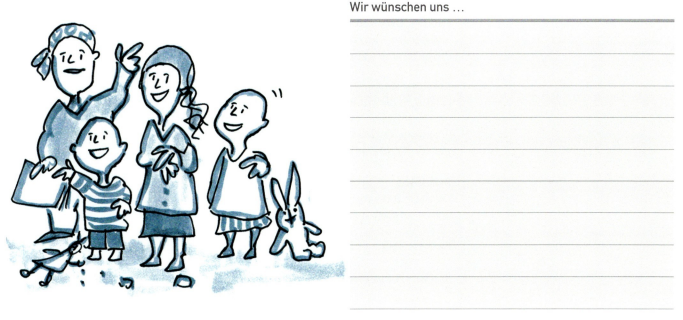

8 Barbara erinnert sich an diese Handlungssituation, obwohl sie offensichtlich schon einige Zeit zurückliegt.
   a Tauschen Sie sich im Plenum über vergleichbare Schlüsselsituationen aus, sofern Sie solche in Ihrer bisherigen beruflichen Praxis bereits erlebt haben.
   b Überlegen Sie gemeinsam, was Sie aus diesen Situationen für Ihr pflegerisches Handeln gelernt haben bzw. lernen könnten.
   c Tauschen Sie sich abschließend im Plenum darüber aus, was Barbara aus der Situation mit Simone für ihr weiteres Berufsleben gelernt haben könnte und was Sie selbst daraus gelernt haben.

Für die Pflegepraxis

9 Befragen Sie Pflegende in Ihrer Einrichtung zu deren Motivation, in der Kinderonkologie zu arbeiten und welche Kompetenzen sie brauchen, um dort engagiert arbeiten zu können. Sprechen Sie auch mit Ihrer Praxisanleiterin darüber.

10 Erkundigen Sie sich in Ihrer Einrichtung, welche pflegerischen Richtlinien bei Kindern im Zusammenhang mit einer Chemotherapie zur Anwendung kommen. Pflegen und begleiten Sie Kinder und Bezugspersonen entsprechend. Beziehen Sie dabei auch explizit den Informationsbedarf Betroffener ein. Informieren Sie ein Kind und seine Eltern z. B. über die Bedeutung der Mundpflege im Rahmen einer Chemotherapie und leiten Sie es bzw. seine Eltern darin an.
   Beobachten Sie, wie Kinder ihre Krankheit und die Therapie bewältigen.
   - Identifizieren Sie, wodurch der Umgang von Kindern mit ihrer Krankheit positiv und wodurch er negativ beeinflusst wird.
   - Reflektieren Sie Ihre Beobachtungen mit Ihrer Praxisanleiterin.
   - Fragen Sie sie auch, von welchen Faktoren ihrer Erfahrung nach eine erfolgreiche Krankheitsbewältigung bei Kindern mit einer Akuten lymphoblastischen Leukämie abhängt.

11 Beobachten Sie Ihre Praxisanleiterin und andere Pflegende, wie sie mit Kindern über deren Gefühle und Gedanken im Zusammenhang mit ihrer Krankheit sprechen.

12 Überlegen Sie sich (gemeinsam mit Ihrer Praxisanleiterin) Wege, wie Sie selbst mit an Krebs erkrankten Kindern über deren Situation ins Gespräch kommen können, ohne sich selbst oder die Kinder zu überfordern.

Weiterführende Literatur

Fachliteratur
KRÖGER, LARS: *Lebensqualität krebskranker Kinder, krebskranker Erwachsener und deren Angehörigen – Ergebnisse der ambulanten Nachsorge und Rehabilitation* Pabst Science Publishers, Lengerich, 2005

RÖTTGER, KLAUS: *Psychosoziale Onkologie für Pflegende Grundlagen – Modelle – Anregungen für die Praxis* Schlütersche, Hannover, 2003

SCHNAHS, THOMAS: „Die Kunst der ganzheitlichen Betreuung in der Kinderonkologie" in: *Kinderkrankenschwester* 26. Jg., 2007, S. 96 – 97

Belletristik
DUSSLER, BARBARA: *Und Engel gibt es doch. Eine 12-Jährige besiegt den Krebs – mit Mut und einem starken Helfer* Bastei Lübbe, Bergisch Gladbach, 2004[2]

FRANKE, MARIANNE: *Alarm im Körperhaus* Aulis Verlag Deubner, Köln, 2004

SCHMITT, ERIC-EMMANUEL: *Oskar und die Dame in Rosa* Ammann, Zürich, 2005

ZACHERT, CHRISTEL UND ISABELL: *Wir treffen uns wieder in meinem Paradies* Bastei Lübbe, Bergisch Gladbach, 2006

Hörbuch
MEISINGER, URSULA: *Die Löwin und der Fisch – ein Mutmachmärchen* Bayerische Krebsgesellschaft e. V. (Hg.), München, 2006

www.kinderkrebsstiftung.de
Die Seite der Kinderkrebsstiftung gibt zu ganz unterschiedlichen Themenfeldern interessante Hinweise und Informationen (z. B. Forschung, Bücher, DVDs, Rehabilitation, Feriencamp, Geschwister krebskranker Kinder.) Außerdem kann man sich zu günstigen Preisen Broschüren oder DVDs bestellen, wie z. B. *Drüber reden ist schwer – Jugendliche erzählen von ihrer Erkrankung und der Situation im Krankenhaus.*

www.kinderkrebsinfo.de
Infodienst (besonders für Patientinnen und Angehörige) zu Krebs- und Blutkrankheiten bei Kindern und Jugendlichen der Gesellschaft für Pädiatrische Onkologie und Hämatologie

www.onko-kids.de
Informations- und Kommunikationsseiten für krebskranke Kinder und Jugendliche, ihre Geschwister und Familien, die sehr empfehlenswert sind. Unter der Rubrik „Von Kids für Kids" kann man eindrückliche Berichte von Kindern lesen sowie z. B. lustige „Perückengeschichten" oder Comics zum Thema „Chemotherapie". Unter der Rubrik „CD-ROM" findet man z. B.: *Ich bin ein Onkokid* – eine interaktive CD-ROM, die krebskranke Jugendliche ab ca. zwölf Jahren mit der Krebserkrankung und ihren Folgen bekannt macht.

www.dapo-ev.de
Die Deutsche Arbeitsgemeinschaft für Psychosoziale Onkologie ist ein Zusammenschluss aller Berufsgruppen, die in der medizinischen und psychosozialen Betreuung von Krebskranken und ihren Angehörigen oder in der psychoonkologischen Forschung tätig sind. Sie ist eine bundesweite Vereinigung und will den interdisziplinären Austausch stärken, Erfahrungen aus unterschiedlichen Tätigkeitsfeldern bündeln sowie deren wissenschaftliche Bearbeitung anregen und unterstützen.

www.phoenikks.de
Phönikks ist eine rein privat initiierte Stiftung, die in Hamburg eine Beratungs- und Betreuungsstelle eingerichtet hat, die junge Krebspatientinnen und ihre Familien außerklinisch kostenlos betreut. Sie ist in Deutschland eine einmalige Einrichtung.

| Material | Das Lied der Chemomäuse |

Hey, hier kommen die süßen Chemomäuse
nein, wir haben wirklich keine Läuse
denn Haare ham wir keine auf dem Kopf
doch unter'm Hintern den Plastik-Pipi-Topf.

Es heißt "Komm' die Dröhnung tut dir super gut"
gelbe Eimer nehm'n uns wirklich nicht den Mut
Punktionen, Tabletten, alles nehmen wir hin
bis die Leukos absolut im Keller sind.

Montags heißt's, du musst zum Röntgen gehen
dienstags, da wollen wir CT Bilder sehen
mittwochs Sono und großes Labor
MRT und Gymnastik noch davor.

Achtung jetzt kommt gleich die Visite rein
alle sollen wir frisch gewaschen sein
Leukos unter 100, – Stuhlgang nein –
Tut uns leid, so kannst du heut nicht heim!

Niedergeschlagen und ganz mies drauf
liegst du im Bett und wartest darauf
bis die Schwester das Klysma bringt
und vergnügt das lange Darmrohr schwingt.

Morgen dürfen wir nach Hause gehn
der H7 sagen wir auf wiedersehen
der Ambulanztermin, der steht schon fest
und die Ärzte, die regeln schon den Rest.
—
www.onkokids.de/kidsfuerkids/chemomaus.htm

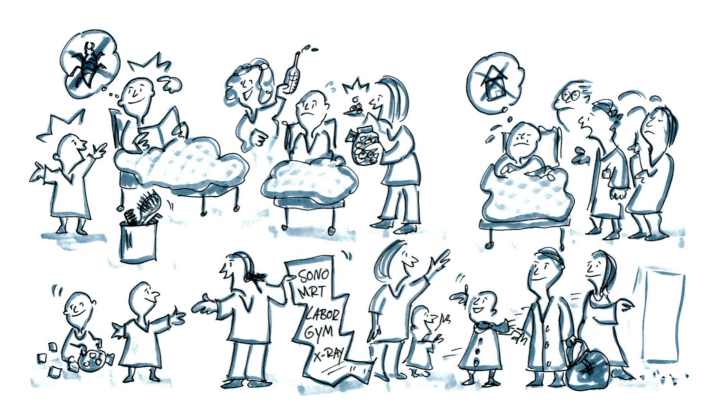

Krebs haben ...

Material 2

Krebs haben heißt	aufzuwachen und sofort an die Diagnose zu denken
Krebs haben heißt	sich während der Chemo schrecklich zu fühlen und ununterbrochen zu spucken
Krebs haben heißt	in ein paar Tagen alle Haare zu verlieren
Krebs haben heißt	sich nur noch von Flüssignahrung ernähren zu können, weil die Mundschleimhaut aufplatzt
Krebs haben heißt	auf einmal spindeldürr zu sein und sich nicht mehr schön zu fühlen
Krebs haben heißt	bei der kleinsten Veränderung am Körper sofort in Panik auszubrechen
Krebs haben heißt	den Tod vor Augen zu sehen
Krebs haben heißt	Freunde zu finden und sie dann durch den Tod wieder zu verlieren
Krebs haben heißt	von der Außenwelt abgeschnitten zu sein und sich einsam zu fühlen
Krebs haben heißt	bei jeder Untersuchung zu zittern
Krebs haben heißt	die wahren Freunde zu erkennen
Krebs haben heißt	Fieber und Schüttelfrost zu haben
Krebs haben heißt	unzählige Male Blut abnehmen, Infusion legen, Spritzen bekommen
Krebs haben heißt	nach dem Bestrahlen Verbrennungen und Krämpfe zu bekommen

Doch

Krebs haben heißt auch	leben zu lernen. Zu lernen, sich an den kleinen Dingen zu freuen, zum Beispiel an einer Blume am Straßenrand oder dem Zwitschern eines Vogels.
Krebs haben heißt	jeden Tag als Geschenk zu betrachten und so lebendig zu sein wie nie zuvor.

HÄUSSER, SIMONE: *Eines Tages ... Gedichte und Texte* Eigenverlag, Weinstadt 1996, S. 27

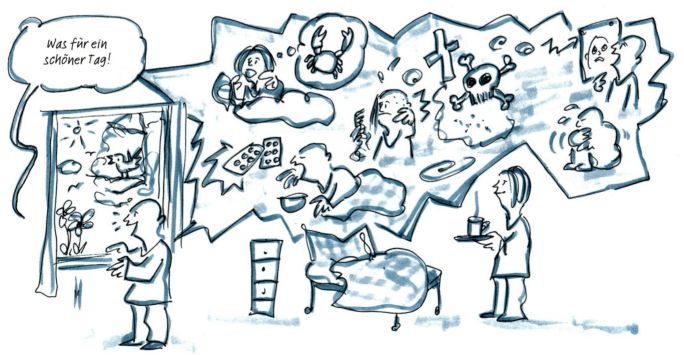

Themenschwerpunkte

Tumorkranke Menschen pflegen	2.1.6
Patientinnen im Krankenhaus	3.1.1
Zusammenarbeit mit anderen Berufs- und Personengruppen	4.2.3

Kompetenzen

- Sie reflektieren Ihre Erwartungen und Gefühle im Hinblick auf Ihr Zusammentreffen mit krebserkrankten Menschen.
- Sie sind für die Gefühle und Gedanken von Frauen und ihren Angehörigen vor und nach der Eröffnung der Diagnose „Krebs" sensibilisiert.
- Sie begleiten Frauen vor einer Brustoperation einfühlsam. Dabei nehmen Sie Ihre eigenen Gefühle sowie die Verfassung und die Wünsche der Betroffenen aufmerksam wahr.
- Sie respektieren das Gebet als Hinwendung zu Gott und nehmen es als eine Kraftquelle für Menschen in lebensbedrohlichen Situationen wahr.
- Ihnen sind Krankheits- und Therapieverläufe bei Frauen mit Brustkrebs und pflegerische Aufgaben dabei bewusst.
- Ihnen sind Organisation und die Abläufe eines Brustzentrums vertraut.

„Sie hat etwas, was ihr Kraft gibt."

Berufliche Handlungssituation

Rebekka aus dem 2. Ausbildungsjahr schreibt in ihr Lerntagebuch:

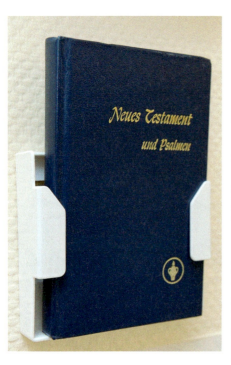

Seit drei Wochen mache ich mein Praktikum im Brustzentrum. Ich komme ganz gut zurecht und auch der Umgang mit den Krebspatientinnen ist für mich nicht so schlimm, wie ich anfangs dachte.

Vor vier Tagen lernte ich Frau Niedermeyer, eine 45-jährige Frau mit Verdacht auf Brustkrebs, kennen. Sie wartete mit ihrem Mann im Aufenthaltsraum unserer Station auf ihren Befund. Frau Niedermeyer wirkte sehr angespannt und nervös. Ihr Mann saß etwas hilflos neben ihr. Aber wenigstens war sie nicht allein, wenn sie den Befund erfahren würde.

„Wie lange dauert das denn noch, bis endlich der Arzt kommt?", fragte sie mich ungehalten. Leider konnte ich ihr keine zufrieden stellende Antwort geben. Endlich kam der Arzt und teilte ihr die Diagnose mit. Der Befund war sehr schlecht.

Gleich danach kam die Pflegende Frau Lange, die eine Zusatzqualifikation zur Brustschwester gemacht hat. Sie besprach mit Frau Niedermeyer die weiteren Schritte.

Am übernächsten Tag bereitete ich Frau Niedermeyer auf die Operation vor. Ihre geröteten Augen und die dunklen Augenränder verrieten, dass sie in der Nacht wohl wenig geschlafen hatte. „Ich habe Angst, meine Mutter hatte auch Brustkrebs und hat es nicht geschafft. Und was wird aus den Mädchen? Sie sind doch noch nicht mit der Ausbildung fertig." Mit diesen Fragen empfing sie mich und begann zu weinen. Ich versuchte sie zu beruhigen und zu trösten. Und dann sagte sie „Ich habe nicht mal mehr die Kraft zum Beten. Könnten Sie für mich ein Gebet sprechen?"

Damit hatte ich nicht gerechnet. Ich nahm ihre Hände und fühlte mich so hilflos und plötzlich sprach sie selbst ein Gebet und ich konnte spüren, wie sie zunehmend ruhiger wurde und ich auch. Mit Zuversicht sah sie nun der OP entgegen.

Frau Niedermeyer steht noch ein langer Weg bevor. Leider konnte nicht brusterhaltend operiert werden. Die Lymphknoten waren befallen. Frau Niedermeyer bekommt auch noch eine Chemotherapie und Bestrahlung und vielleicht noch mehr. Egal wie es ausgehen wird, sie hat etwas, was ihr Kraft gibt.

2.1.6 | 3.1.1 | 4.2.3

Arbeitsaufträge

1 Rebekka erzählt, dass „Frau Niedermeyer mit ihrem Mann im Aufenthaltsraum der Station auf ihren Befund" gewartet hat.

  a Bauen Sie im Plenum ein |Standbild zu dieser Szene – also **vor** Eröffnung der Diagnose.

Standbild | S. 241
Plakat | S. 240

Ist das Standbild fertig aufgebaut, werden die Beobachtenden aufgefordert, sich hinter eine Spielerin ihrer Wahl zu stellen, der sie eine Stimme geben wollen und für die sie in Ich-Form Gedanken und Gefühle zur Situation aussprechen. Drei weitere Lernende halten die Äußerungen auf |Plakaten fest.

Frau Niedermeyer

Herr Niedermeyer

Rebekka

  b Tauschen Sie sich in Kleingruppen über Ihre eigenen Erfahrungen mit ähnlichen Situationen aus.

  c Identifizieren Sie aus Ihren Ergebnissen aus Arbeitsauftrag 1 a und b vermutliche Bedürfnisse bzw. Wünsche von Menschen in solchen Situationen. Notieren Sie die Bedürfnisse bzw. Wünsche in der Ich-Form in die Abbildung.

Bedürfnisse, Wünsche

Bedingungen

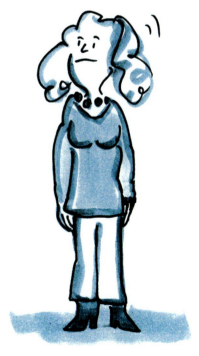

d Tauschen Sie sich im Plenum über die Bedürfnisse bzw. Wünsche aus und überlegen Sie, welche Bedingungen gegeben sein müssten, damit sie erfüllt werden können. Notieren Sie Ihre Überlegungen jeweils hinter das Bedürfnis bzw. den Wunsch.

2 Frau Niedermeyer kam mit dem Verdacht auf Brustkrebs und die Lernende erzählt: „Der Befund war sehr schlecht." Als sie Frau Niedermeyer zur Operation vorbereiten will, beobachtet und erfährt sie einiges über die Gefühle und Gedanken von Frau Niedermeyer.
   a Bearbeiten Sie in einer Kleingruppe folgende Aufgaben:
   ■ Tauschen Sie sich darüber aus, was Rebekka mit der Aussage „Der Befund war sehr schlecht." meinen könnte. Notieren Sie Ihre Assoziationen dazu.

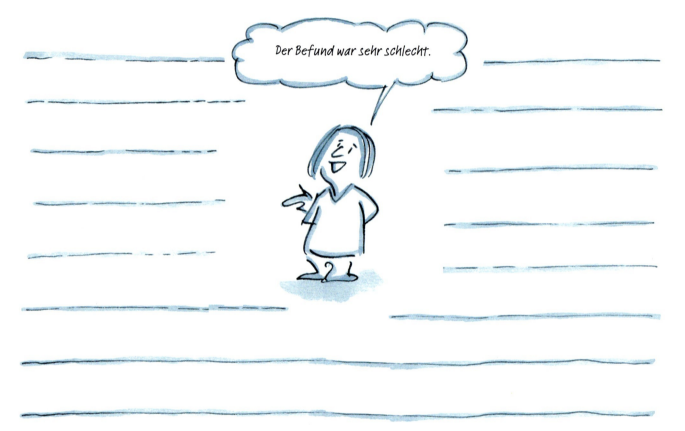

   ■ Überlegen Sie, was Frauen – und auch Sie selbst – veranlasst, ihre Brust zu untersuchen bzw. untersuchen zu lassen. Sammeln Sie Ihre Überlegungen in der Abbildung auf der nächsten Seite.

„Sie hat etwas, was ihr Kraft gibt."

- Recherchieren Sie im Fachbuch zu dem Thema „Brustkrebs". Beantworten Sie folgende Fragen:
Wann wird welche diagnostische Maßnahme durchgeführt?

Fachbuch **2** | S. 258

Welche Befunde sind unterscheidbar?

Welche Therapien sind jeweils angezeigt?

Wie erfolgt die weitere Versorgung bzw. Rehabilitation?

- Überlegen Sie, wie der Befund bei Frau Niedermeyer vermutlich ausgesehen hat.
- Lesen Sie noch einmal die Handlungssituation und identifizieren Sie, was Frau Niedermeyer nach der Eröffnung der Diagnose beschäftigt. Unterstreichen Sie die Passagen im Text.

Standbild | S. 241

b Bauen Sie im Plenum ein |Standbild zu den Auswirkungen der Diagnose auf die Familie und weitere Bezugspersonen. Gehen Sie in folgenden Schritten vor:
- In der Mitte liegt ein Plakat mit der Aufschrift: „Frau Niedermeyer hat Brustkrebs", oder eine Lernende übernimmt die Rolle von Frau Niedermeyer und setzt sich in die Mitte.
- Verteilen Sie die Rollen von Familienmitgliedern und weiteren Bezugspersonen – z. B. Mann, Töchter, Freundinnen/Freunde, Kolleginnen, Mutter und Vater von Frau Niedermeyer, Schwester usw.
- Positionieren Sie sich zu dem Plakat bzw. der dargestellten „Frau Niedermeyer" in der Nähe oder Distanz, die von Ihrem Gefühl ausgehend Ihrer Rolle entspricht. Nehmen Sie dabei auch eine Körperhaltung ein, die Ihren Gefühlen und Gedanken entspricht.
- Die Spielleiterin lässt alle Lernenden in den Rollen einen Satz (oder auch mehrere Sätze) aus ihrer Rolle heraus sprechen.

c Reflektieren Sie das Standbild anhand folgender Fragen:
- Wie haben Sie sich in den Rollen gefühlt? Warum haben Sie diese Haltung eingenommen?
- Was ist Ihnen besonders aufgefallen? Was hat Sie erschrocken? Was hat Sie verwundert?
- Welche konkreten Auswirkungen der Erkrankung von Frau Niedermeyer auf sich selbst haben Sie in Ihrer jeweiligen Rolle empfunden?

d Fassen Sie in der Abbildung die Gedanken, Gefühle und Auswirkungen der Erkrankung für die Familienmitglieder und weitere Bezugspersonen zusammen.

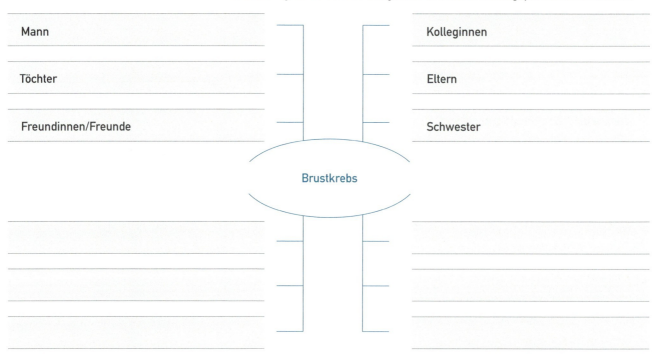

3 Frau Niedermeyer erzählt Rebekka, dass ihre Mutter auch Brustkrebs hatte.
  a Überlegen Sie sich in Partnerarbeit Antworten zu folgenden Fragen:
  - Was hat die Brustkrebserkrankung (und wahrscheinlich der Tod) der Mutter mit der Diagnose von Frau Niedermeyer zu tun?
  - Was bedeutet die Erkrankung für die Töchter von Frau Niedermeyer?
  - Welche Früherkennungsuntersuchungen hat Frau Niedermeyer vermutlich wahrgenommen? Wie sind die gesetzlichen Regelungen dazu?
  - Welchen Stellenwert nimmt die Selbstuntersuchung der Brust in der Früherkennung ein?

Notieren Sie offene Fragen für das Plenum.

b Tauschen Sie sich in Kleingruppen über Ihre Ergebnisse aus. Setzen Sie die Ergebnisse dann über folgende Fragen zu sich selbst in Beziehung:
- Haben Sie Angst, an Brustkrebs zu erkranken? Wie gehen Sie damit um?
- Untersuchen Sie regelmäßig Ihre Brust? Wenn nein, warum nicht?
- Wer hat Ihnen die Technik erklärt und worauf achten Sie besonders?
- Was würde ein selbst ertasteter Befund bei Ihnen auslösen und wie würden Sie sich verhalten?

c Tauschen Sie sich – so weit Sie es möchten – im Plenum aus und klären Sie die offenen Fragen.

4 Frau Niedermeyer hat sich zur Behandlung in ein „Brustzentrum" begeben. Dort ist u. a. die Pflegende Frau Lange tätig, die eine Zusatzqualifikation zur „Brustschwester" hat.
a Bearbeiten Sie in einer Partnerarbeit folgende Aufgaben:
- Überlegen Sie, was Sie über ein „Brustzentrum" und über die Zusatzqualifikation zur „Brustschwester" wissen. Erstellen Sie eine |Mindmap zu Ihrem Vorwissen, ausgehend von der Vorlage.

Mindmap | S. 239

Brustzentrum

Was ist das?	Aufbau und Organisation	Berufsgruppen

Aufgaben	Aufgaben	Aufgaben

- Recherchieren Sie im Fachbuch und im Internet zum Thema „Brustzentrum" und ergänzen Sie Ihre Mindmap.
- Lesen Sie die Fragen im Material 1.

b Tauschen Sie sich in Kleingruppen à drei Paare darüber aus, ob betroffene Frauen sich anhand der in Arbeitsauftrag 4a erarbeiteten Kriterien für ein Brustzentrum entscheiden können. Überlegen Sie dabei, was die Entscheidung für den Behandlungsort bei betroffenen Frauen und ihren Familien vermutlich beeinflusst. Sammeln Sie diese Aspekte.

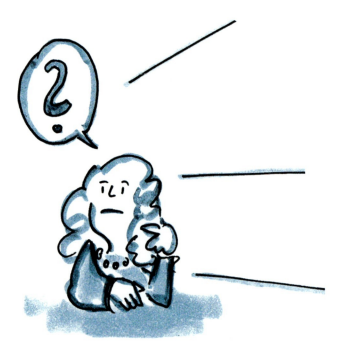

c Vergleichen Sie Ihre notierten Aspekte im Plenum und diskutieren Sie über die Bedeutsamkeit derselben. Nehmen Sie Unterschiede in Ihrer Argumentation aufmerksam wahr.

d Formulieren Sie aus Ihren Ergebnissen aus Arbeitsauftrag 4a, b und c Fragen, die Sie bei einer Hospitation in einem Brustzentrum klären können.

5 Rebekka erzählt: „Frau Niedermeyer steht noch ein langer Weg bevor. Es konnte leider nicht brusterhaltend operiert werden. Die Lymphknoten waren befallen, sie bekommt noch eine Chemotherapie und Bestrahlung und vielleicht noch mehr."

a Tauschen Sie sich in Kleingruppen darüber aus, was Rebekka mit ihrer Aussage „Es konnte leider nicht brusterhaltend operiert werden" genau meint.

Plakat | S. 240

b Zeichnen Sie vor dem Hintergrund Ihrer Erkenntnisse aus Arbeitsauftrag 2 auf ein |Plakat einen Weg oder eine Straße, den oder die Frau Niedermeyer wahrscheinlich gehen wird. Verwenden Sie Symbole, Verkehrszeichen, Landschaftsabschnitte o. Ä. für die Darstellung verschiedener Zeitpunkte.

c Stellen Sie Ihre „Wege" bzw. „Straßen" im Plenum aus und vergleichen Sie sie. Nehmen Sie Gemeinsamkeiten und Unterschiede wahr.

d Sammeln Sie nun mit Hilfe des Fachbuches in den Kleingruppen aus Arbeitsauftrag 5a konkrete pflegerische Interventionen, die Sie Frau Niedermeyer an verschiedenen Punkten auf ihrem „Weg" bzw. ihrer „Straße" anbieten könnten. Notieren Sie Ihre Ergebnisse in die Abbildung.

„Sie hat etwas, was ihr Kraft gibt."

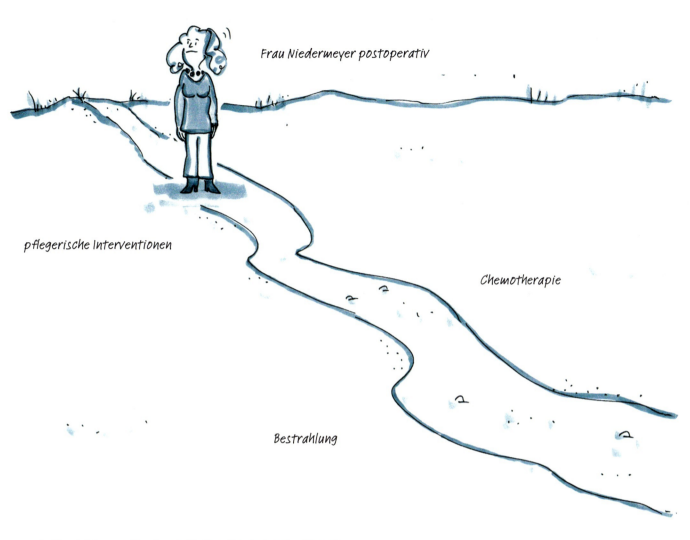

e Vergleichen und ergänzen Sie Ihre Ergebnisse im Plenum.

6 Frau Niedermeyer sagt: „Ich habe nicht mal mehr die Kraft zum Beten. Könnten Sie für mich ein Gebet sprechen?" Nach dem Gebet beobachtet Rebekka, dass Frau Niedermeyer zunehmend ruhiger wurde und sie ist der Meinung, Frau Niedermeyer „hat etwas, was ihr Kraft gibt".
  a Halten Sie in Einzelarbeit Ihre spontane Reaktion auf die Frage: „Könnten Sie für mich ein Gebet sprechen?" in der Sprechblase fest.

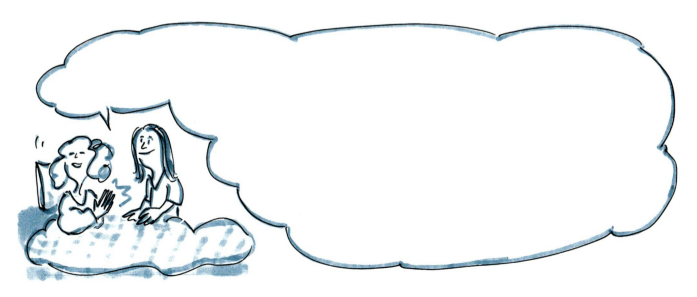

b Tauschen Sie sich in Kleingruppen über Ihre Notiz und über folgende Fragen aus:
- Haben Sie es schon einmal erlebt, dass eine Patientin Bewohnerin mit Ihnen beten wollte?
- Wie ging es Ihnen damit? Wie haben Sie reagiert?
- Warum haben Sie vermutlich so reagiert?
- Was könnte es für Frau Niedermeyer bedeuten, dass sie „nicht mal mehr die Kraft zum Beten" hat?
- Wie hat Rebekka reagiert? Warum hat sie sich hilflos gefühlt?

c Überlegen Sie in Einzelarbeit, wie Sie selbst Kraft in schwierigen Situationen schöpfen.

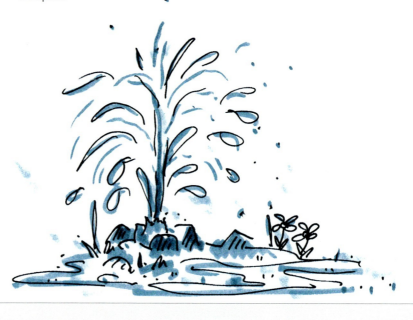

d Tauschen Sie sich in Kleingruppen über Ihre persönlichen Kraftquellen aus und fertigen Sie eine Collage zu allen Ihren Kraftquellen an. Notieren Sie an jede Kraftquelle in wenigen Stichworten, was diese Quelle für Sie bedeutet.

Collage | S. 235

e Stellen Sie Ihre |Collagen im Plenum aus und kommen Sie darüber ins Gespräch.
f Tauschen Sie sich über folgende Aufgaben im Plenum aus:
- In welchen Situationen beten Menschen überhaupt? Warum tun sie das und was erwarten sie vom Gebet? Was geschieht beim Beten?
- Welche Wirkungen eines Gebets haben Sie schon einmal wahrgenommen?
- Was machen Sie, wenn Sie keinen Bezug zum Gebet haben und die Patientin es wünscht?
- Kennen Sie Gebete? Wenn ja, welche?

g Lesen Sie in Einzelarbeit das Interview zum Thema „Beten" in Material 2. Diskutieren Sie anschließend, was Sie angesprochen hat und was unverständlich für Sie war.

h Sammeln Sie Handlungsalternativen für Rebekka. Überlegen Sie auch, was Rebekka tun kann, damit dem Wunsch von Frau Niedermeyer, beten zu wollen, entsprochen wird. Recherchieren Sie in dem Zusammenhang auch Gebete, die für solche Situationen in Frage kämen.

Rollenspiel | S. 240

i Probieren Sie die Handlungsalternativen in |Rollenspielen im Plenum aus und reflektieren Sie jeweils, ob diese für Sie praktikabel sind.

Für die Pflegepraxis

7   Erkunden Sie an Ihrem Einsatzort, ob es besondere Richtlinien im Umgang mit Frauen und deren Angehörigen gibt, die auf eine Krebsdiagnose warten bzw. soeben eine solche bekommen haben. Kommen Sie mit Kolleginnen über Ihre Ergebnisse aus Arbeitsauftrag 1 c und d ins Gespräch und überlegen Sie, welche Möglichkeiten der Gestaltung solcher Situationen es an Ihrem Einsatzort gibt.

8   Begleiten Sie – wenn möglich – Frauen vor und nach einer Brustoperation. Nehmen Sie wahr, was die „Kraftquellen" der Frauen sind. Kommen Sie mit ihnen darüber ins Gespräch. Reflektieren Sie Ihr Handeln anhand folgender Fragen mit Ihrer Praxisanleiterin:
   - Inwieweit konnte ich auf die Situation der Frau eingehen? Was ist mir sehr gut gelungen? Was weniger gut?
   - Bei welchen pflegerischen Interventionen habe ich mich sicher gefühlt? Bei welchen habe ich mich unsicher gefühlt?
   - Welche Konsequenzen ziehe ich für meinen weiteren Lernprozess?

9   Erkunden Sie, ob es an Ihrem Einsatzort eine Sammlung von Gebeten oder eine Bibel für Patientinnen – evtl. unterschiedlicher Glaubensrichtungen – gibt, die sich in besonderen Situationen befinden.

10 Begleiten Sie eine Fachpflegende für Brusterkrankungen bei der Betreuung einer betroffenen Frau. Tauschen Sie sich mit der Pflegenden über die Fragen aus, die Sie in Arbeitsauftrag 4 gesammelt haben. Notieren Sie Ihre Ergebnisse und berichten Sie darüber in der Schule.

Weiterführende Literatur

KURZ, MANFRED: *Kranke und Sterbende begleiten – Gedanken, Gebete und Lieder* Quell, Stuttgart, 1997

WERNER, ELKE: *Gebete vor der Operation – Ich denk an dich* Kawohl, Wesel, 2009

www.beten09.de
Homepage der Initiative *beten 09*, von landeskirchlichen Einrichtungen aus der EKiR (Evangelische Kirche im Rheinland) und der VEM (Vereinte Evangelische Mission)

www.tage-der-weltweiten-Kirche.net/gebete/gebete_bes_situationen/krankheit.html
Hier finden Sie Gebete in der besonderen Lebenssituation „Krankheit".

www.brustkrebs.de
Hier finden Sie wissenschaftlich fundierte Informationen zu Brust, Brustkrebs und anderen Brusterkrankungen, gerichtet an Ärztinnen und Ärzte sowie medizinisches Fachpersonal.

www.frauenselbsthilfe.de
Homepage der Frauenselbsthilfe nach Krebs e. V.

www.krebsinformationsdienst.de
Unter „Krebs von A bis Z" finden Sie Informationen für Patientinnen und Angehörige zum Thema „Brustkrebs".

www.brustkrebs-web.de/community/arztsuche/1278_kriterien.php
Hier finden Sie Fragen, um die Qualität eines Brustzentrums zu ermitteln.

Material 1: Brustzentren: Welche Fragen Sie stellen sollten

Brustzentrum ist nicht gleich Brustzentrum. Zehn Fragen, die Ihnen helfen, die Spreu vom Weizen zu trennen.

- Hat das Brustzentrum ein Qualitäts-Zertifikat (Qualitätsmanagement z. B. nach ISO DIN 90001) erworben?
- Finden regelmäßig interdisziplinäre Tumorkonferenzen statt, auf denen Vertreter der beteiligten Fachgebiete gemeinsam die Therapiestrategie festlegen? Teilnehmer: Brustoperateure (Gynäkologe, Chirurg), Röntgendiagnostiker, internistischer Onkologe (Krebsspezialist), onkologisch versierter Gynäkologe, Strahlentherapeut, Pathologe?
- Kommen die Behandlungsrichtlinien der Fachgesellschaften zur Anwendung?
- Wird ein Termin in der Brustsprechstunde innerhalb von max. 2 Wochen vergeben, beträgt die Wartezeit in der Brustsprechstunde max. 60 Minuten und wird das endgültige Ergebnis einer Gewebeprobe innerhalb von max. 1 Woche durch den Arzt persönlich mitgeteilt?
- Werden die Operationen von Brustoperateuren vorgenommen, die mindestens 50 Brustoperationen pro Jahr durchführen?
- Werden mindestens 50 % der Operationen brusterhaltend durchgeführt und besteht Zugang zu brustaufbauenden Operationsverfahren?
- Werden pro Jahr mindestens 150 Neuerkrankungen an Brustkrebs in dem Zentrum behandelt?
- Arbeitet in den beteiligten Fachgebieten mindestens ein Facharzt mit ausreichender Erfahrung für das Brustzentrum?
  – Pathologe, kann mindestens 300 feingewebliche Brustkrebsbefunde vorweisen;
  – Strahlentherapeut, Nachweis regelmäßiger zertifizierter Fortbildungen;
  – internistischer Onkologe und gynäkologischer Onkologe, Internist mit Teilgebietsbezeichnung ‚Hämatologie/Onkologie', Gynäkologe mit Nachweis von mind. 400 durchgeführten Chemotherapien;
  – Radiologe, nimmt am Brustkrebsscreening teil und befundet mind. 3.000 Mammografien pro Jahr.
- Werden die Behandlungsergebnisse (ereignisfreie Überlebenszeit, Anzahl der Rezidive, Lebensdauer, Lebensqualität etc.) vollständig dokumentiert?
- Ist der Zugang zu einer psychologischen Betreuung, einem Sozialarbeiter und zu Selbsthilfegruppen gegeben?
- Wird nach der Diagnosestellung der Therapieplan gemeinsam mit dem Patienten festgelegt?
- Wird Gelegenheit zum Einholen einer Zweitmeinung gegeben?

Berliner Ärzte-Verlag GmbH (Hrsg.): Brustkrebs-web (Juni 2009): www.brustkrebs-web.de/community/arztsuche/1278_kriterien.php (Stand: 05.06.2009)

Material 2: Interview zum Thema Beten

Mit Pfarrerin Nicol Kaminsky, Leiterin des Hauses der Stille, Rengsdorf, Mitinitiatorin von beten 09

Frau Kaminsky, wann haben Sie zuletzt gebetet? Da muss ich lachen: vor 3 Minuten ungefähr.

Beten Sie regelmäßig? In meinem Alltag gibt es fürs Gebet reservierte Zeiten, die ich nicht missen möchte.
Ich habe mir angewöhnt, nicht aus dem Haus zu gehen, ohne zu beten. Ich gehe ja auch nicht, ohne mich anzuziehen ... So viel Zeit muss eben sein.

Mit wem reden Sie, wenn Sie beten? Ich kann ‚Unser Vater' sagen, oder ‚Herr, Jesus erbarme Dich' oder auch, ‚Komm, Heiliger Geist' – alle Anreden sind mir vertraut. Allerdings gebrauche ich selten eine Anredeform, ich versuche im Gespräch zu bleiben.

Redet Gott auch zu Ihnen? Ja – und auf sehr unterschiedliche Weise und nicht immer so, wie es mir passt. Manchmal braucht es etwas Zeit und Mühe, seine Stimme aus den vielen Stimmen herauszuhören. Ich glaube, dass Übung hilft.

Wenn wir beten, dann bitten wir zumeist um etwas, wir danken oder klagen an. Hat Beten immer mit Sprache zu tun? Gibt es auch ein Beten ohne Worte?

Beten ist für mich eine Form des Kontakts. Ich sitze auch mal für eine Weile ‚nur so' ohne Worte neben meinem Mann – und es tut mir und unserer Beziehung gut. So sitze ich dann auch oft ‚nur so' vor meinem Gott – und das tut mir und unserer Beziehung gut. Für manches finde ich auch keine Worte. Ich bin aber sicher, dass Gott mich versteht.

(...) Was ist dann aber Beten?

(...) Beten ist von Seiten des Menschen aus Hinwendung zu Gott – auch in Gebeten der Klage, der Wut, der Ohnmacht. Spätestens seit Gott (in Jesus Christus; Anm. d Verf.) Mensch geworden ist, ist ihm ja nichts Menschliches fremd. Ich glaube, dass er auch mit meinen vermeintlich unschönen Gefühlen und Äußerungen umgehen kann. Er gibt mich nicht auf. Oft ist es Gott selbst, der von seiner Seite den Kontakt initiiert. Das geht schon in der Bibel so: Er ruft beispielsweise den jungen Samuel aus dem Schlaf, er macht Mose durch den brennenden Dornbusch auf sich aufmerksam. Nicht immer sind es Worte, mit denen Gott um Aufmerksamkeit wirbt. Auch Ereignisse, Begegnungen oder Herausforderungen u. a. können ein Anruf Gottes sein.

Menschen bitten Gott um den Sieg einer Fußballmannschaft, um ein erfolgreiches Examen. Ist das auch Beten? Warum sollte gerade das kein Beten sein? Darf denn nur um besonders fromme Dinge gebetet werden? Und was sollten die sein? So wie ich die Bibel verstehe, ist Gott an den Menschen und ihren Herzensangelegenheiten interessiert. Ich finde es völlig in Ordnung, Gott mit wirklich allem zu kommen.

Wenn Menschen beten, hoffen sie, dass Gott ihre Gebete erhört. Zu Recht? Gott hört und erhört Gebete; diese Hoffnung wird durch verschiedene Verheißungen (Zusicherungen, Versprechen; Anm. d. Verf.) gespeist. Und er ist und bleibt Gott, also souverän und unabhängig. Er lässt sich weder zum Erfüllungsgehilfe meiner Wünsche degradieren noch durch Gebet oder andere fromme Übungen bestechen. Ich muss damit rechnen, dass er eine eigene Meinung hat, dass er Situationen anders bewertet als ich. Wenn ich bete, lasse ich mich auf Gottes Kriterien dazu ein. ‚Dein Wille geschehe' ist Gebet auf den Punkt gebracht. Es ist häufig so, dass Gott auf Gebete anders antwortet als erwartet. Es mag sein, dass Gottes Antwort lange auf sich warten lässt. Es kommt vor, dass Gott schweigt. Ich denke allerdings, das ist viel seltener, als Menschen glauben. Ich habe eher den Verdacht, dass wir nicht mehr hinhören, wenn unsere Pläne durchkreuzt werden.

Was können Menschen von ihrem Gespräch mit Gott erwarten? Können Gebete beispielsweise heilen? Gebete können nicht heilen – Gott kann heilen! Das geschieht auf unterschiedlichen Wegen. Manche sind wirklich im Moment des Betens geheilt, viele heilen in der Beziehung zu Gott. Das ist unter Umständen ein sehr langer Prozess – und dennoch geschieht Heilung. Andere bleiben krank und werden trotzdem heil, weil sie sich als Kranke und Leidende bei und von Gott aufgehoben fühlen. ‚Erwarten' finde ich in dem Zusammenhang ein heikles Wort, weil darin ein Anspruch, eine Forderung mitklingt – als hätten wir ein Recht auf Gott! Das verzerrt m. E. den Sachverhalt: Wenn überhaupt jemand, dann hätte Gott als unser Schöpfer ein Recht auf uns! Er aber lässt uns die Freiheit, ihm zu glauben oder nicht! Für mich ist Beten Ausdruck einer Beziehung, manchmal auch einer schwierigen Beziehung. Da geht es nicht nur um mich, sondern auch um Gott. Er hofft auf mein Vertrauen. Es geht doch nicht darum, durch Gebet möglichst bequem an möglichst große Geschenke zu kommen! (...)

Lässt sich rechtes Beten lernen? Die Jünger haben Jesus gefragt, wie Beten geht. Er hat ein paar allgemeine Hinweise gegeben und ihnen das ‚Vater Unser' beigebracht. Es geht beim Beten-Lernen allerdings weniger darum, die richtigen Formeln aufzusagen, als darum, sich Gott gegenüber zu öffnen. Darum kann man Beten meines Erachtens eher durch Beispiele oder Vorbilder lernen als durch Unterricht. Mich haben Menschen an ihrem Gebet teilhaben lassen, dabei habe ich viel gelernt. Vermutlich ist es andererseits wie in der Liebe: Manches braucht man nicht zu lernen, es ist einfach da, wenn es gebraucht wird. (...)

―

BEIDERWIEDEN, WOLFGANG: „Beten?!?
Interview zum Thema Beten mit Pfarrerin Nicol Kaminsky, Leiterin des Hauses der Stille, Rengsdorf, Mitinitiatorin von beten 09" in: *chrismon plus rheinland, 3/2009*

Themenschwerpunkte

Beraten und Anleiten	1.2.2
Früh- und kranke Neugeborene pflegen	2.2.1
Kinder und Jugendliche	3.1.5

Kompetenzen

- Sie sind dafür sensibilisiert, was ein zu früh geborenes Kind für eine Familie bedeutet.
- Sie unterstützen verschiedene Formen der Kontaktaufnahme zwischen Eltern und Kind und begleiten Eltern beim Aufbau einer Beziehung zu ihrem Kind.
- Sie schätzen die Reife eines Neugeborenen kriteriengeleitet ein und beobachten die Entwicklung.
- Sie gestalten die Pflegesituation mit Hilfe von Pflegekonzepten situativ angemessen. Sie leiten Eltern bei der Versorgung ihres Kindes an.

„Beim Känguruing hatten sie allerdings keine Angst."

Berufliche Handlungssituation

Die Lernende Natascha erzählt:

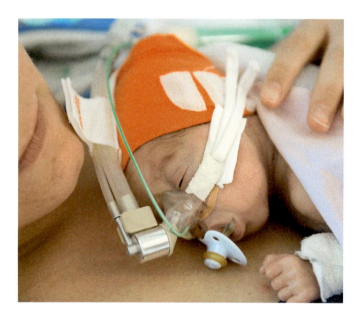

„In meinem Einsatz auf der neonatologischen Intensivstation habe ich Lisa kennen gelernt. Sie kam aufgrund einer Unterversorgung der Plazenta bereits in der 27. Schwangerschaftswoche mit einem Geburtsgewicht von gerade mal 815 g zur Welt.

Aufgrund der extremen Frühgeburt hatte sie ein Atemnotsyndrom sowie eine beidseitige Hirnblutung. Ihre Atmung wurde durch eine Atemhilfe unterstützt.

Lisa war ein Kind, welches viel Ruhe brauchte, bei ihr war das Minimalhandling sehr wichtig. Bei den Versorgungen war sie meistens sehr unruhig und wurde dadurch immer sehr tachykard. Da Lisa im Inkubator lag, haben sich die Eltern nicht getraut, ihr Kind zu versorgen. Sie fanden sie so klein und zerbrechlich. Beim Känguruing hatten sie allerdings keine Angst, da sie selber merkten, was der nahe Kontakt für Lisa bedeutete. Leider konnten sie nicht oft kommen, sie wohnen etwas weiter weg und haben bereits zwei Kinder, aber wenn sie kamen, hatten sie richtig viel Zeit für ihre kleine Tochter. Sie kuschelten Lisa ein und hielten sie einfach ein paar Stunden fest. Die Mutter hat ihr immer wunderschöne Kinderlieder vorgesungen und streichelte sie zärtlich. Wenn Lisa dann die Augen öffnete, hatte die Mutter Tränen in den Augen.

Es war einfach schön zu sehen, wie die Eltern mit einem solch kranken Kind umgegangen sind und auch die kleinen Fortschritte sahen. Ich fragte mich allerdings, ob bei Lisa was zurückbleibt oder ob sie mal ein gesundes, kräftiges Kind werden kann."

Arbeitsaufträge

1 Die Lernende Natascha fragt sich, „ob bei Lisa was zurückbleibt oder ob sie mal ein gesundes, kräftiges Kind werden kann."
  a Notieren Sie in Einzelarbeit, was Sie Natascha spontan antworten würden.

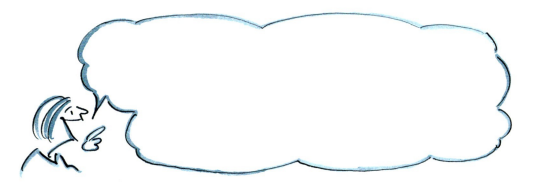

  b Tauschen Sie sich in Kleingruppen über Ihre Antworten aus. Sammeln Sie Ihre Fragen zur Handlungssituation auf Moderationskarten.
  c Sortieren Sie Ihre Fragen im Plenum an der |Metaplanwand. Überlegen Sie, welche vorläufigen Antworten Sie auf die Fragen geben können.

Metaplanwand | S. 239

◢ Zu einigen Fragen finden Sie im Folgenden Aufgaben, andere können Sie in selbst gewählter Weise bearbeiten.

2 In der Handlungssituation erzählt Natascha einiges über die Lebenssituation von Lisas Familie.
  a Sammeln Sie in Kleingruppen alle Informationen über die Lebenssituation von Lisas Familie und notieren Sie diese in den inneren Kasten der Abbildung auf der nächsten Seite.
  b Notieren Sie, welche weiteren Informationen Sie benötigen, um die Gesamtsituation von Lisa und ihrer Familie einschätzen zu können. Formulieren Sie Fragen dazu und notieren Sie diese ebenfalls in die Abbildung auf der nächsten Seite.
  c Vergleichen Sie Ihre Fragen mit den Befragungsthemen zur Informationssammlung nach |Friedemann/Köhlen.
  d Beantworten Sie besonders bedeutsame Fragen für Lisa und ihre Familie fiktiv. Notieren Sie die Antworten in den inneren Kasten der Abbildung.
  e Betrachten Sie Ihre Informationssammlung und kommen Sie darüber ins Gespräch, welche Bedeutung die Situation für die Familie und ggf. auch für die einzelnen Familienmitglieder hat. Notieren Sie Ihre Ergebnisse in den äußeren Kasten der Abbildung auf der nächsten Seite.
  f Tauschen Sie sich im Plenum über die Lebenssituation der Familie aus. Notieren Sie, welche Konsequenzen sich für die Gestaltung der Pflegesituation mit Lisa daraus ergeben.

Lernsituationen 2 | S. 105

Ich ziehe folgende Konsequenzen für die Gestaltung der Pflegesituation mit Lisa:

Das bedeutet für die Familie ...

Informationen zur Familie

„Beim Känguruing hatten sie allerdings keine Angst."

3 Die Lernende Natascha berichtet über den Grund, der bei Lisa zur Frühgeburt geführt hat, über Zeichen der Unreife sowie über Folgen der Frühgeburt.
   a Sortieren Sie in Kleingruppen den Grund, der bei Lisa zur Frühgeburt geführt hat, in die Abbildung ein.

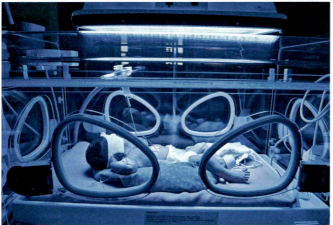

Kindliche Gründe

Mütterliche Gründe

Äußere Einflüsse

b Sammeln Sie mit Hilfe des |Fachbuchs weitere Gründe für eine Frühgeburt. Unterscheiden Sie zwischen kindlichen und mütterlichen Gründen sowie äußeren Einflüssen. Notieren Sie die Ergebnisse in der Abbildung.

Fachbuch 2 | 53

c Sammeln Sie aus der Handlungssituation alle Zeichen für Lisas Unreife, die Natascha erwähnt. Was könnte Natascha noch beobachten? Versuchen Sie, für die Zeichen Erklärungen zu finden und notieren Sie Ihre Ergebnisse in der Abbildung.

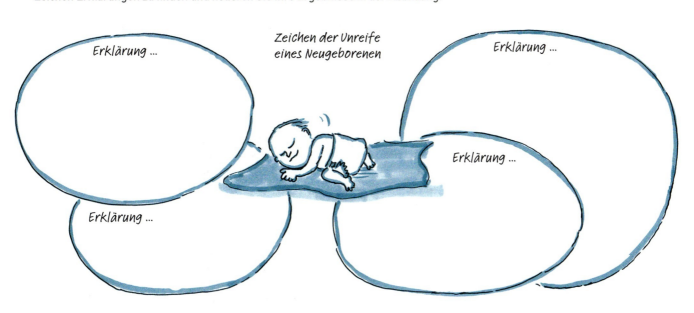

d Überprüfen Sie Ihre Erklärungen mit Hilfe des Fachbuches und ergänzen Sie weitere Zeichen und Erklärungen in der Abbildung.

e Sammeln Sie aus der Handlungssituation alle Folgen der Frühgeburt, die Natascha erwähnt und suchen Sie Erklärungen dafür. Notieren Sie weitere mögliche Folgen und Ihre Erklärungen dazu in die Tabelle.

Folgen der Frühgeburt	Wie erklären Sie sich diese Folgen?	Welche Erklärungen finden Sie im Fachbuch?

Fachbuch 2 | 284

f Überprüfen Sie Ihre Ergebnisse mit Hilfe des |Fachbuchs und ergänzen Sie ggf. die Tabelle.

g Tauschen Sie sich im Plenum über Ihre Ergebnisse aus und notieren Sie alle Kriterien zur Einschätzung der Reife eines Neugeborenen in das Merkblatt.

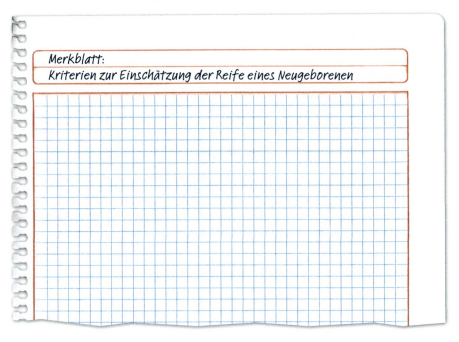

Merkblatt:
Kriterien zur Einschätzung der Reife eines Neugeborenen

4 Die Lernende Natascha berichtet: „Es war einfach schön zu sehen, wie die Eltern mit einem solch kranken Kind umgegangen sind und auch die kleinen Fortschritte sahen." Sie erwähnt in diesem Zusammenhang das |„Känguruing".

Fachbuch 2 | S. 274

a Bearbeiten Sie in Einzelarbeit folgende Fragen:

- Auf welche Art und Weise haben die Eltern zu Lisa Kontakt aufgenommen? Was ist „Känguruing"?

- Welche Gefühle haben die Eltern und Lisa dabei vermutlich gehabt?

_____
_____
_____
_____

- Was haben die Eltern von Lisa vermutlich beobachtet, wenn sie „kleine Fortschritte" sahen?

_____
_____
_____
_____

- Wie wurde die Kontaktaufnahme der Eltern zu ihrer Tochter vom Team unterstützt?

_____
_____
_____
_____

b Tauschen Sie sich in Kleingruppen über Ihre Notizen aus. Tauschen Sie sich weiter über eigene Erfahrungen bzgl. der Kontaktaufnahme zwischen Eltern und Kind anhand folgender Fragen aus:
- Welche Möglichkeiten der Unterstützung der Eltern-Kind-Beziehung haben Sie in der Pflegepraxis kennen gelernt?
- Welche Gefühle haben die Eltern gezeigt? Wie haben sie sich zu ihrem Kind verhalten?
- Wie haben Sie als Pflegeperson darauf reagiert? Wie haben Sie die Eltern unterstützt?

Halten Sie Ihre Ergebnisse auf einem |Plakat fest.   Plakat | S. 240

c Informieren Sie sich im |Fachbuch und im Internet über Konzepte zur Förderung   Fachbuch **2** | S. 283
der Eltern-Kind-Beziehung und sortieren Sie diese zu Ihren notierten Beobachtungen auf dem Plakat.

d Lesen Sie den Text im Material 1 und tauschen Sie sich darüber aus. Fassen Sie den Inhalt in 4–5 Sätzen zusammen.

e Präsentieren Sie Ihre Ergebnisse im Plenum. Kommen Sie darüber ins Gespräch,
- welche Bedeutung die intensive Kontaktaufnahme für Lisa hat,
- wie die Umgebung von Lisa noch besser gestaltet werden kann,
- woran festgemacht werden kann, ob die Kontaktaufnahme und die Umgebung gut gestaltet sind und
- worin weitere „Fortschritte" Lisas bestehen könnten.

Notieren Sie Ihre Überlegungen dazu in der Abbildung auf der nächsten Seite.

Die intensive Kontaktaufnahme bedeutet für mich ...

Die Umgebung könnte folgendermaßen gestaltet sein ...

Weitere Fortschritte Lisas könnten sein ...

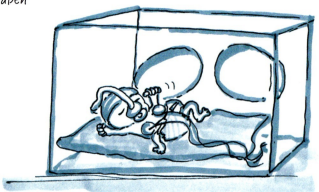

So kann beobachtet werden, ob Kontaktaufnahme und Umgebung gut gestaltet sind ...

5   Die Lernende Natascha erzählt neben der Kontaktaufnahme Weiteres über die Pflege von Lisa.
   a   Sammeln Sie im Plenum alle pflegerelevanten Aspekte zur Situation von Lisa aus der Handlungssituation und halten Sie diese auf Moderationskarten an der |Metaplanwand fest.
   b   Sammeln Sie weitere Aspekte, die für die Pflege von Lisa wahrscheinlich relevant sind. Notieren Sie auch diese auf Moderationskarten.
   c   Systematisieren Sie Ihre gesammelten Ergebnisse und suchen Sie Oberbegriffe. Verteilen Sie die Pflegeschwerpunkte auf Kleingruppen.
   d   Bearbeiten Sie die Pflegeschwerpunkte in den Kleingruppen mit Hilfe des Fachbuchs und des Internets. Notieren Sie in der Tabelle jeweils:
   - die beobachtbaren Phänomene zu Ihrem Pflegeschwerpunkt,
   - die Bedeutung dieser Phänomene aus Sicht von Lisa und ihrer Familie,
   - die Ressourcen im Hinblick auf die Phänomene,
   - die pflegerischen Interventionen zu Ihrem Pflegeschwerpunkt, deren Ziele und Durchführung (beziehen Sie dazu auch Ihre Ergebnisse zur Lebenssituation der Familie aus Arbeitsauftrag 2 ein),
   - die Interventionen anderer Berufsgruppen und die Art und Weise der Zusammenarbeit mit den anderen Berufsgruppen in Bezug auf den Pflegeschwerpunkt,
   - die Zusammenarbeit mit den Eltern in Bezug auf den Pflegeschwerpunkt. Bereiten Sie hierzu eine Anleitungssequenz mit den Eltern oder einem Elternteil im |Rollenspiel vor.

Metaplanwand | S. 239

Rollenspiel | S. 240

„Beim Känguruing hatten sie allerdings keine Angst."

Phänomene und deren Bedeutung für Lisa und ihre Familie	Ressourcen	Pflegerische Interventionen mit Ziel, Durchführung und Einbezug der Eltern	Interventionen anderer Berufsgruppen und Zusammenarbeit

e Diskutieren Sie Ihre Ergebnisse im Plenum. Notieren Sie die Ergebnisse der jeweils anderen Kleingruppen.

f Präsentieren Sie Ihre Rollenspiele im Plenum.
g Reflektieren Sie die Rollenspiele anhand folgender Fragen:
- **Eltern/Elternteil**: Wie habe ich die Situation erlebt? Inwieweit habe ich mich gut angeleitet gefühlt? Inwieweit habe ich mehr Sicherheit im Umgang mit meinem Kind gewonnen?
- **Schülerin**: Wie habe ich die Situation erlebt? Inwieweit habe ich ausreichend informiert und angeleitet? Wobei habe ich mich sicher gefühlt? Wobei unsicher?
- **Beobachtende**: Wie habe ich die Anleitungssequenz erlebt? Was ist mir besonders aufgefallen?

h Überlegen Sie abschließend, welche Konsequenzen Sie persönlich für die Gestaltung von Pflegesituationen ziehen, in denen Sie Eltern oder andere Bezugspersonen anleiten:

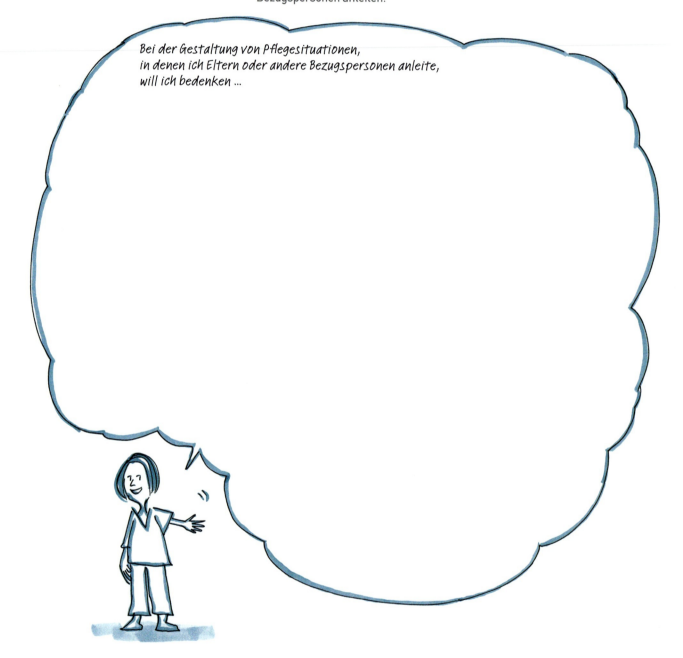

Bei der Gestaltung von Pflegesituationen, in denen ich Eltern oder andere Bezugspersonen anleite, will ich bedenken ...

6 Die Lernende Natascha fragt sich, „ob bei Lisa was zurückbleibt oder ob sie mal ein gesundes, kräftiges Kind werden kann".
  a Überprüfen Sie in Einzelarbeit, was Sie in Arbeitsauftrag 1 a notiert haben. Würden Sie Natascha jetzt anders antworten? Korrigieren Sie ggf. Ihre Antwort.
  b Diskutieren Sie Ihre Antworten auf Nataschas Frage im Plenum.
  c Überprüfen Sie, ob Ihre Fragen aus Arbeitsauftrag 1 beantwortet sind. Wenn nicht, wählen Sie geeignete Wege zur Klärung dieser offenen Fragen.

Für die Pflegepraxis

7 Kommen Sie mit Eltern zu früh geborener Kinder über deren Lebenssituation ins Gespräch. Nehmen Sie Belastungen und Bedürfnisse der Familien wahr.

8 a Erstellen Sie einen Pflegeplan für ein frühgeborenes Kind. Sammeln Sie dafür zunächst alle Informationen anhand der Fragen von (Lernsituationen 2 | S. 105) Friedemann/Köhlen. Beziehen Sie die Eltern oder einen Elternteil ein. Nehmen sie wahr, zu welchen Aspekten diese angeleitet werden können/wollen.
  b Stellen Sie diesen Plan Ihrer Praxisanleiterin vor und gestalten Sie die Pflege entsprechend mit Ihrer Praxisanleiterin.
  c Reflektieren Sie die Pflegesituation mit Ihrer Praxisanleiterin anhand folgender Fragen:
  - Was ist mir gut gelungen? Was weniger?
  - Wobei habe ich mich sicher gefühlt? Wobei unsicher?
  - Welche Konsequenzen ziehe ich für meinen weiteren Lernprozess?

9 Tauschen Sie sich mit Ihrer Praxisanleiterin und anderen Kolleginnen über deren Erfahrungen bei der Förderung der Eltern-Kind-Beziehung aus.

Weiterführende Literatur

GHARAVI, KERSTIN; SALADIN, CHRISTIANE: „Extrauterine Umgebungsgestaltung für Frühgeborene" in: *Kinderkrankenschwester* 25. Jg. (2006) Nr. 11, S. 474–483

HEIMERL, HILDEGARD et al.: „Kombiniertes Case- und Fallmanagement in der Neonatologie: Kompetenz der Eltern fördern" in: *Pflegezeitschrift* 7/2008, S. 384–387

ISFORT, MICHAEL et al.: „Beiträge und Effekte einer Basal Stimulierenden elterlichen Kontaktpflege (BSK) im Rahmen der Konzeption einer sanften Frühgeborenenpflege" Teil I, in: *Kinderkrankenschwester* 27 Jg. (2008) Nr.6, S. 233–240

ISFORT, MICHAEL et al.: „Beiträge und Effekte einer Basal Stimulierenden elterlichen Kontaktpflege (BSK) im Rahmen der Konzeption einer sanften Frühgeborenenpflege" Teil II, in: *Kinderkrankenschwester* 27. Jg. (2008) Nr. 7, S. 272–282

KUNTH, DANA: „Pflegekurve für Frühgeborene unter Berücksichtigung entwicklungsfördernder Maßnahmen" in: *Kinderkrankenschwester* 25. Jg. (2006) Nr. 8, S. 328–332

THEILIG, PEGGY: „Die Känguru-Methode" in: *Kinderkrankenschwester* 22. Jg. (2003) Nr. 8, S. 331–334

www.dasfruehchen.de/
Auf dieser Internetseite finden Sie Informationen zu Selbsthilfegruppen für betroffene Eltern zu früh geborener Kinder.

Material 1: Bindungsprozess zwischen Eltern und ihrem Kind

Bonding:
Die wichtigste Bindung des Lebens

Der Begriff „Bonding" wurde noch vor wenigen Jahren auf die sensible Phase unmittelbar nach der Geburt beschränkt, in der eine tiefe Bindung zwischen Eltern und Kind entsteht. Heute weiß man, dass das Bonding nach der Geburt nur die Fortsetzung eines Bindungsprozesses ist, der schon lange zuvor in der Schwangerschaft begonnen hat. Er wird von den verschiedensten Faktoren beeinflusst. Beispielsweise von den Erfahrungen der Eltern, deren eigener Erziehung und nicht zuletzt von den Ereignissen im Zusammenhang mit der Schwangerschaft, der Geburt, dem Wochenbett und den ersten Lebensmonaten des Kindes. Als Bonding kann also die einzigartige Bindung zwischen den Eltern, und dabei besonders der Mutter, und dem Kind bezeichnet werden. Sie ist spezifisch, von langer Dauer und nicht nur die stärkste, sondern wahrscheinlich auch die wichtigste aller menschlichen Verbundenheiten.

(...)

Fehlt der Erstkontakt ...

Kann das Kind nach der Geburt lange nicht bei der Mutter sein, weil es zum Beispiel krank oder zu früh geboren ist und im Inkubator liegt, kann die Beziehung nicht im erforderlichen Maß entstehen. Voraussetzung für eine gesunde Entwicklung des Kindes ist aber eine von Vertrauen getragene Bindung an eine feste Bezugsperson. Eine zuverlässige und tiefe Liebe ist der Nährboden einer gesunden Entfaltung der individuellen Persönlichkeit. Sie schenkt Urvertrauen und Selbstachtung. Umgekehrt kann das Fehlen einer solchen Liebe Schmerz, Selbstverlust und seelische Störungen im späteren Leben bedeuten.

Das Kind bringt die Fähigkeit, mit seiner Umwelt in Verbindung zu treten, mit auf die Welt. Es sucht die Bindung an eine feste Bezugsperson – meistens ist dies die Mutter. Für den Säugling ist es lebensnotwendig, dass seine personelle Umwelt mit ihm in Beziehung tritt. Der Mensch kann nur durch den anderen, durch das „Du" erfahren, wer er ist. Er kann seine Identität nur finden, wenn jemand da ist, der ihn spiegelt und auf ihn reagiert. Der Säugling ist von der Natur gut ausgerüstet, sich diese Zuwendung von uns zu holen. Er löst starke Gefühle der Zuneigung und Fürsorglichkeit aus. Man hält dem Blick des Kindes stand, man lächelt, man spricht mit ihm, streichelt und schaukelt es.

Geschieht dies aus irgendeinem Grund auf Dauer nicht oder nur ungenügend, so entsteht bei dem Kind die Grundstimmung, dass es nicht geliebt wird und nicht liebenswert ist. Diese Stimmung kann auch leicht bei kranken Neugeborenen oder Frühgeborenen auf der Intensivstation entstehen. Durch die äußeren Umstände wird das Bonding erschwert, die Mutter ist nicht mehr die Haupt- und Bezugsperson. Ein ganzes Team von Menschen versorgt den Säugling abwechselnd. Selbst innerhalb einer Schicht wird er oft von mehreren Personen betreut. Er schaut in viele verschiedene Gesichter und wird von den unterschiedlichsten Händen berührt und gehalten. Viele der Handlungen bereiten ihm Schmerzen. Das Kind in einer solchen Situation hat es schwer, eine Bindung einzugehen und Vertrauen zu entwickeln. Was muss es für ein trauriges, leeres Gefühl für ein Neugeborenes sein, wenn es plötzlich seine Mutter, mit der es neun Monate eins war, deren Stimme und Geruch ihm so vertraut sind, nicht mehr bei sich hat?

Bonding auf der Frühgeborenenstation

Dass der Kontakt zur Mutter, aber auch zum Vater, für Frühgeborene besonders wichtig ist, hat sich in den letzten Jahren immer mehr bestätigt. Ein anschauliches und sehr eindrucksvolles Beispiel dafür ereignete sich im Oktober 1991 in der Bostoner Brigham-Frauenklinik. Dort wurde ein winziges Baby 16 Wochen zu früh geboren. Der Zustand des Jungen war kritisch und die Ärzte hatten große Mühe, ihn am Leben zu erhalten. Seine Blutwerte verschlechterten sich und seine unreife Lunge war nicht in der Lage, ihn mit Sauerstoff zu versorgen. Die Schwestern der Frühgeborenen-Intensivstation beschlossen schließlich, den Kleinen seiner Mutter zu übergeben, damit sie sich von ihm verabschieden konnte. Sie ließen Mutter und Kind allein und kamen zwei Stunden später zurück. Die Mutter hielt ihr winziges Baby, das noch mit sämtlichen Geräten und Monitoren verbunden war, im Arm. Aber sie hatte den Kleinen ausgezogen und in einer Spontanentscheidung auf ihre nackte Brust gelegt.

Als die zuständige Schwester die Vitalfunktionen des Babys kontrollierte, stellte sie fest, dass der Sauerstoffspiegel im Blut gestiegen und der Kohlendioxidgehalt gesunken waren. Sein Blutdruck war stabiler, seine Atmung weniger mühsam. Die Schwestern berieten sich mit dem Arzt und baten dann die Mutter, ihr Baby die ganze Nacht über zu halten, sodass sie seine Entwicklung weiter beobachten konnten. Innerhalb eines Tages trat eine deutliche Besserung ein. Als die Mutter müde war, wurde sie von ihrem Mann abgelöst. Im Laufe der folgenden zwei Tage lag das Kind ständig bei seinen Eltern auf der Brust und bereits in diesen Tagen schlug der körperliche Zustand des Kleinen vollkommen um. Im Alter von vier Monaten konnte er aus der Klinik entlassen werden und machte in den Medien als „Wunderbaby" Schlagzeilen.

Dieses Beispiel zeigt, dass die Känguru-Methode eine ideale Ergänzung zur Intensivmedizin sein kann. Dabei legt die Mutter ihr Baby auf ihre nackte Brust und deckt sich und das Kind zu. Mit der Methode werden für das Frühgeborene ähnliche Bedingungen wie im Mutterleib geschaffen. Es kann den Herzschlag spüren und hört die Stimme der Mutter. Dazu kommen die sanften, rhythmischen Bewegungen der Atmung. Das Baby ist voll abgestützt, kann aber seine Arme und Beine bewegen. Es empfindet Schutz und kann die Pause von den Belastungen, denen es in der Intensivstation ausgesetzt ist, genießen.

Ebenso wohltuend wie für das Kind ist die Känguru-Methode aber auch für die Eltern. Sie bietet ihnen die Möglichkeit, aktiv in ihre Rolle einzusteigen und ein fester Bestandteil im Leben des Kindes zu werden. Es beschleunigt außerdem den erwünschten Bonding-Prozess.

Fazit

Es gibt viele Möglichkeiten, eine tiefe und innige Bindung zu seinem Kind einzugehen. Alle haben jedoch mit Berührung und Nähe, Liebe und Verständnis zu tun. Egal wie klein und krankt ein Baby auch sein mag, das Boding zwischen Mutter und Kind ist von so ausschlaggebender Bedeutung, dass es schon Kinder, die von Ärzten und Pflegepersonal aufgegeben wurden, „geheilt" hat, wie das Beispiel mit dem kleinen „Wunderbaby" zeigt.

Das Bonding ist essenziell im Leben der Eltern und vor allem des Kindes. Entscheidend dabei ist, welche Art von Bindung sie miteinander eingehen.

Ein Säugling ist anfangs völlig hilflos und auf andere angewiesen. Er erwartet, dass seine Zuneigung empfangen und ich mindestens ebenso viel Liebe und Zuneigung zurückgeschenkt wird. Das ist die größte Bereicherung für ein Baby und prägt es für sein ganzes Leben.

—

KÖNIG, NINA: „Bonding; Die wichtigste Bindung des Lebens" in: *Pflegezeitschrift* 1/2002, S. 29–32

Themenschwerpunkte

Demenziell erkrankte Menschen pflegen	2.2.3
Alte Menschen	3.1.6

Kompetenzen

- Sie nehmen unterschiedliche Haltungen und Verhaltensweisen wahr, die Menschen mit einer Demenz entgegengebracht werden. Sie gehen wertschätzend mit diesen Menschen um.
- Sie wägen Chancen und Grenzen von Wohngemeinschaften und anderen Lebensumfeldern für Menschen, die in unterschiedlichen Ausprägungsgraden einer Demenz leben, kritisch gegeneinander ab. Sie wirken an Entscheidungen zu angemessenen Wohnformen mit.
- Sie sind für das Erleben von Menschen mit einer Demenz sensibilisiert und finden kreative Wege, sich mit ihnen sprachlich oder körpersprachlich zu verständigen.
- Unter Berücksichtigung des Erlebens und der Handlungsmöglichkeiten von Menschen mit einer Demenz (z. B. Laufen) begleiten Sie diese im Spannungsfeld von *Schutz geben und Freiheit gewähren*.

„Aber wo sollte er sonst hin?"

Berufliche Handlungssituation

Frau Jung, Pflegehelferin in einer Wohngemeinschaft für Menschen mit einer Demenz, erzählt ihrer Freundin von einem Bewohner, der dort seit vier Jahren lebt …

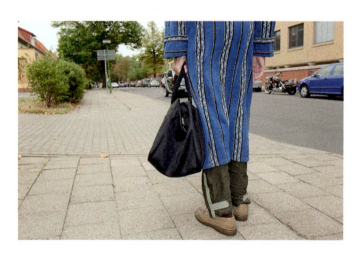

„Heute wurde Herr Fredriksson wieder mal von der Polizei gebracht. Er lief im Schlafanzug und mit Koffer am Rand der Stadtautobahn. Der Polizist meinte: „Nächstes Mal kriegen Sie Probleme, wenn Sie nicht besser auf Ihre Leute aufpassen." Die sind da immer wenig verständnisvoll. Oft bleibt Herr Fredriksson hier in der Nähe, wandert einmal um den nächsten Block und kommt dann wieder. Solche Menschen kann man nicht aufhalten. Es hat auch schon mal eine Verkäuferin aus einem großen Kaufhaus angerufen, die sehr freundlich war. Sie hatte Herrn Fredriksson ratlos in der Parfümabteilung stehen sehen.

Ich frage mich, ob er hier überhaupt richtig ist. Manchmal habe ich Angst, dass er vor ein Auto läuft. Aber wo sollte er sonst hin? Er gehört doch schon so lange zu uns. Unsere Geschäftsführerin ist davon überzeugt, dass er hier richtig ist. Dabei kann er uns gar nicht mehr verstehen. Herr Fredriksson spricht nämlich nur noch Norwegisch. Neulich hatten wir mal einen Dolmetscher hier. Jemanden aus der norwegischen Gemeinde. Aber der konnte ihn auch nicht mehr verstehen.

Wir haben hier ja drei WGs im Haus. Wenn ich in eine der anderen Wohnungen muss, dann nehme ich Herrn Fredriksson einfach mit und wenn der Zivi da ist, dann läuft Herr Fredriksson ihm auch schon mal hinterher. Jeder kennt ihn hier. Auch die anderen Leute – die ganz normalen Mieter. Die nehmen uns inzwischen so, wie wir sind. Sind schon mal genervt, wenn das Abflussrohr verstopft ist, weil eine unserer Bewohnerinnen was runtergespült hat, was da nicht rein darf. Manchmal wird auch nachts geklingelt, wenn eine Bewohnerin fortwährend „Hilfe" schreit. Ich kann mich nicht die ganze Nacht an ihr Bett setzen, auch wenn sie dann aufhören würde.

Neulich habe ich Herrn Fredriksson bei McDonald's gefunden, da haben wir erst mal einen Kaffee getrunken. Schlimmer wird's, wenn er die U-Bahn nimmt, dann sucht ihn die Polizei."

Arbeitsaufträge

1. Stellen Sie sich vor, Sie würden einem Mann wie Herrn Fredriksson morgens auf Ihrem Weg zur Arbeit begegnen. Notieren Sie: Was würden Sie denken? Was würden Sie tun?

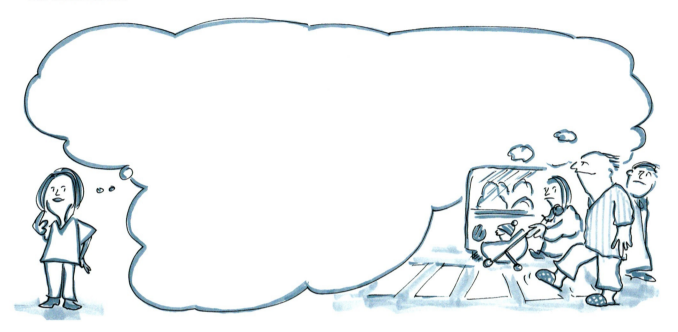

2. In Frau Jungs Erzählung kommen verschiedene Personen vor, die offensichtlich unterschiedliche Haltungen gegenüber Herrn Fredriksson haben.
   a Sammeln Sie in Einzelarbeit für jede in der Erzählung auftretende Person, was sie über Herrn Fredriksson denken könnte.

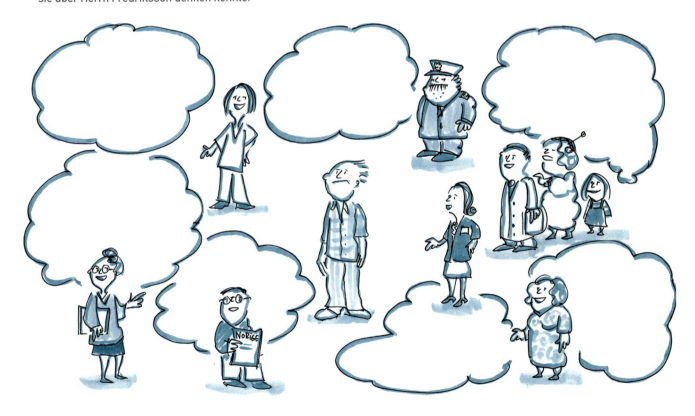

   b Leiten Sie nun für jede Person die innere Haltung ab, die Sie hinter deren Gedanken vermuten.

Standbild | S. 241

c Bauen Sie im Plenum ein |Standbild.
- Die Spielleiterin stellt eine Lernende als Herrn Fredriksson im Raum auf.
- Eine andere Lernende fängt an, alle anderen Personen in Beziehung zu Herrn Fredriksson aufzustellen (Nähe/Distanz, oben/unten). Sie modelliert sie in die Körperhaltungen und Gestik, die sie sich für die Personen vorstellt und macht jeder Spielerin das passende Gesicht zur Person vor (Mimik).
- Die anderen Lernenden überprüfen das Standbild und verändern es so lange, bis alle damit einverstanden sind.
- Die Spielleiterin geht von einer Spielerin zur anderen und fordert sie auf, aus ihrer Rolle einen Satz zu sprechen, der die innere Haltung dieser Person ausdrückt.
- Nun fügen die Beobachterinnen dem Standbild ggf. die Haltungen hinzu, die noch fehlen und erläutern sie.
- Abschließend fordert die Spielleiterin jede Lernende nacheinander auf (auch diejenigen, die bereits im Standbild stehen), sich selbst im Standbild zu positionieren. Jede sollte einmal an einem für sie passenden Ort ihre persönliche Haltung einnehmen oder sich hinter die Spielerin stellen, die ihre eigene innere Haltung zum Ausdruck bringt. Wenn sie ihre Haltung gefunden hat, dann erzählt sie auf Nachfrage der Spielleiterin, warum sie sich dort hingestellt hat und was ihr durch den Kopf geht.

d Tauschen Sie sich im Plenum über folgende Fragen aus:
- Welche unterschiedlichen Haltungen der Personen gegenüber Herrn Fredriksson wurden im Standbild deutlich?
- Welche Haltungen sind Ihnen vertraut, welche sind Ihnen fremd? Inwiefern und warum?
- Was ist Ihnen persönlich über Ihre eigene Position deutlich geworden, die Sie im Standbild eingenommen haben?

e Überlegen Sie, was ein wertschätzender Umgang mit Herrn Fredriksson wäre bzw. wo ein solcher in der Handlungssituation bereits sichtbar wird.

Ein wertschätzender Umgang mit Herrn Fredriksson heißt konkret:

_____
_____
_____
_____

f Lesen Sie in Einzelarbeit den Text in Material 1.

g Tauschen Sie sich im Plenum über Ihre Eindrücke zum Text aus und ergänzen Sie Ihre Notizen zum wertschätzenden Umgang mit Herrn Fredriksson in Arbeitsauftrag 2 e.

3 Frau Jung erzählt, dass Herr Fredriksson im Schlafanzug und mit einem Koffer am Rand der Stadtautobahn lief.

a Sammeln Sie in einer Kleingruppe Ihre Assoziationen zu diesem Bild, tauschen Sie sich darüber aus und halten Sie Ihre Gedanken schriftlich fest.

_____
_____
_____
_____
_____

b   Sortieren Sie Ihre Assoziationen aus Arbeitsauftrag 3 a, indem Sie eine |Mindmap zum Phänomen des „Laufens" bei Menschen mit einer Demenz erstellen. Beziehen Sie dabei die Schilderungen aus der Handlungssituation und Ihre Vorerfahrungen mit Menschen mit einer Demenz ein. Folgende Fragen können Sie leiten:

Mindmap | S. 239

- Welche Gründe hat das „Laufen" von Menschen mit einer Demenz und welche davon könnten auf Herrn Fredriksson zutreffen?
- Auf welches Erleben lässt dieses Phänomen bei Herrn Fredriksson möglicherweise schließen?
- Welche Gefahren sind aus Ihrer Sicht mit dem Laufen von Herrn Fredriksson verbunden?
- Wie gehen die Pflegenden in der Handlungssituation mit Herrn Fredrikssons Drang zum Laufen um? Wie schätzen Sie deren Umgang damit ein?
- Welche Möglichkeiten sehen Sie, Herrn Fredriksson in seinem Drang zu laufen einerseits Freiheit zu gewähren und andererseits Schutz zu geben?

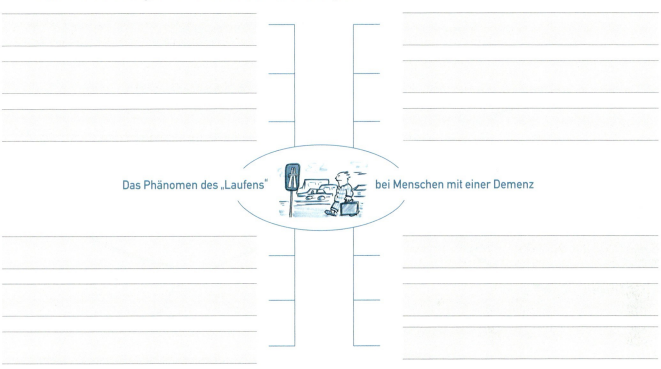

Das Phänomen des „Laufens"   bei Menschen mit einer Demenz

c   Recherchieren Sie im |Fachbuch und im Internet zum Phänomen des „Laufens" bei Menschen mit einer Demenz und ergänzen Sie Ihre Mindmap.

Fachbuch 2 | S. 364

d   Stellen Sie Ihre Mindmap im Plenum vor und diskutieren Sie Ihre Ergebnisse.

4 Frau Jung berichtet über weitere Verhaltensweisen von Herr Fredriksson.
  a Identifizieren Sie in Partnerarbeit alle Verhaltensweisen von Herrn Fredriksson (neben dem „Laufen"), die möglicherweise im Zusammenhang mit seiner Demenz stehen und notieren Sie diese in einer weiteren |Mindmap.

Mindmap | S. 239

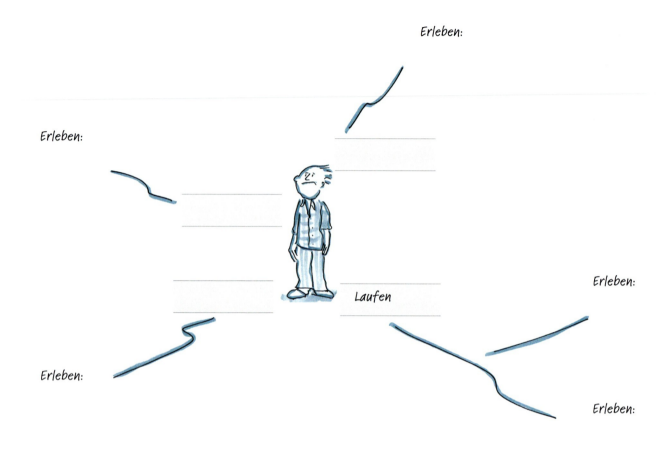

Fachbuch 2 | S. 385

b Notieren Sie in der Mindmap zu jeder Verhaltensweise, wie Sie sich diese erklären und welches Erleben dahinterstehen könnte.
c Recherchieren Sie im |Fachbuch und im Internet, ob diese typisch für Menschen mit einer Demenz sind und überprüfen Sie Ihre Erklärungen. Ergänzen Sie ggf. Ihre Mindmap.
d Tauschen Sie sich über Ihre Ergebnisse in Kleingruppen aus und ergänzen Sie Ihre Mindmap.
e Bearbeiten Sie folgende Aufgaben weiter in der Kleingruppe:
- Lesen Sie in Material 2 das Faktorenmodell.
- Beschreiben Sie die Situation von Herrn Fredriksson anhand des Modells. Ergänzen Sie fiktiv Informationen, die Ihnen zur Situation von Herrn Fredriksson noch fehlen.
- Diskutieren Sie vor dem Hintergrund des Modells die Maßnahmen, die die Pflegenden in der Handlungssituation ergreifen und schätzen Sie diese ein. Notieren Sie die Maßnahmen links in der Tabelle auf S. 111.
- Recherchieren Sie mit Hilfe des Fachbuchs und des Internets weitere Möglichkeiten eines angemessenen pflegerischen Umgangs mit Herrn Fredriksson. Notieren Sie diese rechts in der Tabelle auf der folgenden Seite.

„Aber wo sollte er sonst hin?"

Faktorenmodell

Maßnahmen, die die Pflegenden in der Handlungssituation ergreifen:

physiologische Faktoren:

psychische Faktoren:

soziale Faktoren:

strukturelle Faktoren:

Weitere Möglichkeiten eines angemessenen pflegerischen Umgangs mit Herrn Fredriksson:

f Diskutieren Sie Ihre Ergebnisse im Plenum.

5 Herr Fredriksson wohnt in einer Wohngemeinschaft für Menschen mit einer Demenz.
  a Tauschen Sie sich in Kleingruppen über folgende Fragen aus:
  - Wer von Ihnen wohnt aus welchen Gründen in einer Wohngemeinschaft? Oder: Was hat Ihre Freunde oder Bekannten dazu motiviert, in eine Wohngemeinschaft zu ziehen?
  - Welche Erfahrungen haben Sie beim Wohnen in einer Wohngemeinschaft gesammelt?
  - Was kann eine Wohngemeinschaft bieten oder leisten?
  - Welche Formen der Betreuung für Menschen mit einer Demenz kennen Sie und was wissen Sie darüber?
  b Entwerfen Sie mit Hilfe des Internets eine Broschüre, in der Sie Angehörige von Menschen mit einer Demenz über die Vor- und die Nachteile der Begleitung und Betreuung in einer ambulanten Wohngemeinschaft informieren.

c Laden Sie eine Expertin zum Thema *Pflege und Betreuung von Menschen mit einer Demenz* ein. Stellen Sie ihr die Broschüren vor. Klären Sie Fragen, die Sie beim Erstellen der Broschüren hatten. Kommen Sie darüber hinaus über folgende Fragen mit ihr ins Gespräch:
- Wer lebt in einer Wohngemeinschaft für Menschen mit einer Demenz?
- Welche anderen Wohnformen gibt es für diese Menschen? Und wann sind sie für wen geeignet?
- Wie sind die Angehörigen der Bewohnerinnen und Bewohner in eine Wohngemeinschaft eingebunden?
- Wie wichtig ist der Kontakt zur Nachbarschaft im Umfeld einer Wohngemeinschaft und wie kann man diesen gestalten?
- Welche Aufgaben hat eine Pflegehilfskraft in einer Wohngemeinschaft und welche eine Pflegefachkraft?
- Was unterscheidet das Arbeiten in einer solchen Einrichtung von anderen ambulanten und stationären Arbeitsfeldern in der Pflege?
- Wie finanziert sich eine Wohngemeinschaft?
- Welchem ordnungsrechtlichen Rahmen unterliegt sie?

d Berichten Sie der Expertin Ihre Ergebnisse aus den Arbeitsaufträgen 3 und 4 – also über Herrn Fredrikssons Erlebens- und Verhaltensweisen und von den Möglichkeiten der Begleitung und Pflege, die Sie sich bisher erarbeitet haben. Kommen Sie mit ihr über weitere Möglichkeiten der Pflege und Begleitung von Herrn Fredriksson ins Gespräch. Ergänzen sie diese Ergebnisse in die Abbildung aus Arbeitsauftrag 4 e.

e Diskutieren Sie mit ihr die Frage, ob eine Wohngemeinschaft für Herrn Fredriksson noch das passende Lebensumfeld ist. Finden Sie dazu Ihre eigene Position und begründen Sie diese.

Wohnt Herr Fredriksson in der WG noch richtig?

6 a Lesen Sie in Einzelarbeit noch einmal Ihre Notizen aus Arbeitsauftrag 1. Überlegen Sie: Was hat sich verändert? Was würden Sie jetzt denken und tun?
b Tauschen Sie sich im Plenum über die Veränderungen Ihrer Gedanken und Ihrer möglichen Reaktionen aus.

Für die Pflegepraxis

7 Befragen Sie Menschen in Ihrem Haus oder in Ihrer Nachbarschaft, wie es ihnen geht, wenn sie Menschen mit einer Demenz auf offener Straße oder an anderen Plätzen im öffentlichen Raum begegnen. Diskutieren Sie Ihre Ergebnisse in der Schule.

8 Beobachten Sie, auf welche Weise Menschen (Besucher, Angehörige, Pflegende, Ärzte, …) versuchen, sich mit Menschen mit einer Demenz zu verständigen. Führen Sie über die Umgangsweisen und die Reaktionen der Beteiligten ein Protokoll und analysieren Sie Ihre Beobachtungen anschließend mit Ihrer Praxisanleiterin.
a Begleiten Sie in Ihrem nächsten praktischen Einsatz eine Bewohnerin/Patienten mit einer Demenz, deren Sprachfähigkeit beeinträchtigt ist, über einen längeren

Zeitraum. Beobachten Sie die sprachlichen und körpersprachlichen Ausdrucksweisen dieser Person und versuchen Sie, diese angemessen zu deuten, indem Sie u. a. auch die biografischen Daten einbeziehen. Protokollieren Sie Ihre Beobachtungen (z. B. in Ihr |Lerntagebuch). Notieren Sie jeweils auch Ihre eigenen Gedanken und Gefühle.

Lerntagebuch | S. 238

b Entwickeln Sie kreative Wege für die Verständigung mit der Bewohnerin/Patientin und nehmen Sie sprachliche und körpersprachliche Reaktionen der Bewohnerin/Patientin aufmerksam wahr.

c Kommen Sie mit Ihrer Praxisanleiterin und/oder den Bezugspersonen Betroffener über Ihre Ergebnisse ins Gespräch.

d Kommen Sie mit Ihrer Praxisanleiterin über das Spannungsfeld von *Schutz geben und Freiheit gewähren* bei Menschen mit einer Demenz ins Gespräch. Befragen Sie sie zu ihren Erfahrungen und Umgangsweisen damit.

Weiterführende Literatur

AKTION DEMENZ e.V.: *Demenz und Kommune – Wie verwandeln wir unsere Dörfer, Städte und Gemeinden in Orte, die ein besseres Leben mit Demenz ermöglichen? Ein praktischer Vorschlag für lokale Aktivitäten*
www.aktion-demenz.de/images/stories/pdf/aktion_demenz08.pdf

BRAAM, STELLA: *Ich habe Alzheimer – Wie die Krankheit sich anfühlt* Beltz, Weinheim, 2007

DEMENZ SUPPORT STUTTGART (Hrsg.): *Let's Move: Bewegung und Demenz* DeSS orientiert, Ausgabe 2/08

DIEKÄMPER, WOLFGANG: *Menschen mit Demenz* Cornelsen, Berlin, 2010

TAYLOR, RICHARD: *Alzheimer und Ich – ‚Leben mit Dr. Alzheimer im Kopf'* Huber Verlag, Bern, 2008

WAHL, HANS-WERNER; SHOVAL, NOAM: *Dem Alter auf der Spur – Warum die Analyse außerhäuslicher Bewegung demenzielle Veränderungen verständlicher machen könnte* Revidierte Fassung eines Artikels für Ruperto Carola, 13.11.2008
www.careum-explorer.ch/careum/pub/dem_alter_auf_der_spur1465_1.pdf

www.alzheimerforum.de
Die Homepage des Alzheimer-Forums (Angehörigeninitiative e.V.) bietet sehr viele unterschiedliche Informationen zum „Laufen" und „Verlaufen" bei Menschen mit einer Demenz.

www.swa-berlin.de
▶ Broschüre Qualitätskriterien
Hier veröffentlicht der Verein für Selbstbestimmtes Wohnen im Alter e.V. Qualitätskriterien für ambulant betreute Wohngemeinschaften für Menschen mit einer Demenz und bietet damit eine Orientierungs- und Entscheidungshilfe.

www.deutsche-alzheimer.de
▶ Aktuelles und Presse
▶ Informationsblätter
Die Deutsche Alzheimer-Gesellschaft beschreibt in ihrem Informationsblatt Nr. 13 die wichtigsten Aspekte zu ambulant betreuten Wohngemeinschaften für Menschen mit einer Demenz.

www.alzheimer-brandenburg.de/
▶ Menschen mit Demenz in Wohngemeinschaften
Hier informiert die Alzheimer-Gesellschaft Brandenburg über alle zu bedenkenden Aspekte im Hinblick auf eine Wohngemeinschaft für Menschen mit einer Demenz wie z. B.: Selbstorganisation der Mitglieder, Rolle des ambulanten Pflegedienstes, Schutzbedarf der Menschen in einer Wohngemeinschaft u. a.

Material 1 — Aus der Sicht eines Alzheimer-Erkrankten

Ein Fremder in der Fremde

An manchen Tagen fühle ich wie ein Fremder in der Fremde, obwohl ich doch Richard und zu Hause bin.

Es wird mir unmöglich sein, den genauen Zeitpunkt zu verkünden, an dem ich mich auf Grund meines Zustands nicht mehr rational und gleichberechtigt an Gesprächen über mich beteiligen kann, an Gesprächen über mein Verhalten und darüber, wie mit mir umzugehen ist, damit mir nichts passiert und sie weniger Angst haben müssen. Meine Angehörigen tun, als wäre dieser Zeitpunkt bereits da. Ich dagegen spüre und denke: Noch ist er nicht gekommen. Gut möglich, dass es keine klare Trennlinie gibt zwischen völliger Eigenständigkeit und Abhängigkeit von anderen, dass der Übergang fließend ist. Doch bis die Zeit gekommen ist, möchte ich das Gefühl haben, eingebunden und Teil des Geschehens zu sein. Ich hätte gerne, dass man mir zuhört, wie ich gerne anderen zuhören möchte. Ich würde gerne von anderen erfahren, was sie hören und spüren, um mich im Gegenzug ihnen zu öffnen.

Meine Angehörigen haben heute Angst vor morgen. Wenn ich heute dies oder jenes mache – zur falschen Arztpraxis fahre, vergesse, den Hund auszuführen, vergesse, die Haustür abzuschließen – ist es dann nicht nur eine Frage der Zeit, bis ich mich verirre und nicht mehr heimfinde, beim Spazierengehen vergesse, dass meine Enkelin dabei ist, vergesse, den Herd abzuschalten? Sie machen sich heute die Sorgen von morgen. Ich lebe heute und sorge mich um den heutigen Tag!

Diese Angst und die Pflicht meiner betreuenden Angehörigen, heute schon Vorkehrungen für morgen zu treffen, bevor es zu spät ist, führt zu Situationen, die ich gerne vermeiden würde. Ich kann die Logik nicht bestreiten. Ich kann die Beweise nicht abstreiten; es geschieht zwangsläufig mit allen Menschen, die an der Alzheimer-Krankheit leiden. Trotzdem will ich, dass der Prozess des Übergangs offenbleibt. Ich will mich an den Gesprächen beteiligen. Ich will, dass mich die Leute auf dem neuesten Stand halten und mir mitteilen, was sie an mir beobachten. Leider ist es aber so, dass ich indirekt informiert werde, weil sie in meiner Anwesenheit oder am Telefon über mich sprechen, als wäre ich Luft. Das macht mich wütend und traurig – wütend über sie und traurig über uns alle.

Ich fange also an, ein Es zu werden. Was unvermeidlich ist, würden meine Betreuungspersonen sagen, nichtsdestoweniger: ein Es. Die Worte sind gleich geblieben - ich werde Richard, Papa, Großvater, mein Mann genannt – doch das, was folgt, bezieht sich nicht auf den, wofür ich mich halte. Sie tun, als wären mein Verhalten und meine Person zwei verschiedene Dinge. „Das ist nicht Richard, es ist die Krankheit." Leider bin ich beides. Mein Verhalten und Denken hat sich durch die Krankheit verändert, und im gleichen Maß hat sich verändert, wer ich bin.

Ich bin nicht mehr der von früher. Ich bin nicht mehr wie alle anderen, aber noch ist viel von mir übrig. Bin ich halb leer oder halb voll? Was bedeutet das für meinen Status als vollwertiges und gleichberechtigtes Familienmitglied? Eine schwierige Situation für alle Beteiligten!

Es schneidet mir ins Herz, und ich möchte schreien: „Ich bin ein anderes Du, nicht ein Viertel Es und drei Viertel wie Du."

Hallo? Ich bin noch da!

Ich merke inzwischen sehr genau, dass es ein bestimmtes Reaktionsmuster gibt, in das manche Leute verfallen, wenn sie von meiner Erkrankung erfahren. Sie wenden den Blick von mir ab und richten ihn und ihre Aufmerksamkeit auf die zufällig neben mir stehende Person. Es ist, als würde mich das Wissen um mein Leiden plötzlich unsichtbar machen. Richard hat den Raum verlassen. Mein Leib mag noch da sein, aber der ist nur noch eine unbewohnte Hülle! Das passiert mir mit

Ärzten, Verkäuferinnen und Verkäufern in Herrenbekleidungsgeschäften, beim Friseur, mit Filialleitern im Supermarkt, Kundendienstleuten, die im Haus ein Gerät reparieren, und vielen anderen.

Ich bin in einem Warenhaus und kaufe mir einen Anzug. Als es ans Zahlen geht, suche ich in meiner Brieftasche nach der Karte, auf der ich alle notwenigen Angaben in Druckschrift notiert habe. Der Verkäufer bemerkt mein Alzheimer-Armband und fragt, was es damit auf sich habe. Ich sage: „Ich brauche es, weil ich Alzheimer habe." Er wendet mir den Rücken zu und versucht, den Rest der Transaktion mit meiner Frau abzuwickeln.

Ich lasse mir die Haare schneiden, und im Laufe des Gesprächs erzählt mir die Friseurin, dass bei ihrem Vater kürzlich die Alzheimer-Krankheit diagnostiziert wurde. Ich antworte: „Bei mir auch." Daraufhin fragt sie nicht mich, sondern meinen Bruder, der mich herbegleitet hat und in der Warteecke sitzt, ob er mit ihrer Arbeit und meinem Haarschnitt zufrieden ist.

Ich kaufe mit meiner Frau im Supermarkt Lebensmittel ein, wähle einzelne Granny-Smith-Äpfel aus und stecke sie in die Tüte. Dabei unterhalte ich mich mit ihr über unsere letzte Alzheimer-Selbsthilfegruppe. Der Filialleiter hört im Vorbeigehen das Wort Alzheimer, stellt sich zwischen mich und die Granny-Smith-Äpfel und bietet meiner Frau an, die Äpfel auszusuchen.

Im Gespräch werde ich zum er. Ich bin verschwunden! Auch sprechen die Leute lauter oder gedämpfter, als wäre ich schwerhörig oder läge im Sterben (Ich habe mich immer gefragt, warum man mit Kranken so gedämpft spricht. Das Gehör wird von Alzheimer nicht beeinträchtigt). Um verstanden zu werden, müssen Sie Ihre Rede nicht vereinfachen. Sie müssen jetzt nicht anfangen, kindliche Zeichnungen zu machen. Sie müssen nicht langsamer werden. Sie müssen sich nicht unablässig wiederholen.

Sie müssen mich nicht fragen, ob ich verstanden habe. Sie müssen mehr tun, es genügt nicht, sich zu wiederholen. Wenn ich im ersten Anlauf nicht verstanden habe, was veranlasst Sie zu denken, ich würde beim zweiten oder dritten Anlauf verstehen, besonders wenn Sie die gleichen Worte verwenden und mich nur mit größerem Nachdruck und lauterer Stimme ansprechen!?

Schauen Sie mir in die Augen. Gewinnen Sie meine Aufmerksamkeit, bevor Sie zu sprechen beginnen. Halten Sie keine Rede; sagen Sie einfach, was Sie mir mitteilen wollen. Wenn Sie unsicher sind und nicht wissen, ob ich „kapiert" habe, unterhalten Sie sich mit mir. Dabei wird sich herausstellen, ob ich verstanden habe oder nicht. Wenn es mir schwerfällt zu verstehen, verwenden Sie bitte Beispiele und Vergleiche, aber nur solche, die mir vermutlich vertraut sind. Sprechen Sie mehr als einen meiner Sinne an, benutzen Sie nicht nur Worte. Schreiben Sie möglicherweise auftretende Missverständnisse sich selbst zu. Ich weiß, Sie strengen sich an, so zu sprechen, dass ich verstehe, aber zwingen Sie bitte nicht mich, mich anzustrengen, dass ich verstehe, was Sie gesagt haben.

Sie müssen mir wirklich zuhören - nicht, um damit zu erreichen, dass Sie sich mir verständlich machen, sondern damit ich Sie verstehen kann. Manchmal verstehe ich Sie, manchmal nicht. Manchmal informiere ich Sie darüber, dann wieder nicht. Warum ist es mir peinlich, wenn Leute ihr Verhalten ändern, sobald sie in meiner Nähe sind? Ich weiß es nicht. Schließlich bin ich derjenige mit den vielen abgestorbenen Gehirnzellen. Ich stoße andauernd auf Gedächtnislücken und entfallene Worte; oft weiß ich nicht mehr, was ich eigentlich sagen wollte. Mein Selbstwertgefühl bröckelt und ich werde defensiv. Meine Betreuungspersonen können niemals verstehen oder einschätzen, wie sich die Krankheit auf mich auswirkt. Sie können meinen zusammenhanglosen Denkvorgängen nicht lauschen. Weil ich unbewusst meine Lücken so geschickt überspiele, sind sie für andere nur selten sichtbar – nur für mich!

Wie können Sie einen Menschen unterstützen, der sich gelegentlich fühlt wie ein Es? Was können Sie tun, um anders mit mir zu kommunizieren, damit ich besser mit der Tatsache zurechtkomme, dass sich mein Zuhören verändert?

Sprechen Sie mich mit Namen an; dann fühle ich mich sicherer. Achten Sie auf meine Mimik; sie zeigt, ob ich verstanden habe. Manchmal sage ich nichts, aber meine nonverbalen Äußerungen sprechen eine überdeutliche Sprache. Wecken Sie im Laufe der Unterhaltung oft Erinnerungen. Die Gegenwart verunsichert mich, die Zukunft bedrückt mich, deshalb ist es beruhigend, über Dinge reden zu können, an die ich mich gut erinnere. Halten Sie immer Blickkontakt, wenn Sie mit mir sprechen. Ich wurde zu oft ignoriert, die Leute haben den Blick oft genug von mir abgewandt, wenn sie von meiner Erkrankung erfahren haben, sodass ich extrem empfindlich geworden bin und sehr genau registriere, wie ich angeschaut werde, wenn ich mit jemandem rede. Zu gewissen Zeiten fällt es selbst mir schwer, das Du zu finden, das ich früher war, bevor ich an Alzheimer erkrankte. (...)

—

TAYLOR, RICHARD: *Alzheimer und Ich – ‚Leben mit Dr. Alzheimer im Kopf'* Huber Verlag, Bern 2008, S. 147 f.

Material 2 — Faktorenmodell

Die Entwicklung des Verhaltens und Erlebens von Menschen mit einer Demenz beruht auf zwei Prozessen:
1. dem organischen Prozess der Erkrankung, der zu einer Einschränkung des Gedächtnisses, Denkens und Handelns führt und
2. dem Prozess der Interaktion des Menschen mit seinem sozialen, räumlich-materiellen und organisatorischen Lebensumfeld.

In einer ganzheitlichen Wahrnehmung der Lebenssituation von Menschen mit einer Demenz werden diese Prozesse zusammengeführt.

Nachfolgend werden die unterschiedlichen Faktoren aufgezeigt, die zum einen zum Verhalten und Erleben von Menschen mit einer Demenz führen und die zum anderen bei der Entwicklung einer angepassten Begleitung und Pflege berücksichtigt werden sollten.

Faktoren, die das Verhalten und Erleben beeinflussen:

Physiologische Faktoren
- Art der Erkrankung
- Einschränkungen des Gedächtnisses, Denkens und praktischen Handelns
- Gesundheit
- Physiologische Bedürfnisse

Psychische Faktoren
- Biografie/Lebenserfahrungen
- Gefühle und Empfindungen
- Stress und Überforderung
- psychosoziale Bedürfnisse

} Demenz
} Individuum

Interaktion ▶ **Verhalten und Erleben**

Soziale Faktoren
- Personen des sozialen Zusammenlebens
- Handeln der begleitenden und pflegenden Personen

Strukturelle Faktoren
- Räumlich-materielle Umgebung
- Organisation und Kultur der Institution

} Lebensumfeld

Verhalten und Erleben entwickelt sich aus dem dynamischen Prozess des Zusammenwirkens der körperlichen, geistigen und seelischen Eigenschaften, Fähigkeiten und Bedürfnisse des Menschen sowie seiner Interaktion mit seinem Lebensumfeld. Grundlegendes Verständnis für die Lebenssituation von Menschen mit einer Demenz kann nur entstehen, wenn die Wechselwirkungen und Abhängigkeiten der einzelnen bestimmenden Faktoren untereinander berücksichtigt werden.

—

WOLFGANG DIEKÄMPER
Diplom-Psychologe, Bielefeld

Themenschwerpunkte	
Menschen mit Erkrankungen des zentralen Nervensystems pflegen	2.2.4
Helfen und hilflos sein	4.4.5

Kompetenzen

- Sie reflektieren Ihr Verständnis des pflegerischen Prinzips der aktivierenden Pflege. Sie wägen zwischen einer aktivierenden Pflege und einer Übernahme von Pflegehandlungen kriteriengeleitet ab.
- Sie schätzen die Pflegebedürftigkeit von Patientinnen kriteriengeleitet ein und leiten entsprechende pflegerische Interventionen ab.
- Sie gestalten Pflegesituationen mit Menschen, die einen Schlaganfall erlitten haben, im interdisziplinären Team würdevoll. Sie reagieren angemessen auf Gefühlsäußerungen der Betroffenen.
- Sie nehmen Ihre eigenen Gefühle in schwierigen Situationen ernst und handeln entsprechend.

„Ich fand es grausam, ihm jetzt das Gesäß zu waschen."

Paulina, eine Lernende im 4. Semester, erzählt:

Berufliche Handlungssituation

„Schon seit einigen Tagen betreue ich in der Akutgeriatrie den 86-jährigen Herrn Wilhelm, der komplett im Bett zu versorgen ist. Er hat einen Schlaganfall erlitten.

In den letzten Tagen habe ich Herrn Wilhelm ganz gut in die Pflege einbeziehen können. Trotz seiner globalen Aphasie und schwersten Apraxie gelang es mir, in seinen klaren Momenten seine Ressourcen zu nutzen. Er folgte meinen Anweisungen und schaute mich dabei immer mit großen fragenden Augen an. Ich lobte ihn bei Erfolgen und half ihm, wenn ich den Eindruck hatte, er ist überfordert. Heute Morgen bemerkte ich aber eine Veränderung bei Herrn Wilhelm. Die Tage zuvor ließ er sich ohne Probleme die Zähne putzen und versuchte sogar zu gurgeln, wenn ich ihn dazu aufforderte. Heute jedoch schien er nichts mit meinen Worten anfangen zu können. Ich musste letztendlich alle Tätigkeiten übernehmen.

Als ich mir zum Drehen des Patienten Hilfe holte und gerade dabei war, beim Waschen vom Rücken zum Gesäß überzugehen, fing Herr Wilhelm bitterlich an zu weinen. Ich hörte auf und wusste nicht, wie ich reagieren sollte.

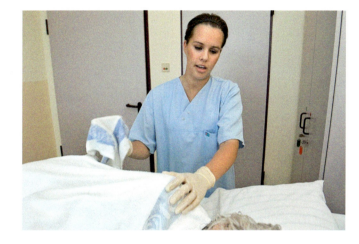

Meine Kollegin stand mit dem Gesicht zu Herrn Wilhelm und konnte Auge in Auge Trost geben. Sie fragte noch nach, was los sei, obwohl keine Antwort kommen würde. Ich stand da mit dem Waschlappen in der Hand und fand es grausam, ihm jetzt das Gesäß zu waschen. Doch nach dem Wink meiner Kollegin sagte ich laut: „Herr Wilhelm, auch wenn es jetzt unangenehm wird, wasche ich Ihnen noch das Gesäß fertig und dann bekommen Sie eine Pause, um sich zu beruhigen." Irgendwie habe ich mich total unwohl gefühlt dabei."

Arbeitsaufträge

Standbild | S. 241

1 a Bauen Sie im Plenum ein |Standbild zu der Szene, in der Herr Wilhelm weinend in Seitenlage im Bett liegt. Paulina steht mit einem Waschlappen in der Hand in Herrn Wilhelms Rücken. Die Kollegin steht auf der anderen Seite und zeigt Paulina an, sie solle jetzt das Gesäß waschen. Arbeiten Sie in folgenden Schritten weiter:
- Betrachten Sie das Standbild insgesamt und aus der Perspektive der einzelnen Akteure.
- Treten Sie nacheinander hinter die Personen Ihrer Wahl, legen Sie diesen Personen die Hand auf die Schulter und sagen Sie in Ich-Form, was diese denken bzw. fühlen könnten.
- Zwei Lernende notieren diese öffentlich gemachten Gedanken und Gefühle der Beteiligten auf Plakaten.

Stimmenchor | S. 242
- Lassen Sie einen |Stimmenchor erklingen.

b Reflektieren Sie das Standbild sowie die notierten Gedanken und Gefühle anhand folgender Fragen. Halten Sie Ihre Ergebnisse fest.
- Welche Deutungen der Lernenden werden sichtbar?

- Welche Deutungen der Pflegenden werden sichtbar?

- Welche Deutungen von Herrn Wilhelm werden sichtbar?

c Ergänzen Sie das eben entstandene Bild von Herrn Wilhelm, indem Sie in Kleingruppen folgende Fragen fiktiv beantworten:
- Wo ist Herr Wilhelm geboren?
- Was war er von Beruf?
- Ist / War er verheiratet? Hat er Kinder? Wo leben Sie?
- Welche Bedeutung hatten körperliche und geistige Aktivitäten in seinem Leben?
- Wie war seine Lebenssituation, bevor er einen Schlaganfall erlitten hat?
- Welche konkreten Einschränkungen hat er erlitten?
- Bekommt er Besuch?

Überlegen Sie weitere Aspekte, die Ihnen bedeutsam erscheinen. Notieren Sie alle Informationen über Herrn Wilhelm in der Abbildung.

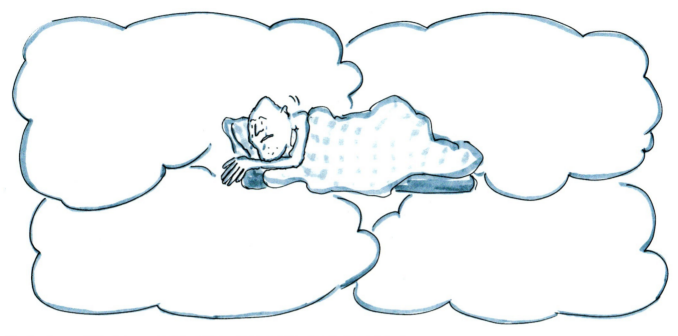

2 Paulina erzählt: „Schon seit einigen Tagen betreue ich in der Akutgeriatrie den 86-jährigen Herr Wilhelm, der komplett im Bett zu versorgen ist. Er hat einen Schlaganfall erlitten."
  a Bearbeiten Sie folgende Aufgaben in Kleingruppen:
  ■ Überlegen Sie, was die Aussage Paulinas „komplett im Bett zu versorgen" bedeutet bzw. was darin zum Ausdruck kommt. Welche Assoziationen löst diese Aussage bei Ihnen aus? Notieren Sie Ihre Gedanken.

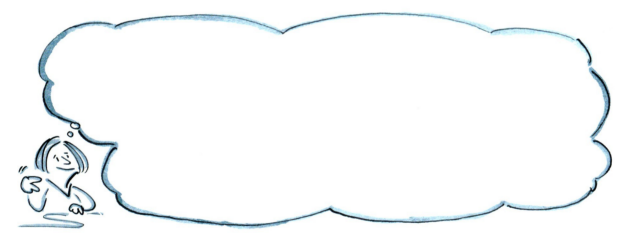

  ■ Identifizieren Sie aus der Handlungssituation alle Phänomene, die Paulina an Herrn Wilhelm wahrnimmt und tragen Sie diese in die linke Spalte der Tabelle auf der folgenden Seite ein.
  ■ Versuchen Sie die Phänomene vor dem Hintergrund Ihres Vorwissens gemeinsam zu erklären und notieren Sie Ihre Gedanken dazu in die zweite Spalte der Tabelle.
  ■ Lesen Sie im |Fachbuch das entsprechende Kapitel dazu.   Fachbuch 2 | S. 419
  ■ Vergleichen Sie das Gelesene mit Ihren Erklärungen und ergänzen bzw. korrigieren Sie Ihre Notizen in der Tabelle.
  ■ Nehmen Sie nun die Perspektive Herrn Wilhelms ein: Wie erlebt er vermutlich die Phänomene? (Wahrscheinlich haben Sie schon in Arbeitsauftrag 1 einige Gedanken und Gefühle Herrn Wilhelms dazu gefunden. Orientieren Sie sich an dem Bild von Herrn Wilhelm, das Sie in Arbeitsauftrag 1 c entworfen haben.) Notieren Sie Ihre Ergebnisse in die rechte Spalte der Tabelle.

Phänomene, die Paulina an Herrn Wilhelm wahrnimmt	Begründung	Wie erlebt Herr Wilhelm das vermutlich?

- Kommen Sie darüber ins Gespräch, ob Sie die Aussage Paulinas „Er ist komplett im Bett zu versorgen" nachvollziehen und teilen können.

> „Ich fand es grausam, ihm jetzt das Gesäß zu waschen."

- Ermitteln Sie mit Hilfe der Pflegeabhängigkeitsskala (PAS) die Pflegeabhängigkeit Herrn Wilhelms (alternativ |Barthel-Index/Selbstpflegefähigkeit). Fachbuch **2** | S. 420

Pflegeabhängigkeit
Beurteilung des Schweregrades der Pflegeabhängigkeit von Patientinnen*

	Einschätzung 1	Einschätzung 2
A – Essen und Trinken	5	5
B – Kontinenz	3	4
C – Körperhaltung	4	5
D – Mobilität	3	5
E – Tag- und Nachtrhythmus	5	5
F – An- und Auskleiden	4	5
G – Körpertemperatur	5	5
H – Körperpflege	4	4
I – Vermeiden von Gefahren	4	4
J – Kommunikation	5	5
K – Kontakte mit anderen	5	5
L – Sinn für Normen & Werte	5	5
M – Alltagsaktivitäten	3	4
N – Aktivitäten zur sinnvollen Beschäftigung	4	5
O – Lernfähigkeit	5	5
Gesamt: Pflegeabhängigkeit	64	71

1 = völlig abhängig
2 = überwiegend abhängig
3 = teilweise abhängig
4 = überwiegend unabhängig
5 = völlig unabhängig

Auswertung
- Gesamtwerte liegen zwischen 15 und 75
- Je niedriger der Wert, desto abhängiger ist der Patient bzw. Heimbewohner.

* Hierbei handelt es sich um eine so genannte Kurzform der PAS. Bei der umfassenden Version werden die Einschätzungskriterien genauer beschrieben.

Institut für Medizin-/Pflegepädagogik und Pflegewissenschaft, Universitätsmedizin Berlin Charité

b   Vergleichen Sie Ihre Einschätzungsergebnisse im Plenum und kommen Sie über folgende Fragen ins Gespräch:
- Inwieweit konnte die PAS bei der Einschätzung von Herrn Wilhelms Ressourcen helfen?
- Welche neuen Erkenntnisse haben sich aus der Einschätzung der Pflegeabhängigkeit mit der PAS für Sie ergeben?

c   Tauschen Sie sich im Plenum noch einmal darüber aus, ob Sie die Aussage Paulinas – „Er ist komplett im Bett zu versorgen" – nachvollziehen und teilen können.

3 Paulina schildert in der Handlungssituation, wie es ihr gelungen ist, Herrn Wilhelm in die Pflege „einzubeziehen". Zu einem anderen Zeitpunkt musste sie aber alle Tätigkeiten übernehmen.

a Identifizieren Sie in Kleingruppen aus der Handlungssituation, welche Kriterien Paulina bei ihrer Entscheidung, Herrn Wilhelm in die Pflege „einzubeziehen" oder für ihn Pflegehandlungen zu übernehmen, wahrscheinlich geleitet haben. Notieren Sie die Kriterien in die folgende Abbildung.

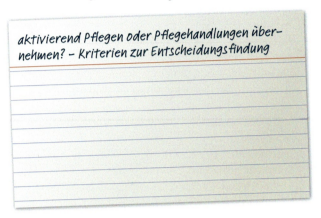

aktivierend Pflegen oder Pflegehandlungen übernehmen? – Kriterien zur Entscheidungsfindung

b Erzählen Sie sich selbst erlebte Situationen, in denen Sie Menschen aktivierend gepflegt haben oder/und Pflegehandlungen übernommen haben. Kommen Sie anschließend über folgende Fragen ins Gespräch:
- Warum wurde in Ihren Situationen professionelle Pflege notwendig?
- Wovon hing es jeweils ab, ob Sie die Betroffenen aktivierend gepflegt oder Pflegehandlungen übernommen haben?
- Welche Ziele haben Sie dabei verfolgt?
- Wie sind Sie vorgegangen?

c Notieren Sie alle Kriterien, die in Ihren selbst erlebten Situationen bei der Entscheidung, aktivierend zu pflegen oder Pflegehandlungen zu übernehmen eine Rolle spielten, in die Abbildung aus Arbeitsauftrag 3 a.

d Stellen Sie in Einzelarbeit das pflegerische Prinzip aktivierende Pflege der Übernahme von Pflegehandlungen in Form eines |Wertequadrates gegenüber.

Wertequadrat | S. 244

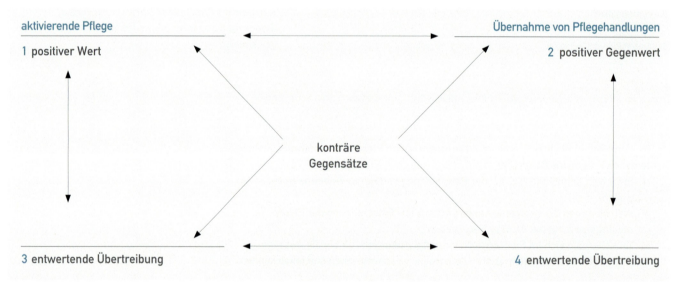

e Stellen Sie sich in den Kleingruppen aus Arbeitsauftrag 3 a – c Ihre Wertequadrate vor und nehmen Sie aufmerksam feine Unterschiede zwischen den Ausführungen wahr. Nehmen Sie wahr, ob Sie sich einem Pol mehr verpflichtet fühlen und wenn ja, warum.

f Vergleichen Sie Ihre selbst erlebten Situationen mit den Begriffen in Ihren Wertequadraten. Reflektieren Sie die Situationen anhand folgender Fragen:
- Wie schätzen Sie Ihr Handeln in Bezug auf aktivierende Pflege und Übernahme von Pflegehandlungen in den Situationen ein? Welcher Auffassung aus dem Wertequadrat sind Sie gefolgt?
- Inwieweit konnten Sie in den Situationen die Balance zwischen beiden Polen finden? Was war schwer daran?

g Tauschen Sie sich über Ihre Ergebnisse im Plenum aus und überlegen Sie abschließend, wie Sie das Handeln von Paulina einschätzen.

4 Paulina erzählt, dass es ihr gelungen ist, „in seinen klaren Momenten seine Ressourcen zu nutzen."

a Fassen Sie in den Kleingruppen aus Arbeitsauftrag 2 zusammen, wie Sie Herrn Wilhelms Gesamtsituation einschätzen. Identifizieren Sie auch sehr präzise, welche Ressourcen Herrn Wilhelms Sie sehen. Notieren Sie Ihre Ergebnisse in die Abbildung.

Gesamtsituation Herr Wilhelm

b Sammeln Sie aus der Handlungssituation, was Sie über die pflegerischen Interventionen, die Paulina mit Herrn Wilhelm ausführt, erfahren und schätzen Sie diese kritisch ein.

c Identifizieren Sie wesentliche Pflegediagnosen bzw. Pflegeprobleme, die Sie für Herrn Wilhelm in eine Pflegeplanung aufnehmen würden und schreiben Sie eine Pflegeplanung für ihn. Bedenken Sie dabei Ihre Auseinandersetzung mit aktivierender Pflege und der Übernahme von Pflegehandlungen und beziehen Sie pflegerische Konzepte ein.

Pflegeplanung

Pflegediagnosen, Pflegeprobleme und -ressourcen	Pflegeziele	Maßnahmen

Gruppenpuzzle | S. 236

d Werten Sie Ihre Pflegeplanungen in Form eines |Gruppenpuzzles aus. Das Ergebnis soll eine von allen akzeptierte Pflegeplanung sein.

e Laden Sie eine Expertin zur Rehabilitation von Menschen nach einem Schlaganfall ein. Stellen Sie der Expertin Herrn Wilhelm in seiner Gesamtsituation und auch den Pflegeplan vor. Befragen Sie die Expertin nach ihren Eindrücken zu Ihrer Planung. Kommen Sie mit ihr über die Pflege von Menschen nach einem Schlaganfall ins Gespräch. Bitten Sie die Expertin, auch auf pflegerische Konzepte und interdisziplinäre Aspekte einzugehen.

„Ich fand es grausam, ihm jetzt das Gesäß zu waschen."

5. Obwohl Herr Wilhelm beim Waschen weint, wäscht Paulina auf einen Wink der Kollegin hin weiter. Sie hat sich „total unwohl gefühlt dabei".
   a Vergegenwärtigen Sie sich in Einzelarbeit Herrn Wilhelms Gesamtsituation sowie die im Standbild erarbeiteten Gedanken und Gefühle aller Beteiligten. Leiten Sie daraus Überlegungen ab, warum Herr Wilhelm vermutlich weint und Paulina sich so unwohl fühlt. Notieren Sie ihre Gedanken in die folgende Abbildung.

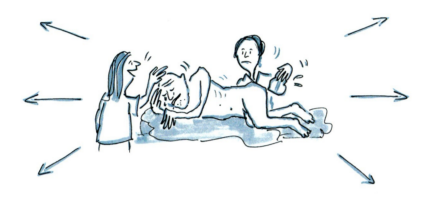

   b Entwickeln Sie in Kleingruppen Handlungsalternativen für Paulina und ihre Kollegin und gestalten Sie je ein |Rollenspiel dazu.   Rollenspiel | S. 240
   c Spielen Sie die Rollenspiele im Plenum vor und reflektieren Sie jeweils, inwieweit die vorgestellte Handlungsalternative für alle Beteiligten angemessen ist. Befragen Sie dazu die Spielenden jeweils nach ihren Gedanken und Gefühlen im Rollenspiel.
   d Notieren Sie persönliche Handlungswünsche für ähnliche Situationen in die Abbildung.

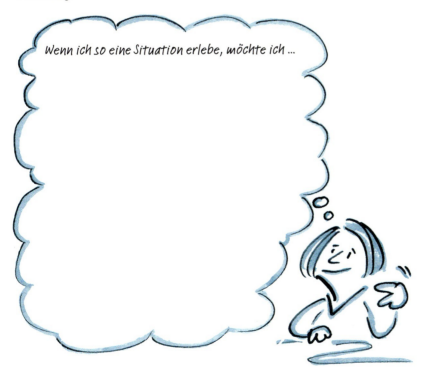

Wenn ich so eine Situation erlebe, möchte ich …

Für die Pflegepraxis

6 Informieren Sie sich in Ihrer Einrichtung, ob es eine spezialisierte Einrichtung (Stroke Unit) für Menschen, die einen Schlaganfall erlitten haben, gibt und hospitieren Sie ggf. dort.

7 Wählen Sie eine Patientin aus, die einen Schlaganfall erlitten hat.
- Kommen Sie mit der Patientin darüber ins Gespräch, welche Einschränkungen sie momentan erlebt. Notieren Sie Ihre Ergebnisse.
- Schätzen Sie mit Hilfe der PAS oder des |Barthel-Index die Pflegebedürftigkeit dieser Patientin ein.
- Ermitteln Sie mit der Patientin zentrale Pflegediagnosen oder Pflegeprobleme und erarbeiten Sie gemeinsam eine Pflegeplanung.
- Gestalten Sie die Pflegesituation mit der Patientin entsprechend Ihres Pflegeplans. Lassen Sie sich dabei von Ihrer Praxisanleiterin beobachten.
- Kommen Sie anschließend anhand folgender Reflexionsfragen mit der Patientin ins Gespräch:
  – Wie haben Sie meine Unterstützung erlebt?
  – Inwieweit haben Sie sich überfordert gefühlt?
  – Inwieweit haben Sie sich unterfordert gefühlt?
  – Wie fühlen Sie sich jetzt?
- Lassen Sie sich auch ein Feedback von Ihrer Praxisanleiterin geben. Stellen Sie in dem Gespräch Ihr Wertequadrat aus dem Unterricht vor und besprechen Sie, inwieweit Ihre pflegerische Unterstützungsleistung im Spannungsfeld zwischen aktivierender Pflege und Übernahme von Pflegehandlungen ausgelotet war. Begründen Sie Ihre Handlungen in diesem Spannungsfeld.

8 a Recherchieren Sie in Ihrer Einrichtung, welche Berufsgruppen an der Rehabilitation von Menschen nach einem Schlaganfall mitwirken.
b Kommen Sie mit Angehörigen dieser Berufsgruppen über deren therapeutische Konzepte in Bezug auf Menschen nach einem Schlaganfall ins Gespräch und hospitieren Sie ggf. bei ihnen. Halten Sie Ihre Ergebnisse fest.
c Überlegen Sie, welchen Beitrag Sie leisten können, um ein gemeinsames und koordiniertes Vorgehen innerhalb des interdisziplinären Teams zu fördern. Halten Sie die Ergebnisse fest und stellen Sie diese bei der nächsten Praxisreflexion in der Schule vor.

Weiterführende Literatur

BIENSTEIN, CHRISTEL; FRÖHLICH, ANDREAS: *Basale Stimulation in der Pflege. Die Grundlagen* Kallmeyer, Seelze-Velber, 2003

FRIEDHOFF, MICHAELA; SCHIEBERLE, DANIELA: *Praxis des Bobath-Konzeptes, Grundlagen – Handlings – Fallbeispiele* Thieme Verlag, Stuttgart, 2007 (beinhaltet CD)

FRIEDHOFF, MICHAELA: „Pflege nach dem Bobath-Konzept: Bei Patienten mit Hemiplegie." in: *Die Schwester/Der Pfleger* 43. Jahrgang, 2004, Heft 1, S. 18–24

FRÖHLICH, ANDREAS: *Basale Stimulation in der Pflege. Das Arbeitsbuch* Kallmeyer, Seelze-Velber, 2006

MALIEVANI, JAROSLAV: „Depression nach Schlaganfall." in: *Zeitschrift für Gerontopsychologie und -psychiatrie* Band 18 (2005), 1, S. 17–22

 www.awmf-online.de
▶ Leitlinien, Stichwortsuche „Schlaganfall"
Hier finden Sie Leitlinien der Deutschen Gesellschaft für Neurologie gemeinsam mit der Deutschen Schlaganfallgesellschaft (DSG) dazu.

1.4.6 | 2.2.5

Themenschwerpunkte

Bei Notfällen handeln	1.4.6
Menschen mit Infektionserkrankungen pflegen	2.2.5

Kompetenzen

- Sie reagieren bei akut auftretenden allergischen Reaktionen situativ angemessen. (vgl. Lernsituationen 1 | 87)
- Sie sind für die psychische Situation von Betroffenen in Notfallsituationen sensibilisiert und reagieren situativ angemessen.
- Sie beraten Menschen, die zu Allergien neigen, zu präventiven Maßnahmen und informieren sie über Zeichen eines allergischen Schocks.

„Was würden sie tun, wenn ich einfach umkippte?"

Die Lernende Kathleen aus dem 2. Semester berichtet ihrer Praxisanleiterin Anne von den Inhalten des zurückliegenden Schulblocks:

Berufliche Handlungssituation

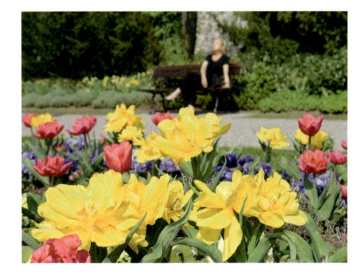

„Wir hatten Erste Hilfe. Jetzt traue ich mir zu, in Notfällen richtig zu reagieren", erzählt Kathleen.

Anne ist anderer Meinung und berichtet: „Vor kurzem habe ich mit zwei Freundinnen, die auch Pflegende sind, eine Wanderung durch die Fränkische Schweiz unternommen. Es war ein superschöner Tag im Mai. Die Blumen und Gräser blühten, dass es eine wahre Pracht war. So ziemlich am Ende unserer Tour kamen wir durch ein Dorf, wo ich mein so genanntes Mulitfunktionskopftuch durch das kühle Brunnenwasser zog und wieder aufsetzte. Wir kauften uns noch ein Eis und wanderten weiter, um den kleinen Bahnhof zu erreichen, von wo aus wir wieder in die Stadt fahren wollten. Kurz hinter dem Dorf fing mein Kopf an zu jucken. Nach und nach fing auch mein Nacken an zu jucken und mein Hals brannte plötzlich wie Feuer. Ich wurde ziemlich hibbelig, weil ich mich am liebsten überall gleichzeitig gekratzt hätte. Meine Freundinnen merkten, dass ich immer hektischer wurde und sahen auch rote Quaddeln in meinem Nacken. Ich hatte den Eindruck, immer schwerer Luft zu kriegen. Ich wusste, dass allergische Reaktionen in einen Schock münden konnten, weil ich vor Jahren schon einmal eine allergische Reaktion gehabt hatte. Ich habe das damals aber nicht weiter verfolgt. Meine Freundinnen fingen an, blöde Witze zu reißen, was sie wohl tun würden, wenn ich einfach umkippte. Die eine tastete meinen Puls und stellte fest, dass er rase. Aber was nützte mir diese Information schon? Die waren richtig hilflos! Rings um uns war nichts außer Wiesen und Wald. Mittlerweile hatte ich das Gefühl, ein Riese säße auf meiner Brust, gegen den ich anatmen müsste. Ich hatte wirklich Angst. Und alle Maßnahmen gegen Schock, die wir, so wie du, in Erste Hilfe gelernt hatten, nützen einem gar nichts, wenn der Hals zuschwillt. So fern ab von unserem gewohnten Arbeitsplatz wussten wir nicht so recht, was wir tun sollten."

Arbeitsaufträge

1 a Spüren Sie in Einzelarbeit Annes Gefühlen und Gedanken nach, über die sie in der Handlungssituation berichtet und übertragen Sie diese in die Abbildung. Wie fühlen sich die Freundinnen? Wie hätten Sie sich an deren Stelle gefühlt? Notieren Sie Ihre Gedanken dazu ebenfalls in die Abbildung.

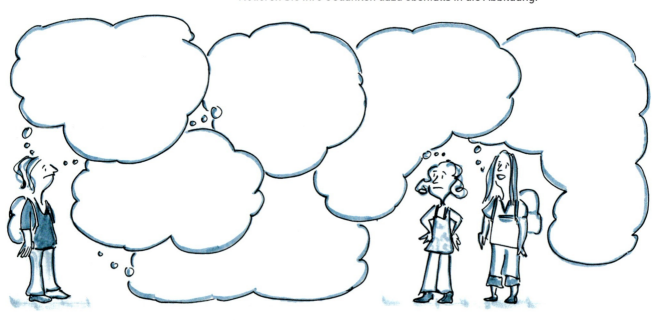

▶ Beziehen Sie bei diesem Arbeitsauftrag auch Ihre Arbeitsergebnisse aus der Lernsituation „Reanimation und nicht nur ich war hilflos" mit ein.

b Tauschen Sie sich in Kleingruppen anhand folgender Fragen aus:
- Welche markanten Aspekte der psychischen Situation aller Betroffenen von Notfallsituationen haben Sie in Ihrer Gedanken- und Gefühlssammlung notiert?
- Welche Gemeinsamkeiten und welche Unterschiede zeigen sich in Ihren Notizen?
- Wovon sind die Gefühle, welche die Betroffenen einer Notfallsituation erleben, möglicherweise abhängig? Diskutieren Sie in diesem Zusammenhang, welche Rolle es für die Situation (inklusive das Befinden und das Handeln) spielt, dass sich Anne und ihre Freundinnen in freier Natur befanden und sie Gesundheits- und Krankenpflegerinnen sind.
- Welche Auswirkungen hat die psychische Situation aller Betroffenen möglicherweise auf die Gesamtsituation? Und wie beeinflussen die Gefühle und Gedanken von Ersthelfenden ganz konkret deren Reaktionen? (Dabei können Sie sich auch eigene Erfahrungen als Ersthelfende erzählen.)
- Welche Möglichkeiten haben Ersthelfende, um mit ihren Gefühlen umzugehen?

c Überlegen Sie, wie die Freundinnen angemessen auf Annes psychische Situation reagieren könnten:
- Wie könnten sie Anne gegenüber auftreten?

- Was könnten sie ihr sagen?

„Was würden sie tun, wenn ich einfach umkippte?"

d Vergleichen Sie Ihre Antworten im Plenum und entwickeln Sie daraus Merksätze für die psychische Betreuung durch Ersthelfende:

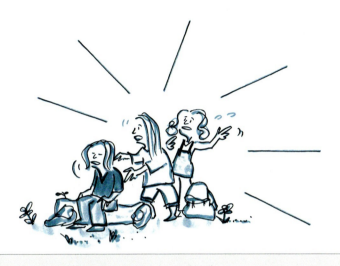

2 Anne berichtet in der Handlungssituation von Veränderungen, die sie an sich erlebt hat.
   a Sammeln Sie in Einzelarbeit aus der Handlungssituation alle Zeichen, die auf eine allergische Reaktion bei Anne hinweisen und ordnen Sie diese in der Tabelle den Organsystemen zu.
   b Ergänzen Sie weitere mögliche Zeichen allergischer Reaktionen aus Ihrer Erfahrung und mit Hilfe des Fachbuchs.

Zeichen als Auswirkungen allergischer Reaktionen auf die Organsysteme

Zeichen	Organsysteme

c Vergleichen Sie Ihre Sammlung im Plenum und klären Sie offene Fragen.

Fachbuch 2 | S. 470

3 Anne erzählt, dass sie schon einmal eine allergische Reaktion erlebt hat.
Ihr ist bekannt, dass es dabei zu einem allergischen Schock kommen kann.
a Informieren Sie sich in Einzelarbeit im |Fachbuch über den Ablauf einer allergischen Reaktion.
b Testen Sie anschließend Ihr Verständnis, indem Sie die nachfolgenden Begriffe ohne das Fachbuch erklären.

Begriff	Bedeutung
Allergie	
Anaphylaxie	
Antigen	
Antikörper	
Histamin	
Immunglobulin E	
Immunsystem	
Sensibilisierung	

c Überlegen Sie in Partnerarbeit, aus welchem Grund Anne in ihrer damaligen Situation der Gedanke an einen allergischen Schock gekommen ist. Klären Sie dabei folgende Fragen mit Hilfe Ihres Vorwissens:
- Welche Anzeichen weisen auf ein Schockgeschehen hin?
- Welche Symptome zeigt ein Mensch im allergischen Schock? Welche Symptome hätten Sie an Anne wahrnehmen können?
- Welche Handlungsmöglichkeiten hätten Sie an der Stelle von Annes Freundinnen gehabt, wenn diese einen allergischen Schock bekommen hätte?
- Welche Maßnahmen hätte ein Notarzt vor Ort einleiten können?

Anzeichen eines Schockgeschehens

Anne im Schock

Symptome im Schock

Handlungsmöglichkeiten von Ersthelfern

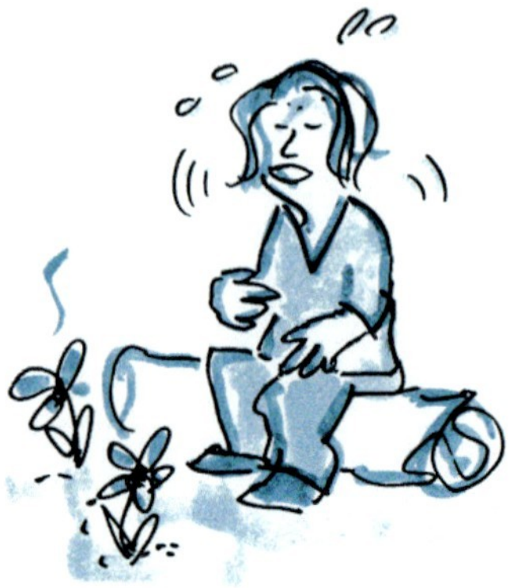

Maßnahmen zur Notfallversorgung

d Finden Sie die 10 im Schwedenrätsel versteckten Allergieformen heraus. Über die markierten Buchstaben erhalten Sie als Lösungswort die Allergieform von Anne.

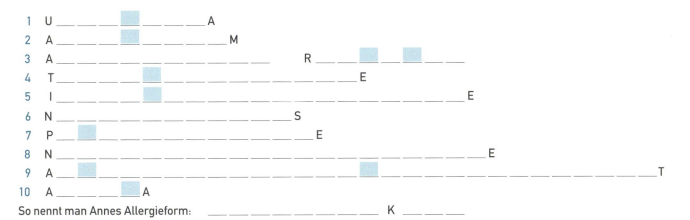

e Klären Sie im Plenum offene Fragen zum Schockgeschehen und zu Allergieformen.

4 Anne hatte mögliche Ursachen ihrer früheren allergischen Reaktion nicht weiter verfolgt.

Fachbuch 2 | S. 657

a Informieren Sie sich in Partnerarbeit im |Fachbuch und im Internet über die diagnostischen Maßnahmen, die Anne hätte durchlaufen können, um Klarheit über die Auslöser ihrer Allergie zu bekommen. Beantworten Sie dabei folgende Fragen:
- Welche Aspekte beinhaltet die allergiespezifische Anamnese?
- Welche unterschiedlichen Hauttests gibt es, wie werden Sie durchgeführt und was muss die Patientin dabei beachten?
- Was versteht man unter einem Provokationstest, wie wird er durchgeführt und was muss die Patientin dabei beachten?
- Warum kann es notwendig sein, sich auf Allergieformen testen zu lassen?

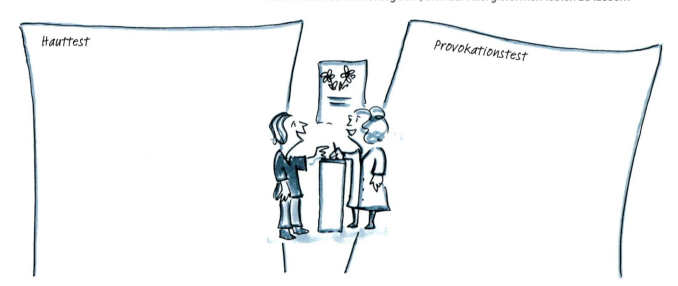

b Informieren Sie sich im Fachbuch und im Internet über Möglichkeiten, einer allergischen Reaktion vorzubeugen. Beantworten Sie dabei folgende Fragen:
- Wovon ist die jeweilige Prophylaxe bzw. Therapie abhängig?
- Was sind Vor- bzw. Nachteile der unterschiedlichen Prophylaxe- bzw. Therapiemöglichkeiten?
- Welche Möglichkeiten kämen für Anne in Frage?

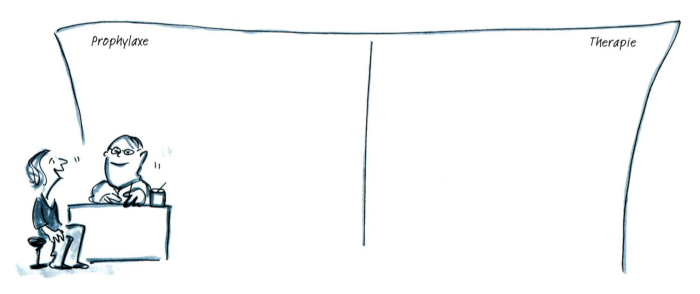

c Tauschen Sie sich im Plenum über Ihre Antworten aus.

„Was würden sie tun, wenn ich einfach umkippte?"

5   Bilden Sie Kleingruppen für ein |Rollenspiel und verteilen Sie die Rollen „Anne" und   Rollenspiel | S. 240
    „Freundinnen".
    a   Überlegen Sie, wie die Situation ausgegangen sein könnte.
    b   Spielen Sie Ihre Variante im Plenum vor und beobachten die Darstellung der
    anderen Kleingruppen.
    c   Diskutieren Sie jede Darstellung unter folgenden Gesichtspunkten:
    ■   Auf welche Weise haben die Freundinnen Anne psychisch unterstützt? Wie hat
        Anne darauf reagiert?
    ■   Wie sind Annes Freundinnen mit ihren eigenen Gefühlen umgegangen?
    ■   Welche Erste-Hilfe-Maßnahmen haben Annes Freundinnen geleistet?
    ■   Wie schätzen Sie die Angemessenheit der Maßnahmen ein?

6   Kathleen traut sich nach dem Unterricht in „Erste Hilfe" zu, „in Notfällen richtig zu
    reagieren." Anne ist anderer Meinung.
    a   Tauschen Sie sich im Plenum über die Aussage Kathleens und die Meinung
    Annes aus.
    b   Reflektieren Sie abschließend in Einzelarbeit folgende Fragen:
    ■   Wie schätzen Sie Ihr eigenes Wissen zu und Ihre Fähigkeiten in Notfall-
        situationen ein?
    ■   Was möchten Sie dazu noch lernen?
    ■   Wie möchten Sie sich dieses Wissen konkret aneignen?

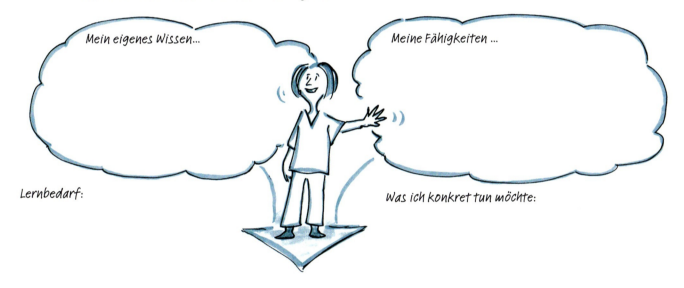

Für die Pflegepraxis

7   Führen Sie im Bekanntenkreis eine Diskussionsrunde zum Thema Allergien
    durch und informieren bzw. beraten Sie Ihre Bekannten dazu. Nehmen Sie dabei
    Ihre eigenen Sicherheiten und Ihre Unsicherheiten wahr.

8   Befragen Sie Pflegende zu erlebten Notfallsituationen im (beruflichen) Alltag z. B.
    anhand folgender Fragen:
    ■   Was ist Ihnen besonders im Gedächtnis geblieben?
    ■   Welche Gefühle hatten Sie während und nach dem Geschehen? Wie sind Sie
        damit umgegangen?
    ■   Konnten Sie angemessen reagieren?
    ■   Was fiel Ihnen eher leicht und was eher schwer?
    ■   Welche Rolle spielte der Ort des Geschehens?
    ■   Was wünschen Sie sich in Notfallsituationen?

9   Reflektieren Sie Notfallsituationen, die Sie in Ihrem Einsatzort erleben. Lehnen Sie
    sich dabei an die Fragen in Arbeitsauftrag 5 c an.

Weiterführende Literatur

BZgA (Hg.): *Allergien – Eine Informationsbroschüre der Bundeszentrale für gesundheitliche Aufklärung*, 1996

FÜLLER, INGRID: *Allergien. Diagnose, Vorbeugung und Behandlung* Stiftung Warentest, Berlin, 2007

JÄGER, LOTHAR: *Allergien. Ursachen, Therapien, Vorbeugung* C.H.Beck Wissen, München, 2000

 www.daab.de
Auf der Homepage des Deutscher Allergie- und Asthmabund e. V. finden Sie umfangreiche Informationen zu den Themen Allergien, Asthma und Neurodermitis.

2.2.5 | 2.2.12 | 1.2.1 | 4.3.1

Themenschwerpunkte

Menschen mit Infektionserkrankungen pflegen	2.2.5
Menschen mit Erkrankungen des Geschlechtssystems pflegen	2.2.12
Beraten und anleiten	1.2.1
Persönliche Gesunderhaltung	4.3.1

Kompetenzen

- Sie reflektieren Ihr Verständnis von Treue in Liebesbeziehungen. Ihnen sind mögliche Folgen ungeschützten Geschlechtsverkehrs bewusst und Sie richten Ihr Handeln daran aus.
- Ihnen sind Infektionswege von sexuell übertragbaren Erkrankungen bewusst und Sie schützen sich vor Infektionen.
- Sie sind für Ängste im Zusammenhang mit einer HIV-Infektion sensibilisiert.
- Sie informieren Menschen über Anlaufstellen, die Sie bei befürchteter Ansteckung mit einer sexuell übertragbaren Erkrankung aufsuchen können.

„AIDS ist wohl kein Thema für Dich?!"

Rahel hat ein Gespräch mit ihrer älteren Schwester Hannah über ihre beste Freundin:

Berufliche Handlungssituation

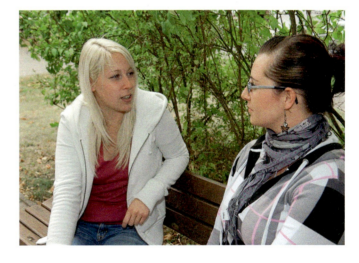

Rahel: „Miriam hat mir heute was in der Schule erzählt, das hat mich echt vom Hocker gehauen! Ihr Freund Jonas hat ihr gestern gebeichtet, dass er mit einer anderen geschlafen hat. Das war auf dem Festival in Roskilde. Jonas war dort vor einem halben Jahr ohne Miriam. Sie ist jetzt total durcheinander. Gerade Jonas, der ihr immer wieder Treue geschworen hat."

Hannah: „Ja, ja … sie ist die einzige für ihn und so. Das kennt man doch."

Rahel: „Es war eben alles nur hohles Gerede von ihm. Der totale Schwätzer! Sie sagt, sie weiß gar nicht, ob sie ihm noch jemals wieder irgendwas glauben kann und sie zweifelt auch daran, dass er sie wirklich liebt. – Ich jedenfalls bin total platt darüber. Sie erzählte mir auch noch, dass Jonas nichts mehr hasst als Sex mit Gummi."

Hannah: „Hm …, Treue ist dann ja wohl das kleinere Problem."

Rahel: „Wieso?"

Hannah: „Na, wieso wohl? Ist AIDS für dich kein Thema?"

Rahel: „Wie? Meinst Du, Miriam hat sich jetzt bei Jonas mit AIDS angesteckt?"

Hannah: „Na, es muss ja nicht unbedingt HIV sein. Es gibt ja auch noch andere Krankheiten, die man sich beim Sex holen kann. Ich, an Miriams Stelle, würde mich jedenfalls mal untersuchen lassen. Sicher ist sicher."

Arbeitsaufträge

1　a　Tragen Sie in Einzelarbeit in die Gedankenblasen ein, was die Personen der Handlungssituation gedacht und gefühlt haben könnten.

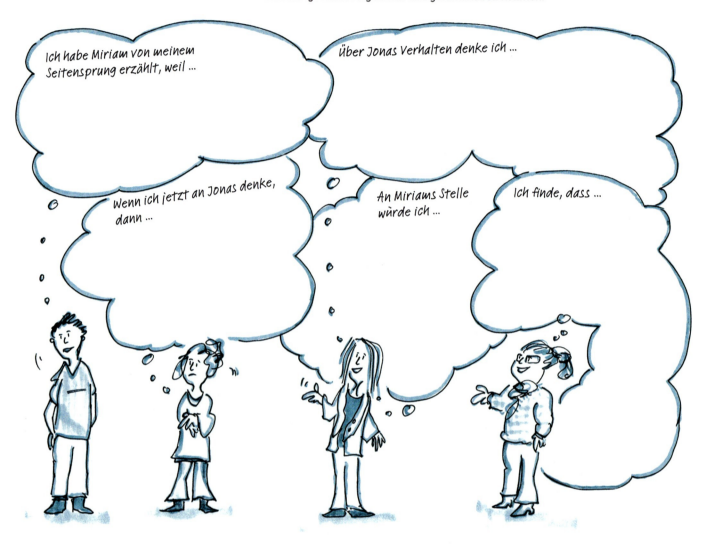

b　Tauschen Sie sich in Kleingruppen über Ihre Antworten anhand folgender Fragen aus:
- Welche Themen bewegen die einzelnen Personen?
- Welche ähnlichen Situationen haben Sie selbst schon erlebt?
- In welche Person können Sie sich am leichtesten hineinversetzen und warum?

2　Rahel erzählt, dass Jonas Miriam „immer wieder Treue geschworen hat".
　a　Überlegen Sie im Plenum, in welchen Worten oder auf welche Weise Jonas dies vermutlich getan hat.
　b　Schreiben Sie in Einzelarbeit ein |Elfchen zum Thema „Treue".

Elfchen | S. 235

(1 Wort)	
(2 Worte)	
(3 Worte)	
(4 Worte)	
(1 Wort)	

c Lesen Sie sich in Kleingruppen gegenseitig Ihre Elfchen vor. Tauschen Sie sich anschließend über folgende Fragen aus:
- Welche Aussagen von Treue kommen in Ihren Elfchen zum Ausdruck?
- Welche Assoziationen haben Sie in Bezug auf Treue über Ihre Elfchen hinaus?
- Welchen Stellenwert hat Treue in Ihrer Partnerschaft?
- Welchen Stellenwert hat Treue Ihrer Meinung nach in der Gesellschaft? Woran ist das sichtbar?
- Wie würden Sie im Falle eines Treuebruchs reagieren bzw. wie haben Sie reagiert? Warum so und nicht anders?
- Wie schwer oder leicht ist es Ihnen gefallen, Ihre Gedanken zum Thema Treue zu formulieren? Woran lag das?

d Stellen Sie die wichtigsten Ergebnisse Ihrer Diskussionen im Plenum vor.

3 Hannah fragt Rahel: „Ist AIDS für Dich kein Thema?"
a Malen Sie in Einzelarbeit mit Wachsmalkreiden oder dicken Buntstiften ein Bild (DIN A3), das zum Ausdruck bringt, was AIDS für Sie bedeutet.
b Betrachten Sie in einer Kleingruppe die Bilder und tauschen Sie sich über Ihre Eindrücke aus.
c Lesen Sie den Liedtext von den Toten Hosen in Material 1. Tauschen Sie sich über folgende Fragen aus:
- Welches Bild von AIDS kommt in dem Lied von den Toten Hosen zum Ausdruck?
- Für wie aktuell halten Sie die im Lied angesprochenen Themen?
- Welche Veränderungen im Sexualverhalten werden mit dem Bekanntwerden von AIDS thematisiert?
- Welche Folgen von sexuell übertragbaren Krankheiten werden angesprochen?
- Die Toten Hosen bezeichnen AIDS als Seuche – stimmen Sie dem zu? Begründen Sie Ihre Antwort.
- Vergleichen Sie die Eindrücke zu Ihren Bildern mit dem, was in dem Lied der Toten Hosen zum Thema AIDS zum Ausdruck kommt.

Schreiben Sie wesentliche Erkenntnisse Ihres Austauschs auf eine Moderationskarte.
d Hängen Sie Ihre in Arbeitsauftrag 3a entstandenen Bilder im Klassenraum auf. Achten Sie dabei darauf, dass die Bilder jeder Kleingruppe erkennbar zusammenhängen. Heften Sie Ihre in Arbeitsauftrag 3c erstellten Moderationskarten darunter. Lassen Sie die Bilder auf sich wirken.
e Notieren Sie auf einer Moderationswand unter der Überschrift „Gästebuch der AIDS-Ausstellung" Ihre Eindrücke zur Ausstellung.

4 Rahel fragt Hannah: „Meinst Du, Miriam hat sich jetzt bei Jonas mit AIDS angesteckt?"
a Notieren Sie in Einzelarbeit, welche Gefühle und Gedanken die Vorstellung bei Ihnen auslöst, sich mit HIV infiziert zu haben.

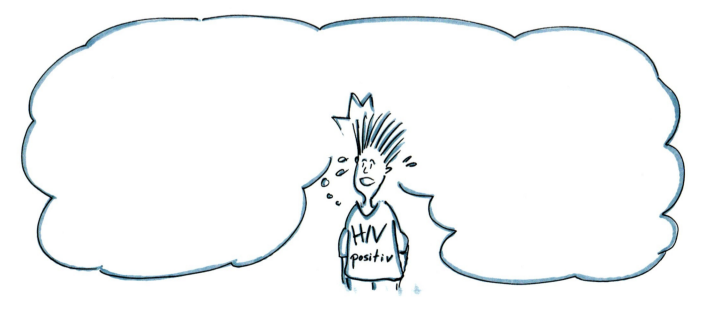

b Tauschen Sie sich in Kleingruppen über Ihre Gedanken und Gefühle aus sowie darüber, wo diese vermutlich herkommen. Tauschen Sie sich weiter über folgende Fragen aus:
- Ist AIDS in Ihren Beziehungen ein Thema?
- Ist es in Ihrem Bekanntenkreis oder für Ihre Eltern ein Thema?
- Halten Sie sich für gefährdet?
- Wovon ist es Ihrer Meinung nach abhängig, ob AIDS im Bewusstsein ist oder nicht?

Fachbuch 2 | S. 476

c Informieren Sie sich im |Fachbuch über AIDS. Notieren Sie in jeder Kleingruppe Fragen zum Thema, die für Sie offen sind.

Unsere Fragen:

d Laden Sie eine Expertin der AIDS-Beratung ein und klären Sie Ihre Fragen.

5 Miriam erzählt, „dass Jonas nichts mehr hasst als Sex mit Gummi."
a Sammeln Sie an der Tafel im Plenum, was aus Jonas Sicht gegen die Benutzung von Kondomen sprechen könnte. Ergänzen Sie weitere Gründe. Lesen Sie dazu auch noch einmal das Lied von den Toten Hosen in Material 1.

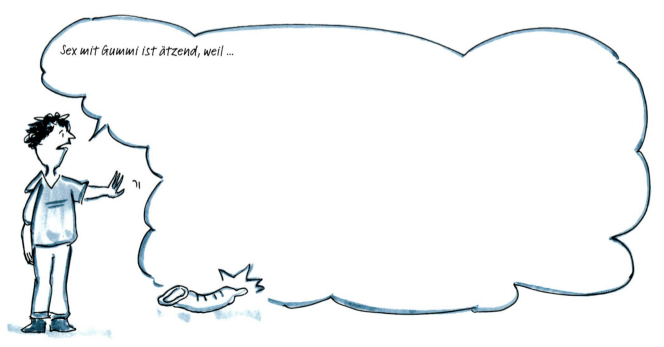

Sex mit Gummi ist ätzend, weil ...

„AIDS ist wohl kein Thema für Dich?!"

b Markieren Sie an der Tafel, welche Gründe eher von Männern, welche eher von Frauen genannt wurden.
c Reflektieren Sie Ihre Ergebnisse anhand folgender Fragen:
- Lassen sich Unterschiede zwischen den Gründen von Männern und Frauen identifizieren? Wie erklären Sie sich das?
- Welche Gründe könnte Miriam dafür haben, sich offenbar auch ohne Kondom auf Geschlechtsverkehr mit Jonas einzulassen? Wie schätzen Sie dieses Verhalten von Miriam ein?
d Sammeln Sie in Kleingruppen Kino-, Hörfunk- und TV-Spots und Materialien bzw. Plakate der Aktion „Gib AIDS keine Chance" der Bundeszentrale für gesundheitliche Aufklärung (BZgA).

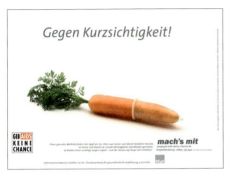
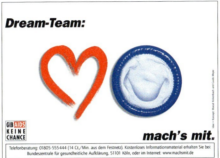

www.bzga-avmedien.de
Alle seit 1997 erschienenen Spots und Plakate der Aktion „Gib AIDS keine Chance" können hier angesehen und abgespielt werden.

AIDS-Aufklärungskampagnen der BZgA

Tauschen Sie sich anhand folgender Fragen über die Materialien und Plakate aus:
- Auf welche Weise wird in den Kampagnen versucht, die Akzeptanz von Kondomen in der Bevölkerung zu erhöhen?
- Inwieweit fühlen Sie sich angesprochen?
- Seit wann gibt es die Aufklärungskampagnen und was hat sich daran in den letzten Jahren verändert?
- Welchen Erfolg haben die Aufklärungskampagnen? (Stichwort: Neuinfektionsrate HIV)
- Welche eigenen Ideen haben Sie, um für Kondome zu werben?

e Gehen Sie nun jeden Grund für die Ablehnung von Kondomen aus Arbeitsauftrag 5a durch und überlegen Sie, was Sie dem entgegensetzen könnten. Leitende Frage könnte dabei sein: Wie kann Sex mit Gummi gestaltet werden und schön sein?

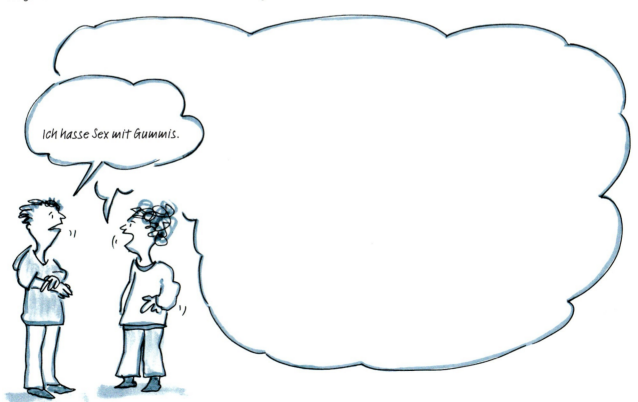

f Überlegen Sie, was Sie Jonas jetzt an Stelle von Miriam gern sagen möchten.
g Stellen Sie im Plenum vor, was Sie sich für Miriam überlegt haben.
h Notieren Sie in Einzelarbeit, welche Konsequenzen Sie aus den Erkenntnissen für Ihr eigenes Handeln ziehen.

„In Zukunft werde ich …"

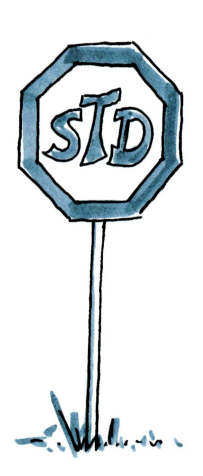

6 Hannah erwähnt Rahel gegenüber, dass es „außer HIV noch mehr gibt, was durch Geschlechtsverkehr übertragen werden kann".
a Notieren Sie in Einzelarbeit sexuell übertragbare Erkrankungen, die Ihnen spontan einfallen.

* STD = sexual transmitted disease, engl. für sexuell übertragbare Krankheit

b Versuchen Sie, die (auch) durch Geschlechtsverkehr übertragbaren Erkrankungen von Arbeitsauftrag 6a in der unten stehenden Zusammenstellung wiederzufinden. Setzen Sie die Silben richtig zusammen und tragen Sie sie an passender Stelle in den Lückentext ein. Die Nummern in den Klammern geben den Buchstaben an, den Sie in dem eingefügten Wort unterstreichen sollen. Die unterstrichenen Buchstaben weisen auf ein Motto hin, das als Lösungswort dabei herauskommt.

Krätz – titis – läuse – Trich – Simplex – Feig – iais – Filz – Syph – omon – hoe – Gonorr – Cand – ydien – ylis – Chlam – warzen – Her – AIDS – B – albicans – pes – ida – Hepa – milben – aden

„AIDS ist wohl kein Thema für Dich?!"

A _____ sind winzige spinnenartige Tiere, die sich besonders in den Fingerzwischenräumen ansiedeln und einen starken Juckreiz auslösen.

B _____ (1) leben zwischen kurzen groben Haaren (Schamhaare) und ernähren sich bevorzugt von Menschenblut.

C _____ verursacht 2 – 4 Wochen nach Intimkontakt Juckreiz, Entzündungserscheinungen an den Genitalien und einen übel riechenden Ausfluss.

D Unter bestimmten Bedingungen bildet der _____ typisch weiße, abwischbare Beläge, die stark jucken, Ausfluss hervorrufen und beim Entfernen zu leichten Blutungen führen können.

E Eine Infektion mit dem Treponema pallidum, dem Erreger der _____ (1) zeigt sich erstmals in Form eines Geschwürs an der Eintrittsstelle, gefolgt von einer längeren symptomfreien Zeit.

F Je nach Sexualpraktik kann die _____ (5) auch Entzündungen im Rachen oder im Darm auslösen.

G In den letzten Jahren haben die _____ (9) - Infektionen, welche in verschiedenen Typen vorkommen und unter Umständen zu Blindheit führen können, zugenommen.

H _____ (2) können sowohl an Haut und Schleimhäuten im Genitalbereich auftreten und bilden blumenkohl- oder hahnenkammförmige Geschwülste aus.

I Fast alle erwachsenen Menschen haben Antikörper gegen den _____ - _____ (7) - Virus (HSV), der auch durch Küssen übertragbar ist und schwere Störungen des Allgemeinbefindens verursachen kann.

J Die Abkürzung _____ (4) steht für Acquired Immune Deficiency Syndrome und bedeutet sinngemäß: erworbene Immunschwächekrankheit.

K Eine Infektion mit _____ (4) kann zu einer fortschreitenden Leberzellzerstörung führen.

Lösungswort

c Informieren Sie sich im Fachbuch und im Internet über die in Arbeitsauftrag 6 a und b aufgezählten Erkrankungen. Lesen Sie die Texte unter dem speziellen Fokus der Übertragungswege.   Fachbuch 2 | 795

d Entscheiden Sie im Plenum, welche Erkrankungen durch die in den folgenden Piktogrammen dargestellten Wege übertragen werden können. Schreiben Sie die entsprechenden Erkrankungen neben die Piktogramme.

e Überlegen Sie, welche Möglichkeiten des Infektionsschutzes bei dem jeweiligen Übertragungsweg infrage kommen, welche der in Arbeitsauftrag 6 a und b genannten Erkrankungen durch die Benutzung eines Kondoms verhindert werden können und welche nicht. Notieren Sie Ihre Ergebnisse hinter die Piktogramme.

7 Hannah würde sich an Miriams Stelle untersuchen lassen.
   a Klären Sie im Plenum, wohin sich Miriam wenden kann und welche medizinische Fachrichtung die richtige Anlaufstelle für Männer wäre, wenn sie sich auf sexuell übertragbare Erkrankung untersuchen lassen möchten.
   b Sammeln Sie Fragen, die Sie zu den Anlaufstellen und möglichen Untersuchungen bewegen.

Das will ich wissen …	Antworten

   c Laden Sie eine Expertin ein (z. B. eine Dermatologin), klären Sie Ihre Fragen und notieren Sie Ihre Antworten in die Tabelle.
   d Stellen Sie der Expertin die Handlungssituation vor und befragen Sie sie dazu, wie sie Miriam beraten würde.

8 a Führen Sie nach Rücksprache mit der zuständigen Leitung in Ihrer Ausbildungseinrichtung eine anonyme Umfrage zum Thema „Akzeptanz von Kondomen" durch. Bereiten Sie einen Fragebogen dazu vor.

Anonymer Fragebogen zum Thema „Akzeptanz von Kondomen"

	Alter
männlich/weiblich	

Bevorzugte Verhütungsmethoden:

Unbeliebte Verhütungsmethoden:

Wovor schützt deine Verhütungsmethode?

…

b Fassen Sie die Ergebnisse inhaltlich zusammen und werten Sie sie anhand der folgenden Fragen aus:
- Welche Einstellungen zu Kondomen lassen sich erkennen?
- Gibt es einen Zusammenhang zwischen Alter und Gebrauch von Kondomen?
- Gibt es einen Zusammenhang zwischen Geschlecht und Gebrauch von Kondomen?
- Welche Begründungen werden für das Benutzen oder Ablehnen von Kondomen gegeben?

c Tauschen Sie sich im Plenum darüber aus, in wie weit sich Ihre Ergebnisse mit den in der Broschüre der BZgA veröffentlichten Zahlen decken.

Für die Pflegepraxis

9 a Identifizieren Sie anhand der Piktogramme in Arbeitsauftrag **6 d** Infektionswege für sexuell übertragbare Erkrankungen, die an Ihrem praktischen Einsatzort gegeben sind. Erkunden Sie im Hygieneplan, welche konkreten Maßnahmen ergriffen werden, um diese Infektionen zu vermeiden.
   b Kommen Sie mit Ihrer Praxisanleiterin darüber ins Gespräch, wie der Infektionsschutz umgesetzt wird bzw. über Schwächen im Hygienemanagement.

Weiterführende Literatur

BUNTROCK, TANJA; KÖGEL, ANNETTE: „Jede Woche sterben zwei Berliner an AIDS" in: *Der Tagesspiegel*, 17.04.2009

BZgA (Hrsg.): *Gib AIDS keine Chance. Die Kampagne zur AIDS-Prävention in Deutschland* Die Broschüre wird von der BZgA kostenfrei unter der Bestellnummer 79100 00 abgegeben. Bestelladresse: order@bzga.de

www.check-dein-risiko.de
Mit diesem Test können Sie herausfinden, wie hoch Ihr Risiko ist, sich mit HIV oder anderen sexuell übertragbaren Krankheiten (STD) anzustecken.

www.machsmit.de
Interaktives Portal zu machs-mit-Teilkampagne. Mit Informationen zu Safer Sex und Kondomen, HIV/AIDS und anderen sexuell übertragbaren Krankheiten

Material 1 — Liedtext zum Thema sexuell übertragbare Erkrankungen

He, hallo.
Es wird nie mehr so wie früher
Ohne Tripper, ohne AIDS, ohne Syph
Und ohne Gummiüberzieher
He hallo,
Die Seuche hat uns im Griff

Sie war der Star im Turnverein
Sie war berühmt für ihren Spagat
Heut will niemand mehr in ihrer Nähe sein
Weil das Testergebnis positiv war

He hallo.
Es wird nie mehr so wie früher
Als jeder noch mit jedem schlief
Ohne Gummiüberzieher

Er war im Ort der größte Abschleppdienst
Er war bekannt in jeder Diskothek
Heute kennt man ihn sogar im Tropenkrankenhaus
Wo er unter Quarantäne liegt

He hallo.
Es wird nie mehr so wie früher
Ohne Tripper, ohne AIDS, ohne Syph
Und ohne Gummiüberzieher
He hallo,
Die Seuche hat uns im Griff

Wenn ich dir entgegenfieber
Sagst du resolut zu mir
Bitte zieh ein Gummi über
Dabei war es grad so schön
Und ich frag mich, wie ich es schaffe,
Dass ich dabei nicht erschlaffe
Und im selben Moment ist es geschehen

Ein Glück, dass wir nicht auch beim Küssen
Alle einen Mundschutz tragen müssen

He, hallo
Es wird nie mehr so wie früher
Ohne Tripper, ohne AIDS, ohne Syph
Und ohne Gummiüberzieher
Als jeder noch mit jedem schlief
Ja so was gibt es heut nicht mehr

Hallo hallo hallo
Egal ob drunter drauf oder drüber
Hallo hallo hallo
Es geht nichts mehr ohne Überzieher

„Drunter, drauf und drüber" von der CD „Kauf MICH!" Die Toten Hosen, 1993

Themenschwerpunkte

Menschen mit Erkrankungen des Herz-Kreislauf- und Gefäßsystems pflegen	2.2.6
Pflege planen und dokumentieren	1.3.2

Kompetenzen

- Sie sind für die individuelle Situation von Menschen, die an einer Herzinsuffizienz leiden, sensibilisiert.
- Sie nehmen den Pflegebedarf von Menschen, die an einer schweren Herzinsuffizienz leiden, aufmerksam wahr. Sie bringen Ihre Wahrnehmungen in die Entscheidung darüber ein, wo und wie diesem Pflegebedarf am besten entsprochen werden kann.
- Sie wählen phänomenbezogene Pflegeinterventionen aus und stimmen diese individuell mit den Betroffenen ab.

„Frau Mirow musste immer wieder Pausen machen."

Katharina, eine Lernende im dritten Semester, erzählt:

Berufliche Handlungssituation

„Heute lernte ich eine Patientin – Frau Mirow – kennen. Ich las in der Akte, dass sie eine Herzinsuffizienz 4. Grades hat.

Als ich morgens zur Körperpflege in das Zimmer kam, schniefte und schnaufte Frau Mirow so stark, dass wir uns kaum unterhalten konnten. Das Waschen dauerte sehr lange. Sie musste zwischendurch immer Pausen machen, weil sie keine Kraft mehr hatte. Ihre Füße schmerzten sehr stark, weil sie überall prall mit Wasser gefüllt waren. So habe ich das noch nie gesehen. Dadurch ist sie in ihrem Leben sehr eingeschränkt. Sie kann z. B. ohne Hilfe kaum aufstehen und muss sich immer wieder ausruhen. Zudem muss sie ihre Trinkmenge reduzieren: Sie darf höchstens einen Liter am Tag trinken. Die Menge einzuhalten fällt Frau Mirow sehr schwer, da sie immer Durst hat.

Sie erzählte mir, dass sie zu Hause von einer Hauskrankenpflege unterstützt wird. Ihre Beschwerden haben vor einigen Tagen aber so zugenommen, dass die Pflegenden der Hauskrankenpflege sie zum Krankenhausaufenthalt überredet haben. Ich frage mich, ob sie hier so gut aufgehoben ist."

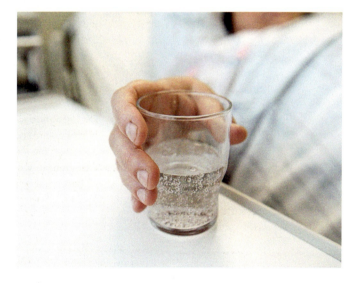

Arbeitsaufträge

1   a   Lesen Sie die Handlungssituation in Einzelarbeit und notieren Sie in der Abbildung Ihre spontanen Gedanken und Gefühle zur Situation von Frau Mirow und Katharina während der Körperpflege.

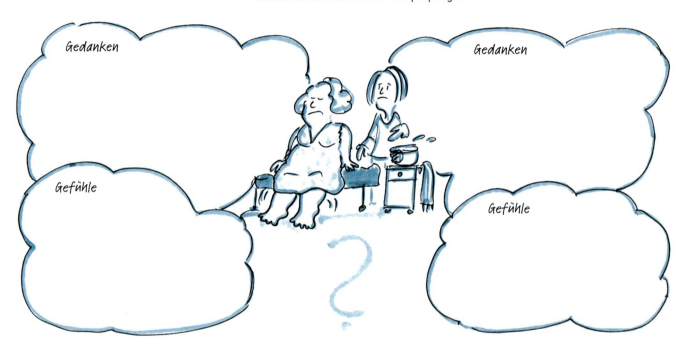

b   Tauschen Sie sich in einer Kleingruppe über Ihre Notizen aus. Überlegen Sie für jeden Gedanken und jedes Gefühl, ob sich daraus eine Frage für Sie ergibt. Notieren Sie die Fragen in die obige Abbildung.

⬇ Zu einigen dieser Fragen finden Sie im Folgenden Arbeitsaufträge, die anderen können Sie in selbst gewählter Weise bearbeiten.

2   Die Lernende Katharina beschreibt, was sie während der Körperpflege bei Frau Mirow wahrnimmt.
a   Lesen Sie die Handlungssituation erneut und sammeln Sie in Einzelarbeit die Wahrnehmungen Katharinas. Wie erklären Sie sich diese Wahrnehmungen? Notieren Sie Ihre Ergebnisse in die Abbildung.

Wahrnehmung	Erklärung

„Frau Mirow musste immer wieder Pausen machen."

b Sammeln Sie in Partnerarbeit weitere Phänomene, die Sie an Menschen wahrgenommen haben, die an einer schweren Herzinsuffizienz leiden. Fügen Sie diese und Ihre jeweiligen Erklärungen in die obige Abbildung ein.

c Informieren Sie sich im |Fachbuch über die Pathogenese der Herzinsuffizienz und bearbeiten Sie in Partnerarbeit Material 1. Überprüfen Sie anschließend die Erklärungen, die Sie für die Phänomene notiert haben.

Fachbuch **2** | S. 502

d Systematisieren Sie Ihre Erkenntnisse aus Arbeitsauftrag 2a–c und notieren Sie Ihre Ergebnisse in die ersten beiden Spalten der Tabelle.

Phänomene	Erklärungen	Wie erlebt Frau Mirow das?	Welche Konsequenzen hat es für sie?

e Überlegen Sie, wie Frau Mirow das jeweilige Phänomen vermutlich erlebt und welche Konsequenzen es für sie hat. Notieren Sie Ihre Vorstellungen dazu in die dritte und vierte Spalte der Tabelle.

f Vergleichen Sie Ihre Ergebnisse mit jeweils zwei anderen Paaren und überarbeiten Sie Ihre Tabelle gegebenenfalls.

g Besprechen Sie offene Fragen mit Ihrer Lehrerin im Plenum.

3 Die Lernende Katharina stellt in der Handlungssituation fest, dass Frau Mirow „in ihrem Leben sehr eingeschränkt" ist.

   a Betrachten Sie Ihre Ergebnisse aus Arbeitsauftrag 2 noch einmal. Formulieren Sie in Kleingruppen sehr präzise, wie Frau Mirows körperliche Situation momentan ist und welche Auswirkungen dies auf Ihre „Aktivitäten des täglichen Lebens" hat. Tragen Sie Ihre Ergebnisse in die unten stehende Abbildung ein.

Auszug einer Pflegeanamnese als Bestandteil eines Pflegedokumentationssystems

Auswirkungen auf Frau Mirows Aktivitäten des täglichen Lebens

„Frau Mirow musste immer wieder Pausen machen."

b Identifizieren Sie aus Ihren Ergebnissen fünf wesentliche Pflegediagnosen bzw. Pflegeprobleme, die Sie für Frau Mirow in eine Pflegeplanung aufnehmen würden.
c Schreiben Sie eine Pflegeplanung für Frau Mirow. Gehen Sie dabei immer wieder auf Ihre Ergebnisse in Arbeitsauftrag 2 zurück – insbesondere auf die Notizen in den Spalten 3 und 4 der Tabelle.

Pflegeplanung stationär			
	Pflegediagnose/Pflegeprobleme/Ressourcen	Ziele	Maßnahmen

Gruppenpuzzle | S. 236

d Werten Sie Ihre Pflegeplanungen in Form eines |Gruppenpuzzles aus.

4 Frau Mirow erzählt Katharina, dass die Pflegenden der Hauskrankenpflege sie zum Krankenhausaufenthalt überredet haben.
a Sammeln Sie in Einzelarbeit in der Abbildung die Gedanken, die sowohl Frau Mirow als auch der ambulant Pflegenden durch den Kopf gehen, als diese Frau Mirow davon überzeugen will, ins Krankenhaus zu gehen.

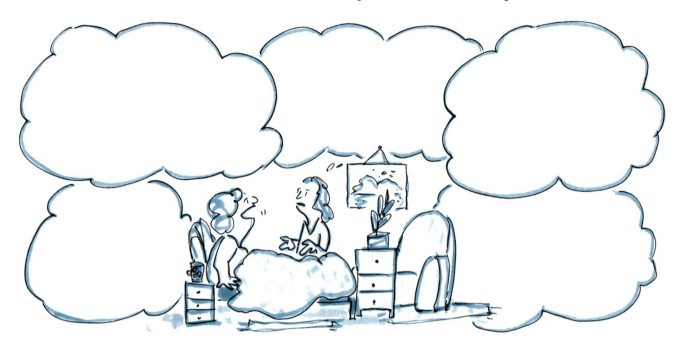

b Tauschen Sie sich in Kleingruppen zunächst über Ihre Gedanken aus.
Folgende Fragen können danach den weiteren Austausch leiten:
- Welche Situationen haben Sie erlebt, in denen sich die Frage nach dem „richtigen" Ort der Pflege stellte?
- Wer hat sich die Frage gestellt und wie ist dieser Frage nachgegangen worden?
- Welche Kriterien haben Sie bzw. haben andere in die Überlegungen einbezogen? Welche haben aus Ihrer Sicht gefehlt?
- Wie schätzen Sie die gefällten Entscheidungen zum Ort der Pflege ein?
- Welche Alternativen hätte es aus Ihrer Sicht gegeben?

Notieren Sie einige besprochene Beispiele in die Tabelle.

Wie war die Situation? Wer war beteiligt?	Kriterien, die in die Überlegungen einbezogen wurden	Aus Ihrer Sicht fehlende Kriterien	Einschätzung des Ergebnisses	Alternativen

„Frau Mirow musste immer wieder Pausen machen."

c Vergleichen Sie im Plenum die gesammelten Kriterien und ergänzen Sie ggf. Ihre Tabelle.

5 Die Lernende Katharina fragt sich, ob Frau Mirow im Krankenhaus eigentlich gut aufgehoben ist. Zu Hause wird die Patientin von einem ambulanten Pflegedienst unterstützt.

a Fassen Sie in Kleingruppen die Schwierigkeiten zusammen, die bei einer ambulanten Versorgung Frau Mirows durch einen ambulanten Pflegedienst entstehen können. Beziehen Sie Ihre Ergebnisse aus Arbeitsauftrag 3 und 4 ein. Prüfen Sie, unter welchen Bedingungen Frau Mirow überhaupt zu Hause versorgt werden kann. Notieren Sie Ihre Ergebnisse.

Schwierigkeiten der ambulanten Versorgung von Frau Mirow	Bedingungen für die Pflege zu Hause

b Betrachten Sie in den Kleingruppen aus Arbeitsauftrag 3 die Pflegeplanungen jetzt aus Sicht einer ambulant Pflegenden. Überlegen Sie gemeinsam:
- Welche Anteile in Ihrer Planung können so beibehalten werden?
- Welche Anteile müssen verändert werden?
- Welche Pflegeprobleme kämen bei einer pflegerischen Versorgung zu Hause hinzu?
- Halten Sie Ihre Ergebnisse in der folgenden Pflegeplanung fest.

Pflegeplanung ambulant

Pflegediagnose/Pflegeprobleme/Ressourcen	Ziele	Maßnahmen

c Laden Sie eine Pflegende aus der Hauskrankenpflege ein und gehen Sie mit ihr folgende Schritte durch:
- Stellen Sie der Pflegenden im Plenum Ihre Ergebnisse aus Arbeitsauftrag 5a und b vor und bitten Sie sie um ihre Einschätzung der Situation Frau Mirows.
- Diskutieren Sie, wie realistisch eine Betreuung Frau Mirows zu Hause ist.
- Befragen Sie die Pflegende nach alternativen Betreuungsangeboten zur stationären bzw. ambulanten Versorgung.
- Überlegen Sie, wie die Entlassung Frau Mirows nach Hause vorbereitet werden müsste, um ihr einen komplikationslosen Übergang zu ermöglichen.

Für die Pflegepraxis

6   a Befragen Sie einen an einer Herzinsuffizienz erkrankten Menschen und/oder einen Angehörigen zu deren Befinden. Passen Sie dazu den Fragebogen in Material 2 an die Situation des Menschen und/oder des Angehörigen und an Ihre Einrichtung an. Erheben Sie insbesondere den Informationsbedarf der Betroffenen.
b Erstellen Sie eine Pflegeplanung mit dieser Patientin und führen Sie die Pflege über mehrere Tage durch. Evaluieren Sie die Planung mit der Patientin.
c Reflektieren Sie Ihr Erleben beim Erstellen der Pflegeplanung, beim Gestalten der Pflege und bei der gemeinsamen Evaluation schriftlich. Folgende Fragen können Sie dabei leiten:
- Welche Sicherheiten und Unsicherheiten habe ich empfunden?
- Wobei fühlte ich mich kompetent?
- Was ist mir besonders schwergefallen?
- Welchen Lernbedarf sehe ich noch?
  Besprechen Sie Ihre Reflexionsergebnisse mit Ihrer Praxisanleiterin.

7 Nehmen Sie wahr, wie Entscheidungen über den „richtigen" Ort der Pflege in Ihrer Einrichtung getroffen werden. Reflektieren Sie insbesondere, welche Rolle die Wünsche von Betroffenen dabei spielen.

Weiterführende Literatur

MÜLLER STAUB, MARIA: „Für mehr Qualität im Pflegeprozess. Fachtagung zum Thema: *Pflegediagnostik – Einführung und Umsetzung*" in: *Pflegezeitschrift* 02/2008, S. 68–69

STRÖMBERG, ANNA: „Von Pflegepersonen geleitete Herzinsuffizienzambulanzen: Die zehnjährigen Erfahrungen in Schweden" in: *Pflege* 17/2004, S. 237–242

 www.patientenleitlinien.de
▶Herzinsuffizienz
Patientenleitlinien des medizinischen Wissensnetzwerkes evidence.de der Universität Witten/Herdecke zu Herzinsuffizienz

www.knhi.de
▶ Kompetenznetz
▶ Aktuelles
Der Link führt zum Kompetenznetzwerk Herzinsuffizienz, gefördert vom Bildungsministerium für Bildung und Forschung.

| „Frau Mirow musste immer wieder Pausen machen."

Wiederholung Herz-Kreislauf-System — Material 1

rechtes Herz

linkes Herz

1 Gestalten Sie die Abbildung farbig, indem Sie für das arterielle (= Hochdruck-) Gefäßsystem die Farbe Rot, für das venöse (= Niederdruck-) System die Farbe Blau und für die einzelnen Organe Grün, benutzen.
2 Beschriften Sie die einzelnen Kreislaufabschnitte.
3 Tragen Sie die Fließrichtung des arteriellen und venösen Blutes mit Pfeilen in die einzelnen Kreislaufabschnitte ein.
4 Überlegen Sie, welche Auswirkungen die Pumpschwäche (Vorwärts- und Rückwärtsversagen) des linken und rechten Herzens jeweils auf den Körper- und Lungenkreislauf hat.

Empfehlungen für die Interviews — Material 2

Das Interview sollte vorab mit Ihrer Praxisanleiterin abgesprochen sein.
Leitfadenfragen für die Interviews:
- Was hat Sie veranlasst, hierherzukommen? Mit welchen Beschwerden sind Sie hergekommen? Welche Veränderungen haben Sie bemerkt?
- Von welchen Gefühlen war Ihr Herkommen begleitet?
- Wie erklären Sie sich das alles selbst?
- Wie geht es Ihnen jetzt?
- Was belastet Ihr Leben im Moment?
- Was ist hier passiert? Welche Untersuchungen/Behandlungen hatten Sie? Wie haben Sie diese erlebt?
- Müssen Sie Medikamente einnehmen?
- Was glauben Sie, was sich jetzt in Ihrem Leben verändern wird? Was befürchten Sie?
- Haben Sie Familie? Wie hat Ihr soziales Umfeld reagiert?
- Wie gestalten Sie Ihre Freizeit?
- Welche Unterstützung wünschen Sie sich jetzt?
- Was würden Sie in Zukunft gern verändern?

Ergänzen Sie weitere Fragen.

Themenschwerpunkte

Menschen mit Erkrankungen
des Herz-Kreislauf- und Gefäßsystems pflegen   2.2.6

Kompetenzen

- Sie gehen verantwortungsvoll mit Ihnen übertragenen Aufgaben um.
- Sie aktualisieren Ihr Wissen, das Sie für die Übernahme von pflegerischen Aufgaben benötigen.
- Sie sind für die Bedeutung von Herzerkrankungen für Kinder und ihre Bezugspersonen sensibilisiert.
- Sie beobachten herzkranke Kinder kriteriengeleitet und richten Ihr pflegerisches Handeln an Ihren Beobachtungen aus.
- Sie weichen begründet von einem standardisierten pflegerischen Ablauf ab.

„Das war wirklich eine große Verantwortung."

Die Lernende Nora ist seit sechs Wochen auf der Kinderkardiologie eingesetzt und erzählt ihrer Mutter folgendes Erlebnis:

Berufliche Handlungssituation

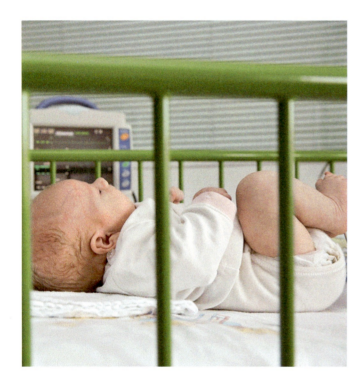

„Heute sollte ich im Spätdienst den fünf Wochen alten Mehmet versorgen, der an einer Fallot'schen Tetralogie leidet. In den letzten Tagen durfte ich bei der Versorgung von Mehmet mithelfen und heute war der große Tag, an dem ich ihn ganz alleine versorgen durfte. Ich war sehr nervös. Gestern habe ich mir noch mal alles angeschaut, worauf es bei der Versorgung besonders ankommt.

Als ich heute anfangen wollte, lag er schon wach, aber unruhig im Bett und der Monitor alarmierte. Der kleine Mann schien Hunger zu haben und steigerte sich immer mehr in seine Unruhe hinein. Ich wusste, dass ich ihn jetzt dringend beruhigen musste, weil diese Anstrengung nicht gut für das kleine kranke Herz ist.

Mehmets Atmung war schnell und sein Herzschlag war deutlich erhöht. Ich entschied mich, von der „normalen" Versorgungsroutine abzuweichen. Um ihn zu beruhigen, gab ich Mehmet erst einmal die Flasche. Danach musste ich die Windel wechseln und dabei auf die Urinausscheidung achten. Und dann machte ich wie gewohnt weiter.

Insgesamt war es eine große Verantwortung, die mir hier übertragen wurde und ich war stolz über das Vertrauen, das die Pflegenden mir entgegengebracht haben."

2.2.6

Arbeitsaufträge

1. a Beantworten Sie in Einzelarbeit folgende Fragen zur Handlungssituation:
   Was würden Sie an Noras Stelle jetzt gern hören?

   _____
   _____
   _____
   _____
   _____

   - Warum empfindet Nora die Versorgung von Mehmet als „große Verantwortung"?

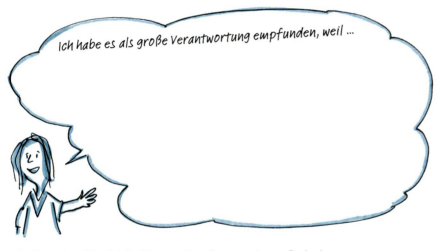
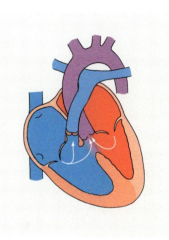

   Ich habe es als große Verantwortung empfunden, weil …

   b Tauschen Sie sich im Plenum über Ihre spontanen Gedanken aus.

2. Nora erzählt, was sie an Mehmet beobachtet, und dass er eine Fallot'sche Tetralogie hat.
   a Klären Sie in Kleingruppen, was unter diesem angeborenen Herzfehler verstanden wird und veranschaulichen Sie dies in der Abbildung. Überprüfen Sie Ihr Vorwissen mit Hilfe des Fachbuches.   Fachbuch **2** | S. 528
   b Sammeln Sie aus der Handlungssituation alles, was Nora an Mehmet beobachtet. Notieren Sie die Beobachtungen in der ersten Spalte der Tabelle.

Was beobachtet Nora an Mehmet?	Was könnte Nora noch beobachten?	Wie erklären Sie sich diese Beobachtungen?	Welche Erklärungen finden Sie im Fachbuch?

c Bearbeiten Sie anschließend Spalte zwei und drei der Tabelle.
d Überprüfen Sie Ihre Erklärungen mit Hilfe des Fachbuchs und der weiterführenden Literatur. Notieren Sie Ihre Ergebnisse in der vierten Spalte der Tabelle.
e Bearbeiten Sie nun folgende Fragen:
- Was erfahren Sie sonst noch über Mehmet aus der Handlungssituation?

- Was bedeutet die Diagnose für den fünf Wochen alten Säugling und seine Bezugspersonen, vor allem bezogen auf seine allgemeine Entwicklung?

- Was erwähnt Nora nicht, was bedeutsam für die Pflege wäre?

- Was möchten Sie über Mehmet wissen? Notieren Sie Ihre Fragen auf Moderationskarten.

f Stellen Sie Ihre Ergebnisse aus Arbeitsauftrag 2e im Plenum vor und heften Sie die Moderationskarten mit den Fragen an die Pinnwand.

3 Nora berichtet: „Gestern habe ich mir noch mal alles angeschaut, worauf es bei der Versorgung von Mehmet besonders ankommt."
a Klären Sie in einer Kleingruppe:
- Welches Wissen wird Nora vermutlich zur Versorgung von Mehmet aktualisieren?
- Wozu benötigt sie das jeweilige Wissen?
Notieren Sie Ihre Ergebnisse in die Abbildung.

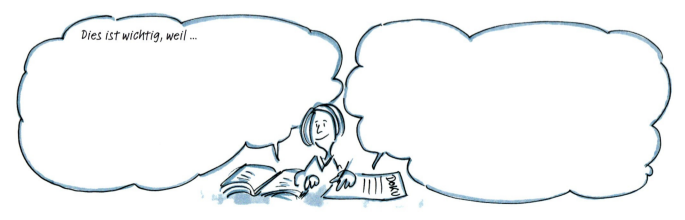

Dies ist wichtig, weil …

b Tauschen Sie sich über selbst erlebte Situationen aus, in denen Sie vor einer Ihnen übertragenen Aufgabe Wissen aktualisieren mussten.
- Wie haben Sie sich in den Situationen gefühlt, wo benötigtes Wissen nicht gleich verfügbar war?
- Worum ging es in den Situationen?
- Wie sind Sie damit umgegangen?

c Vervollständigen Sie den Satzanfang: „Pflegerisches Wissen zu aktualisieren ist notwendig, weil ..." auf einem |Plakat.

Plakat | S. 240

d Stellen Sie Ihre Sätze im Plenum vor und tauschen Sie sich über Ihre Ergebnisse aus Arbeitsauftrag 3a aus.

4 Die Lernende Nora erzählt, dass Sie Mehmet „heute ganz alleine versorgen durfte". Als sie damit begann, war Mehmet sehr unruhig und Nora wusste, dass sie ihn „dringend beruhigen musste, weil diese Anstrengung nicht gut für das kleine kranke Herz ist".

a Stellen Sie sich vor, Sie übernehmen an Stelle von Nora die Pflege von Mehmet. Erstellen Sie für Mehmet in einer Kleingruppe einen Pflegeplan nach dem |Pflegemodell von Roper, Logan und Thierney. Beantworten Sie dazu Ihre gesammelten Fragen aus Arbeitsauftrag 2e und f fiktiv. Stellen Sie sich auch vor, welche Wünsche und Bedürfnisse die Eltern im Hinblick auf die Pflege von Mehmet vermutlich haben und richten Sie den Pflegeplan danach aus.

Fachbuch 3 | S. 400

Pflegeplan

Pflegeprobleme und -ressourcen	Pflegeziele	Pflegemaßnahmen

b Laden Sie eine Pflegeexpertin ein, die in der Pflege von Kindern mit angeborenen Herzfehlern tätig ist. Stellen Sie ihr die Beschreibung des Falles Mehmet vor und tauschen Sie sich mit ihr im Plenum über die erstellten Pflegeplanungen aus.

c Befragen Sie die Expertin zu den Auswirkungen der minimalen Belastungsfähigkeit von Mehmet in der jetzigen Situation sowie auf seine Zukunft und die der Familie. Notieren Sie Ihre Ergebnisse dazu.

Jetzige Situation

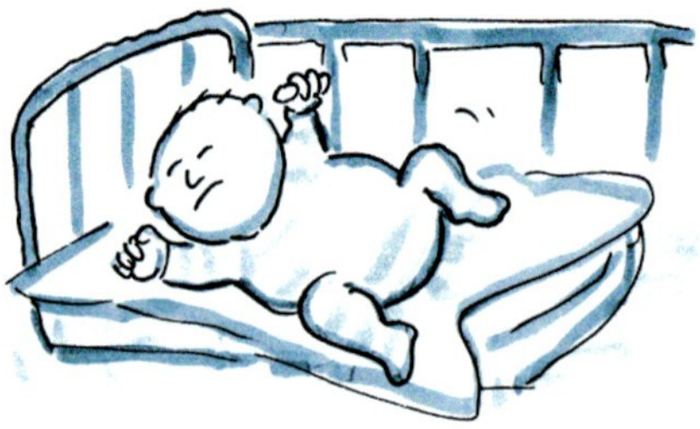

Mehmets Zukunft

Zukunft der Eltern

5 Nora beschreibt: „Insgesamt war es eine große Verantwortung, die mir hier übertragen wurde und ich war stolz über das Vertrauen, das die Pflegenden mir entgegengebracht haben."

a Tauschen Sie sich in einer Kleingruppe über folgende Fragen aus:
- Können Sie die Gefühle von Nora nachvollziehen? Vergleichen Sie Ihre Gedanken hierzu mit dem, was Sie in Arbeitsauftrag 1a notiert haben.
- Was zeichnet die Verantwortung für ein herzkrankes Kind aus?

b Notieren Sie in Einzelarbeit Ihre Assoziationen zum Begriff „Verantwortung"
   jeweils hinter die einzelnen Buchstaben in die Abbildung.

V	
E	
R	
A	
N	
T	
W	
O	
R	
T	
U	
N	
G	

c Erzählen Sie sich in Kleingruppen selbst erlebte Situationen aus Ihrer beruflichen Praxis, in denen Ihnen Verantwortung übertragen wurde. Tauschen Sie sich über Folgendes aus:
- Wie haben Sie sich in diesen Situationen gefühlt?
- Wie sind Sie mit Ihren Gefühlen (z. B. Nervosität) umgegangen?
- Wie wurde der Übernahmeprozess gestaltet?
- Was hätten Sie sich anders gewünscht?
- Was hat Ihnen in der Situation geholfen?
- Welche Bedeutung hat die Übernahme von Verantwortung für Sie?
- Welche Bedeutung hat es für die Person, die Ihnen Verantwortung übergibt?
- Wovon ist die Übernahme bzw. die Übergabe von Verantwortung für eine Person oder eine Situation abhängig?

d Halten Sie Ihre wichtigsten Ergebnisse auf einem |Plakat fest.   Plakat | S. 240
e Tauschen Sie sich über ihre Plakate im Plenum aus.

6 Nora entschied sich, „von der ‚normalen' Versorgungsroutine abzuweichen".
   a Bearbeiten Sie in einer Kleingruppe folgende Fragen:
   - Wie hätte die „normale Versorgungsroutine" für Mehmet vermutlich ausgesehen?
   - Was hat Nora dazu bewogen, davon abzuweichen?
   - Wie wäre die Situation vermutlich verlaufen, wenn sie es nicht getan hätte?

Notieren Sie Ihre Ergebnisse in die Abbildung.

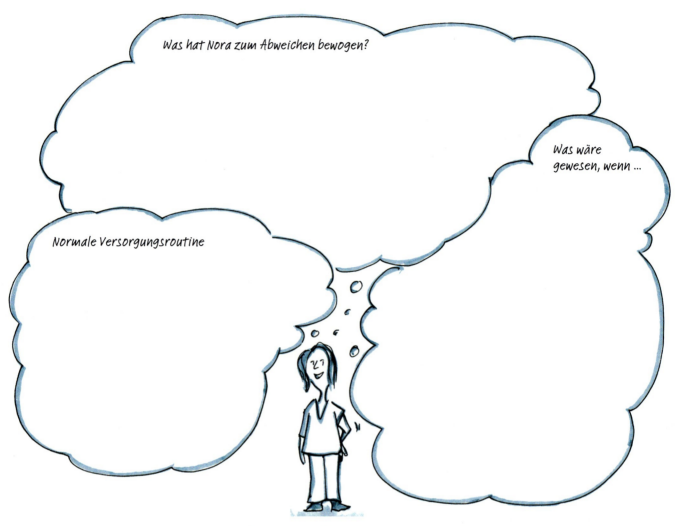

b Tauschen Sie sich über selbst erlebte Situationen aus, in denen Sie von einem standardisierten pflegerischen Ablauf abgewichen sind. Reflektieren und notieren Sie die Gründe Ihres Abweichens.

Gründe für das Abweichen von standardisierten pflegerischen Abläufen

c Sammeln sie abschließend alle Gründe, die ein Abweichen von standardisierten pflegerischen Abläufen notwenig machen können. Ergänzen Sie in Arbeitsauftrag 6 b noch nicht notierte Gründe.

d Diskutieren Sie abschließend die Bedeutung standardisierter pflegerischer Abläufe im Zusammenhang mit einer individuellen Pflegeplanung.

Für die Pflegepraxis

7   a Tauschen Sie sich zu Beginn Ihres Einsatzes in der Pädiatrie mit Ihrer Praxisanleiterin über die Bedeutung der Übernahme von Verantwortung aus. Klären sie im Gespräch, welche Bedeutung die Verantwortungsübernahme bzw. -abgabe für Sie beide hat.

   b Greifen Sie das Thema am Ende Ihres Einsatzes noch einmal auf und beschreiben Sie gegenseitig ihr Erleben der Verantwortungsübernahme in konkreten Pflegesituationen.

8   a Befragen Sie Eltern eines (herzkranken) Kindes (und ggf. das Kind selbst) nach ihrer Lebenssituation, ihren Wünschen und Befürchtungen.

   b Erstellen Sie in Absprache mit Ihrer Praxisanleiterin und den Eltern eine Pflegeplanung zur Versorgung dieses (herzkranken) Kindes. Orientieren Sie sich in der Einschätzung der Pflegesituation an dem Pflegemodell nach Roper, Logan und Thierney oder an dem Pflegemodell, das in Ihrem pflegerischen Einsatzort angewendet wird. Beziehen Sie ggf. Pflegediagnosen ein.

   c Führen Sie die Pflege des Kindes anhand Ihrer Pflegeplanung durch und evaluieren Sie den Prozess mit Ihrer Praxisanleiterin.

   d Reflektieren Sie Ihren Lernprozess anhand folgender Fragen:
   - Was ist mir in der Pflege gut gelungen? Was weniger gut?
   - Worin war ich sicher? Wo eher unsicher?
   - Welche Konsequenzen ziehe ich für meinen weiteren Lernprozess?

9   Beobachten Sie bei der Pflege eines Kindes Ihren Umgang mit standardisierten Abläufen. Notieren Sie, wo Sie danach gehandelt haben und wo Sie abgewichen sind. Tauschen Sie sich mit Ihrer Praxisanleiterin über die Gründe für Ihr Vorgehen aus.

Weiterführende Literatur

Hufschmid, Monika: „Kinderkrankenschwester mit Herz (fehler)" in: *Kinderkrankenschwester* 22. Jg. (2003) Nr. 5, S. 191 ff.

Kinderherzzentrum Gießen: „Kinder mit Herzschrittmachern – Ein Leitfaden der Universitätsklinik Gießen/ Marburg" in: *Kinderkrankenschwester* 26. Jg. (2007) Nr. 11, S. 456 ff.

Steinhoff, Gustav: „Nachwachsendes Herz – Hoffnung für Kinder mit angeborenen Herzfehlern?" in: *Kinderkrankenschwester* 25. Jg. (2006) Nr. 2, S. 47 ff.

www.awmf-leitlinien.de
Wissenschaftlich begründete Leitlinien für Diagnostik und Therapie. Hier finden Sie nähere Informationen u. a. zu akuter und chronischer Herzinsuffizienz im Kindesalter sowie Rehabilitation bei angeborenen und erworbenen Herzerkrankungen im Kindes- und Jugendalter.

Themenschwerpunkte

Menschen mit Erkrankungen des Bewegungssystems pflegen	2.2.8
Bei medizinisch-invasiven Eingriffen assistieren bzw. die Patientinnen pflegen	1.4.7
Patientinnen im Krankenhaus	3.1.1

Kompetenzen

- Sie unterstützen und begleiten Patientinnen bei der Frühmobilisation nach orthopädischen Operationen.
- Sie beobachten Patientinnen nach einer Operation kriteriengeleitet.
- Sie informieren Patientinnen über die Bedeutung der postoperativen Schmerztherapie. Sie nehmen Gründe für eine mögliche Ablehnung der Schmerztherapie ernst.
- Sie gestalten einen Aushandlungsprozess, indem Sie die Selbstbestimmung der Patientinnen achten und für Pflegeerfordernisse begründet eintreten.
- Sie führen einen Verbandwechsel fachgerecht durch.
- Sie bilden in unvorhergesehenen Situationen Urteile zum Arbeitsablauf vor dem Hintergrund relevanter Kriterien und handeln entsprechend.

„Der muss doch nicht den Helden spielen!"

Berufliche Handlungssituation

Die Lernende Meike aus dem 6. Semester erzählt:

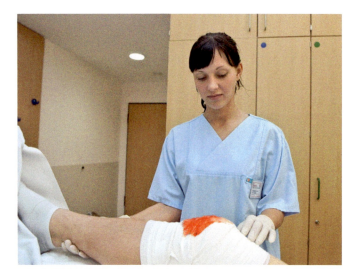

„Im letzten Einsatz war ich auf einer orthopädischen Station eingesetzt. Am Morgen sollte ich Herrn Schüller versorgen. Er hatte drei Tage zuvor eine Knie-TEP bekommen, ist nach zwei Tagen auf der Wachstation zu uns gekommen und am Abend vorher schon mal mit einer Pflegekraft aufgestanden. Die Nachtwache hatte in der Übergabe erzählt, dass er total fit sei und sich nachts sogar schon den Naropin-Perfusor hatte abstellen lassen. Als ich ins Zimmer kam, war Herr Schüller schon wach und sofort bereit, mit mir aufzustehen. Seine Ibuprofen-Tabletten wollte er nicht nehmen. Er war so um die 60, braun gebrannt, sah sportlich aus. Ich habe ihm die Schiene aus dem Bett genommen und sah, dass der Verband durchgeblutet war. Ich überlegte noch, ob ich den Verband zuerst wechseln sollte, da saß Herr Schüller schon an der Bettkante. Also bin ich dann mit ihm am hohen Gehwagen ins Bad gegangen. Er sah schon so aus, als hätte er Schmerzen, aber auf mein Nachfragen meinte er, das wäre gut auszuhalten. Sein Gangbild war aber gar nicht in Ordnung. Er hat seinen Fuß nicht richtig aufgesetzt und auch nicht richtig abgerollt. Das war ganz klar eine Schonbelastung. Ich habe dann versucht, ihm zu erklären, dass eine Schmerzmedikation wichtig ist, damit er seine Bewegungen korrekt ausführen kann. Er meinte aber, er wolle sich nicht mit Medikamenten vollpumpen lassen. Im Bad wollte ich ihm einen Hocker hinstellen, damit er sich im Sitzen waschen konnte, aber er wollte unbedingt stehen bleiben. Das war mir nichts, das war mir echt zu gefährlich. Ich habe versucht, ihn zu überreden, aber er wollte sich partout nicht setzen. „Gut", habe ich gesagt, „dann bleibe ich hier stehen und passe auf." Da hat er gegrinst und sich doch gesetzt. Später habe ich ihn zurück zum Bett begleitet und den Verband gewechselt. Er sah echt angestrengt aus, meinte aber, es ginge ihm gut. Ich verstehe das nicht, der muss doch nicht den Helden spielen!"

Arbeitsaufträge

1. Meike hat den Eindruck, dass Herr Schüller „den Helden spielt".
   a Identifizieren Sie in Einzelarbeit, welche Aspekte aus der Handlungssituation sie zu dieser Annahme führen.

   b Notieren Sie, was Sie mit dem Begriff „Held" assoziieren.

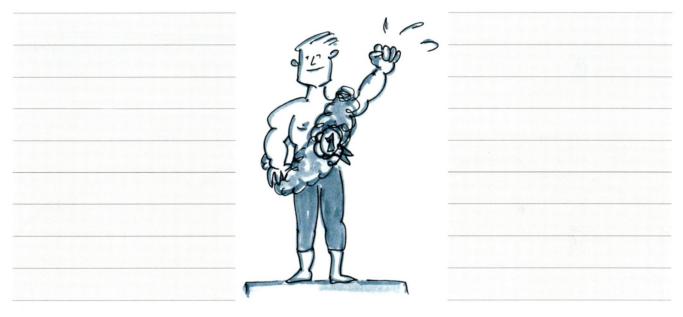

   c Setzen Sie sich mit dem Phänomen „den Helden spielen" als Haltung auseinander, indem Sie in Einzelarbeit ein |Wertequadrat konstruieren. Entscheiden Sie zunächst, ob Sie den Begriff auf Position 1 oder auf Position 3 setzen. Suchen Sie dann für die anderen Positionen Begriffe. Sie können auch Umschreibungen oder Wortneuschöpfungen verwenden.

   Wertequadrat | S. 244

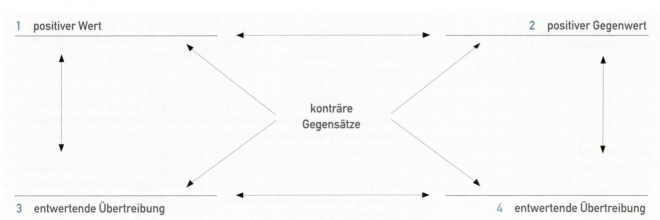

1 positiver Wert   2 positiver Gegenwert

konträre Gegensätze

3 entwertende Übertreibung   4 entwertende Übertreibung

d Welche der Haltungen, die im Wertequadrat formuliert wurden, nehmen Sie bei Patientinnen häufig wahr?
- An welchen Äußerungen oder Handlungen machen Sie das fest?
- Wo würden Sie Herrn Schüller einordnen? Teilen Sie Meikes Einschätzung?
- In welche Richtung besteht möglicherweise Entwicklungspotenzial?

e Tauschen Sie sich im Plenum über Ihre Einordnung Herrn Schüllers aus und beziehen Sie dabei eigene Erfahrungen mit ähnlichen Situationen ein.

2 Meike vermutet, dass Herr Schüller Schmerzen hat. Herr Schüller möchte keine Schmerzmittel nehmen.

a Suchen Sie in Einzelarbeit aus der Handlungssituation Anzeichen für diese Vermutung. Ergänzen Sie weitere Anzeichen, die der Schmerzerfassung dienen können.

Anzeichen für Schmerzen

b Versetzen Sie sich in die Lage von Herrn Schüller und finden Sie mögliche Gründe dafür, dass er keine Schmerzmittel nehmen möchte.

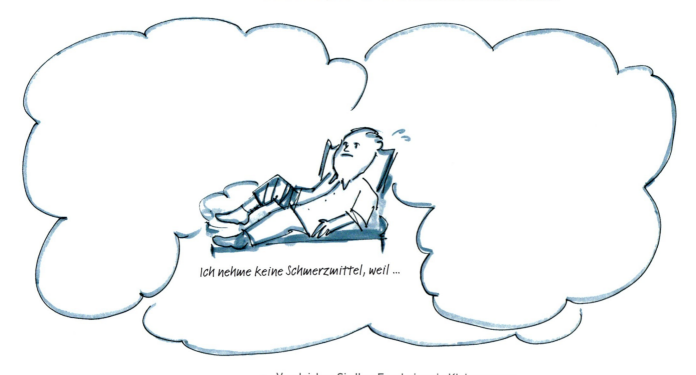

Ich nehme keine Schmerzmittel, weil ...

Fachbuch 2 | S. 161

Lernplakat | S. 238
Rollenspiel | S. 240

c Vergleichen Sie Ihre Ergebnisse in Kleingruppen.
Informieren Sie sich anhand des |Fachbuchs, des Internets und durch Befragung von Expertinnen über die Grundsätze der Schmerzmittelgabe bei der postoperativen Versorgung in der Orthopädie. Erstellen Sie dazu ein |Lernplakat.

d Bereiten Sie ein |Rollenspiel vor, in dem Herr Schüller und Meike ein Gespräch führen. Stellen Sie in dem Gespräch Herrn Schüllers mögliche Gründe für das Nichteinnehmen-Wollen der Schmerzmittel Ihren gewonnenen Erkenntnissen aus Arbeitsauftrag 2 a bis d gegenüber.

e Führen Sie die Rollenspiele im Plenum vor und reflektieren Sie diese jeweils mit Hilfe folgender Fragen:
- „Herr Schüller": Wie habe ich mich in der Situation gefühlt? Welchen Eindruck hat Meike auf mich gemacht? Wurden meine Fragen zufrieden stellend beantwortet? Wurde ich ernst genommen? Hat sich meine Einstellung im Laufe des Gesprächs verändert? Welche Konsequenzen wird dieses Gespräch für mich haben?
- „Meike": Wie habe ich mich in der Situation gefühlt? Welchen Eindruck hatte ich von Herrn Schüller? Habe ich das Wichtige gesagt und die richtigen Worte gefunden? Hat sich meine Einstellung im Laufe des Gesprächs verändert? Welche Konsequenzen wird dieses Gespräch haben?
- **Beobachterin** (aus dem Plenum): Wie habe ich das Gespräch erlebt? Welchen Eindruck machten die Spielenden auf mich? Welche Haltungen kamen zum Ausdruck?
- **alle**: Welche Konsequenzen ziehen Sie für Ihr pflegerisches Handeln in ähnlichen Situationen?

Konsequenzen

3 Meike schildert in der Handlungssituation, was sie bei der postoperativen Versorgung von Herrn Schüller neben dem vermuteten Schmerz beobachtet hat.
   a Identifizieren Sie in Partnerarbeit aus der Handlungssituation Meikes Beobachtungen und tragen Sie diese in die erste Spalte der Tabelle ein.

Beobachtungen	Begründung	Beobachtungskriterien

Fachbuch 2 | S. 569

b Warum ist es wichtig, dass Meike diese Beobachtungen macht? Tragen Sie Ihre Begründungen in die zweite Spalte der Tabelle ein.
c Nach welchen Kriterien beobachtet Meike bzw. welche könnte sie hinzuziehen? Tragen Sie die Beobachtungskriterien in die dritte Spalte der Tabelle ein.
d Ergänzen Sie die Tabelle aus Ihrer Erfahrung um weitere Beobachtungsaspekte, die für die postoperative Betreuung wichtig sind, und tragen Sie auch dafür Begründungen und Beobachtungskriterien in die Tabelle ein.
e Überprüfen und ergänzen Sie Ihre Ergebnisse mit Hilfe des |Fachbuchs.
f Klären Sie offene Fragen dazu im Plenum und mit Ihrer Lehrerin ab.

4 Meike unterstützt Herrn Schüller am dritten postoperativen Tag nach der Implantation einer Knie-Totalendoprothese bei der Mobilisation.
a Sammeln Sie in Kleingruppen aus Ihrer Erfahrung, was Meike bei der Mobilisation von Herrn Schüller beachten muss. Notieren Sie Informationen, die Ihnen fehlen, um an Stelle von Meike die Mobilisation übernehmen zu können.

Fachbuch 1 | S. 181

Fachbuch 2 | S. 591

b Bearbeiten Sie das Thema „Knieendoprothese" in folgenden Schritten:
- Rufen Sie sich den |anatomischen Aufbau des Knies in Erinnerung und erklären Sie sich gegenseitig, welche Bewegungen im Kniegelenk möglich sind.
- Lösen Sie (in der Kleingruppe, aber jede für sich in Einzelarbeit) das Rätsel auf Seite 167. Klären Sie Ihnen unbekannte Begriffe mit Hilfe des Fachbuchs oder eines Nachschlagewerks.
- Recherchieren Sie mit Hilfe des |Fachbuchs und des Internets, welche Strukturen eine Knieendoprothese ersetzt, welche Varianten des Einsetzens existieren und welche Konsequenzen die unterschiedlichen Möglichkeiten für den Patienten – insbesondere für die Mobilisation – haben.
- Leiten Sie ab, welche Folgen eine mangelnde oder fehlerhafte Mobilisation haben kann.

Mögliche Folgen fehlerhafter oder mangelnder Mobilisation

Kreuzworträtsel

1. bewegliche Verbindung zwischen Knochen
2. Schienbein
3. orthopädischer Apparat zur Stabilisierung
4. Schleimbeutel
5. Oberschenkel
6. Ableitung von Flüssigkeitsansammlungen
7. Schädigung, Verletzung
8. best. Knochenzement
9. Elektrokardiogramm Abk.
10. scheibenförmiger Zwischenknorpel im Kniegelenk
11. Gelenkschmiere
12. beweglich
13. künstl. Ersatz von Körperteilen
14. Gelenk zwischen Ober- und Unterschenkel
15. Weg, Etappe, die zu gehen ist
16. Totalendoprothese Abk.
17. degenerative Gelenkerkrankung
18. Gangstörung
19. in den Körper eingebrachtes künstl. Ersatzteil
20. computergesteuerte Berechnung der Prothesenlage
21. Wadenbein
22. Schmerzmittel
23. Fachgebiet der Medizin, das sich mit dem Bewegungsapparat befasst
24. Wasseransammlung im Gewebe
25. Material zur Verankerung einer Endoprothese
26. elektr. Trainingsgerät
27. endoskopische Untersuchung eines Gelenkraums
28. Maßnahmen zur körperlichen Aktivierung
29. ausgewählt, geplant
30. chir. Eingriff
31. Kniescheibe
32. Dolor
33. durch körperliche Strukturen abgegrenzter Raum
34. ranskutane elektrische Nervenstimulation Abk.

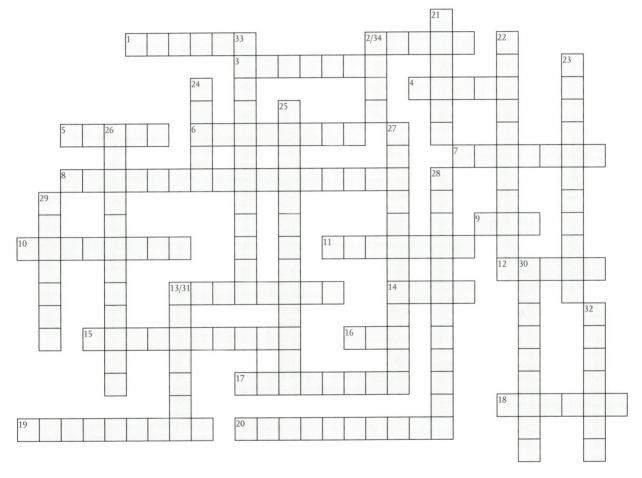

c Vervollständigen Sie Ihre Ergebnisse in Arbeitsauftrag 4a und überlegen Sie, wie Meike Herrn Schüller die Mobilisationsanforderungen erklären könnte.

5 Meike fragt sich, ob sie Herrn Schüllers Verband vor dem Aufstehen wechseln soll.
   a Notieren Sie in Einzelarbeit in die Abbildung, was Sie ihr antworten würden:

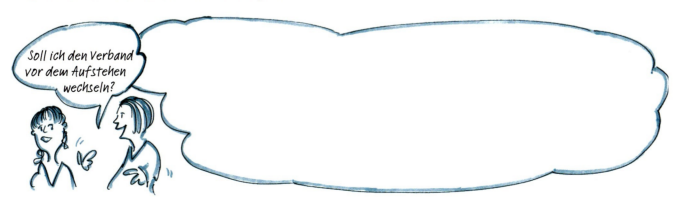

b Vergleichen Sie Ihre Antworten in Kleingruppen.
c Sammeln Sie Argumente, die für einen Verbandwechsel zu den unterschiedlichen Zeitpunkten sprechen.

Verbandwechsel vor dem Aufstehen, weil …	Verbandwechsel später, weil …

d Diskutieren Sie im Plenum:
- Warum hat sich Meike vermutlich entschieden, den Verband erst später zu wechseln?
- Wie beurteilen Sie diese Entscheidung?
- Wie hätte eine Handlungsalternative für Meike aussehen können?
- Welche Kriterien können Ihnen helfen, in unvorhergesehenen Situationen Entscheidungen zu treffen?

6 Meike wechselt Herrn Schüllers Verband.
a Überlegen Sie in Kleingruppen, welche Handlungsschritte bei einem sterilen Verbandwechsel bei Herrn Schüller erfolgen. Schreiben Sie die Schritte in Stichpunkten auf Moderationskarten, bringen Sie die Kärtchen in die richtige Reihenfolge und kleben Sie diese auf.
b Vergleichen Sie Ihren Ablauf mit denen der anderen Gruppen und diskutieren Sie ggf. Unterschiede.

7 Herr Schüller will sich im Stehen waschen, Meike ist das zu gefährlich. Meike löst die Situation, indem sie ankündigt, während des Waschens bei Herrn Schüller zu bleiben.

Standbild | S. 241
Plakat | S. 240

a Bauen Sie im Plenum ein |Standbild zu dieser Szene:
- Eine Lernende baut das Standbild.
- Die beobachtenden Lernenden betrachten das Bild, treten hinter die Person, der sie eine Stimme geben wollen, und sprechen ihre Gedanken oder Gefühle in der Ich-Form aus.
- Zwei weitere Lernende halten die Aussagen auf |Plakaten fest.

b Identifizieren Sie aus den gesammelten Aussagen Pflegeerfordernisse, die Meike sieht und Pflegebedürfnisse, die Herr Schüller hat. Begründen Sie Meikes und Herrn Schüllers Positionen.

Pflegebedürfnisse aus Herrn Schüllers Sicht	Pflegebedürfnisse aus Meikes Sicht

c Identifizieren Sie deckungsgleiche und widersprüchliche Interessen, auf die Meike eingehen kann bzw. muss.
d Entwickeln Sie Handlungsalternativen für Meike, in denen sie einerseits Herrn Schüllers Selbstbestimmung achtet und andererseits für die eigene pflegefachliche Überzeugung eintritt. Stellen Sie die Alternativen in Form von |Rollenspielen vor. Reflektieren Sie die Rollenspiele anhand der Fragen in Arbeitsauftrag 2 f.

Rollenspiel | S. 240

Für die Pflegepraxis

8 Begleiten Sie eine Physiotherapeutin bei der Mobilisation von operierten Patientinnen in der Orthopädie. Wo sehen Sie Gemeinsamkeiten und Unterschiede zur Mobilisation einer Patientin nach einer Knie-Operation? Notieren Sie allgemeine Grundsätze zur Mobilisation von Patientinnen nach orthopädischen Operationen. Besprechen Sie diese mit der Physiotherapeutin und/oder Ihrer Praxisanleiterin.

9 Erkundigen Sie sich in Ihrer Einrichtung anhand folgender Fragen nach Schmerzkonzepten in der postoperativen Versorgung:
- Wie sehen diese Konzepte aus? Welche Ziele werden damit verfolgt?
- Wer ist an der Umsetzung beteiligt? Welche Aufgaben haben Pflegende dabei?
- Wie werden Patientinnen darüber informiert bzw. beraten?
- Welche Erfahrungen wurden bislang damit gemacht?
- Notieren Sie Ihre Ergebnisse und tauschen Sie sich in der Schule darüber aus.

10 Gestalten Sie die postoperative Pflege mit einer Patientin nach einer orthopädischen Operation:
- Beobachten Sie die Patientin postoperativ kriteriengeleitet.
- Befragen Sie sie zu ihren Pflegebedürfnissen.
- Informieren Sie die Patientin über die Bedeutung der postoperativen Schmerztherapie.
- Unterstützen und begleiten Sie die Patientin bei der Frühmobilisation.
- Führen Sie einen Verbandwechsel fachgerecht durch.

Reflektieren Sie Ihr Handeln mit Ihrer Praxisanleiterin anhand folgender Fragen:
- Was ist mir gut gelungen? Wobei habe ich mich unsicher gefühlt? Wo benötige ich noch Unterstützung?
- Welche Konsequenzen ziehe ich für meinen weiteren Lernprozess?

11 Beobachten Sie alltägliche Situationen, in denen Pflegende mit Patientinnen gemeinsame Ziele aushandeln. Wie agieren Pflegende, wenn die Pflegebedürfnisse der Patientinnen mit den ermittelten Pflegeerfordernissen nicht übereinstimmen? Welche Konsequenzen hat das für das pflegerische Handeln? Schreiben Sie eine Situation auf und analysieren Sie diese mit Hilfe Ihrer Lehrerin in der Schule.

Weiterführende Literatur

DARMANN, INGRID: „Bewegung als Interaktion" in: *Pflege* (15) 2002, S. 181–186

Deutsches Netzwerk für Qualitätsentwicklung in der Pflege (Hrsg.): *Expertenstandard Schmerzmanagement in der Pflege* Schriftenreihe des DNQP Osnabrück 2005

LÜRING, CHRISTIAN: *Künstliche Kniegelenke – Wege aus dem Schmerz* Steinkopff Verlag, 2008

Themenschwerpunkte

Beraten und anleiten	1.2.2
Traumatisch verunfallte Menschen pflegen	2.2.9
Zusammenarbeit mit anderen Berufs- und Personengruppen	4.2.3

Kompetenzen

- Sie sind für Belastungen, Ängste und Bedürfnisse von traumatisch verunfallten Menschen und ihren Angehörigen sensibilisiert und unterstützen sie in ihrem Bewältigungsprozess.
- Sie leisten phänomenbezogene Unterstützung bei Menschen mit einem schweren Schädel-Hirn-Trauma. Sie finden geeignete Wege zur Kommunikation mit Menschen, die von einer Aphasie betroffen sind.
- Sie ermitteln den Beratungs- und Anleitungsbedarf von Angehörigen und richten Ihr Handeln daran aus.
- Sie agieren im multiprofessionellen Team entsprechend ihrer Aufgaben- und Kompetenzbereiche.
- Ihnen ist die Bedeutung von Rehabilitation für traumatisch verunfallte Menschen bewusst.

„Jeder einzelne Schritt muss nach und nach eingeübt werden."

Berufliche Handlungssituation

Die Pflegende Britt stellt der Lernenden Svenja aus dem dritten Ausbildungsjahr eine 48-jährige Patientin auf einer neurologischen Reha-Station vor:

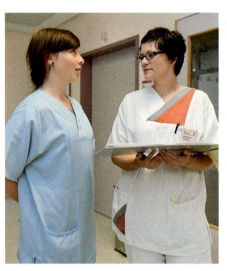

„Frau Bauer ist seit einer Woche hier. Sie erlitt bei einem schweren Verkehrsunfall mehrere Knochenbrüche und ein Schädel-Hirn-Trauma. Auf der Intensiv wurde sie zwei Monate lang sediert und beatmet. In Folge des Schädel-Hirn-Traumas hat sie eine beinbetonte spastische Tetraparese. Man kann mit ihr nur nonverbal kommunizieren. Ihr Verständnis für die Bedeutung von Worten ist noch teilweise vorhanden. Die Logopädin denkt über einen Talker nach.

Ansonsten hat Frau Bauer ein volles Programm: Sie erhält täglich Physiotherapie. Die Ergotherapeutin und Logopädin kommen zum Sprech- und Schlucktraining. Gemeinsam mit der Pflege trainieren sie einfache lebenspraktische Fähigkeiten wie Zähneputzen, Aufschrauben der Zahnpastatube usw. Die Umsetzung fällt Frau Bauer sehr schwer. Jeder einzelne Schritt muss nach und nach eingeübt werden. Aber das Training zeigt Erfolge: Frau Bauer kann nach Aufforderung langsam die Hand zum Mund führen und kann jetzt pürierte Kost sowie angedickte Getränke zu sich nehmen. Das ist sehr wichtig, da wir bald von der PEG-Sonde wegkommen wollen. Wir übernehmen neben der Körperpflege für Frau Bauer auch die DK-Pflege, die Inkontinenzversorgung und die Obstipationsprophylaxe. Die Mobilisation in den Rollstuhl klappt inzwischen ganz gut. Mittlerweile kann sie schon morgens und nachmittags bis zu drei Stunden draußen sitzen. Das ist auch für ihren Mann ganz schön. Ich glaube, er macht sich große Vorwürfe, da er das Unfallauto fuhr. Er kommt jeden Tag nach der Arbeit, sieht aber von Tag zu Tag schlechter aus. Er hilft seiner Frau beim Essen, macht Bewegungsübungen mit ihr und liest ihr aus der Zeitung vor. Die 12-jährige Tochter Leonie kommt seltener mit – oft ist dann auch die Mutter von Frau Bauer dabei.

Ist schon tragisch. Wir fragen uns alle, ob Frau Bauer wieder in ihren Beruf als Sachbearbeiterin zurückkehren kann. Auf Hilfe wird sie wohl noch lange angewiesen sein."

Arbeitsaufträge

1 Die Pflegende Britt findet die Situation von Frau Bauer „tragisch".

a Erarbeiten Sie die Perspektiven der Beteiligten auf die Situation in folgenden Schritten:

- Verteilen Sie folgende Personen an alle Lernenden (d. h., je zwei bis drei Lernende beschäftigen sich mit einer Person): Frau Bauer, Herr Bauer, Leonie Bauer, Frau Bauers Mutter, Pflegende Britt, Lernende Svenja, Logopädin, Ergotherapeutin, Physiotherapeutin, Intensivpflegende.
- Überlegen Sie für Ihre Person, was sie in den verschiedenen Phasen der Handlungssituation fühlen und denken könnte. Übertragen Sie die Abbildung auf eine lange Tapetenrolle und notieren Sie hierauf Ihre Ergebnisse.

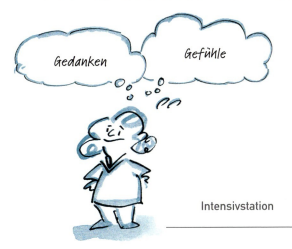

- Hängen Sie die Tapetenrollen im Klassenraum auf und lesen Sie alle Ergebnisse.
b Tauschen Sie sich im Plenum über Ihre Ergebnisse anhand folgender Fragen aus:
- Was fällt Ihnen zuerst auf?
- Worin unterscheiden bzw. ähneln sich die Gedanken und Gefühle der beteiligten Personen?
- Welche Gedanken und Gefühle herrschen vor?
- Wovon sind die Gedanken und Gefühle der Personen möglicherweise beeinflusst?
- Welchen Eindruck vermitteln die Gedanken und Gefühle der beteiligten Personen zur Gesamtsituation von Frau Bauer? Nehmen Sie dabei zur Aussage der Pflegenden Britt Stellung, die die Situation von Frau Bauer „tragisch" findet.

c Notieren Sie Fragen in die Abbildung, die sich für Sie in der bisherigen Auseinandersetzung ergeben haben.

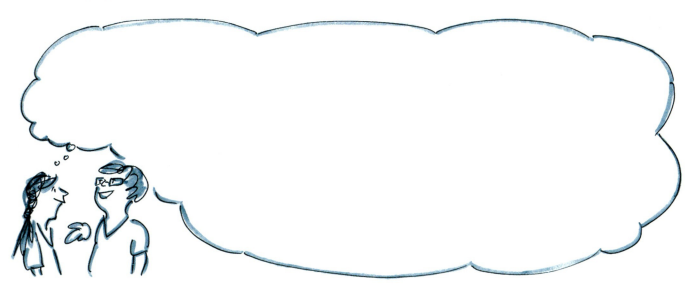

↘ Zu einigen dieser Fragen finden Sie im Folgenden Aufgaben, andere können Sie in selbst gewählter Weise bearbeiten.

2 Frau Bauer hat bei einem schweren Verkehrsunfall ein Schädel-Hirn-Trauma erlitten.
   a Bearbeiten Sie folgende Aufgaben in Partnerarbeit:
   - Sammeln Sie aus der Handlungssituation alle Phänomene, die im Zusammenhang mit dem Schädel-Hirn-Trauma von Frau Bauer stehen. Tragen Sie diese in die erste Spalte der Tabelle ein.

Phänomene	Erklärung der Phänomene	Wer reagiert darauf?	Wie wird darauf reagiert?

Fachbuch **2** | S. 617

- Ergänzen Sie Ihre Sammlung um Phänomene, die Sie selbst bei Menschen im Zusammenhang mit einem Schädel-Hirn-Trauma erlebt haben.
- Versuchen Sie die Phänomene anhand Ihres Vorwissens zu erklären. Notieren Sie diese eigenen Erklärungen in die zweite Spalte der Tabelle.
- Recherchieren Sie im |Fachbuch und im Internet zu den Phänomenen und ergänzen bzw. korrigieren Sie Ihre Erklärungen in der Tabelle.
- Suchen Sie in der Handlungssituation nach Informationen, die beschreiben, wer auf welche Weise auf die Phänomene reagiert. Notieren Sie Ihre Ergebnisse in die dritte und vierte Spalte der Tabelle. Ergänzen Sie die Angaben durch Informationen aus dem Fachbuch.

b Tauschen Sie sich im Plenum über Ihre Ergebnisse aus.
c Erstellen Sie an der |Metaplanwand mit Hilfe von Moderationskarten eine |Mindmap zum Schädel-Hirn-Trauma. Übertragen Sie sie in Ihr Arbeitsbuch.

Metaplanwand | S. 239
Mindmap | S. 239

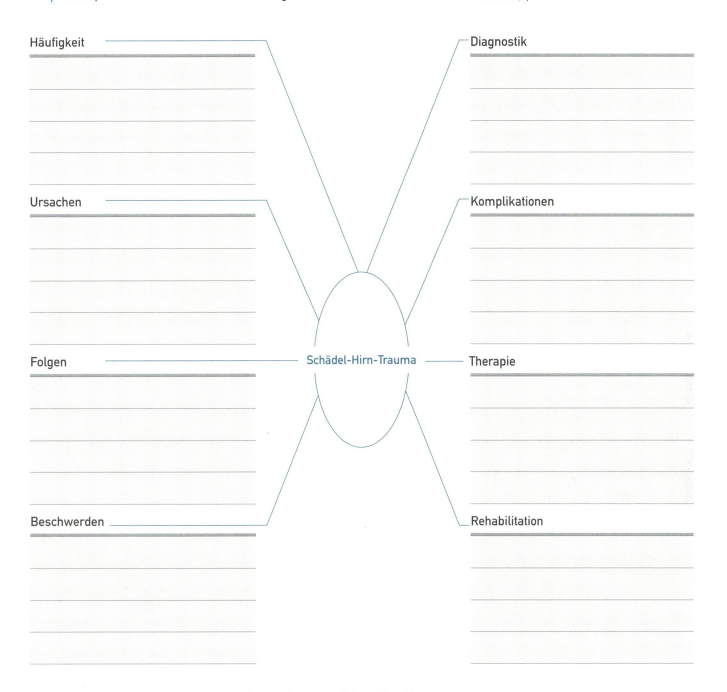

d Tauschen Sie sich darüber aus, welche Aspekte vermutlich auf Frau Bauers Situation zutreffen. Folgende Fragen können Sie dabei z. B. leiten:
- Was ist bei dem Unfall vermutlich passiert, dass Frau Bauer dabei ein Schädel-Hirn-Trauma erlitten hat?
- Welche diagnostischen Maßnahmen wurden bei Frau Bauer vermutlich durchgeführt?

3 Die Pflegende Britt erzählt, dass sie mit Frau Bauer „nur nonverbal kommunizieren" kann und dass „ihr Verständnis für die Bedeutung von Worten noch teilweise vorhanden" ist.

a Beschreiben Sie in Einzelarbeit, wie Sie sich die Kommunikation mit Frau Bauer genau vorstellen. Gehen Sie von konkreten Situationen aus – z. B. bei der Darreichung von Nahrung oder bei der Körperpflege. Notieren Sie Ihre Ergebnisse in der Abbildung.

Fachbuch 2 | S. 440

b Erklären Sie mit Hilfe des Fachbuchs folgende Begriffe und markieren Sie, welche Aphasieform bei Frau Bauer vermutlich vorliegt:

Broca-Aphasie:

Wernicke-Aphasie:

Globalaphasie:

„Jeder einzelne Schritt muss nach und nach eingeübt werden."

Sammeln Sie im Plenum, worin die konkreten Schwierigkeiten bei der Kommunikation aus Sicht von Frau Bauer und aus Sicht derjenigen, die sich mit Frau Bauer verständigen wollen, bestehen:

c Sammeln Sie im Plenum verschiedene (kreative) Möglichkeiten, um mit Frau Bauer kommunizieren zu können. Beziehen Sie dabei auch Ihre Ergebnisse aus Arbeitsauftrag 2 a ein.
Kommunikation mit Frau Bauer:

4 Die Pflegende Britt erzählt Svenja, welche Familienmitglieder Frau Bauer besuchen.
   a Bearbeiten Sie folgende Aufgaben in Kleingruppen:
   ■ Lesen Sie noch einmal die Gedanken und Gefühle der Familienmitglieder, die Sie in Arbeitsauftrag 1 a gesammelt haben.
   ■ Überlegen Sie, welche Folgen der Unfall für die einzelnen Familienmitglieder hat bzw. haben könnte und notieren Sie diese in die Abbildung.

Für mich als Ehemann bedeutet der Unfall ...   *Für mich als Mutter bedeutet der Unfall ...*

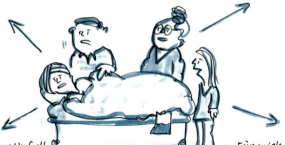

Für mich als Frau Bauer bedeutet der Unfall ...   *Für mich als Tochter bedeutet der Unfall ...*

Fachbuch 1 | S. 504
Plakat | S. 240

- Lesen Sie im |Fachbuch das Kapitel zum Thema Bewältigung.
- Tauschen Sie sich darüber aus, wie Sie die Familie im Bewältigungsprozess unterstützen können.

b Stellen Sie Ihre Ideen zur Unterstützung der Familie im Bewältigungsprozess im Plenum vor. Notieren Sie die wichtigsten Ideen auf einem |Plakat.

Ideen zur Unterstützung des Bewältigungsprozesses aller Beteiligten

5 Die Pflegende Britt erwähnt, wer an der Pflege und Therapie von Frau Bauer mitwirkt und dass sich auch Herr Bauer an der Pflege beteiligt. Britt sagt: „Frau Bauer hat ein volles Programm." Britt und ihre Kolleginnen fragen sich, ob Frau Bauer wieder in ihren Beruf als Sachbearbeiterin zurückkehren kann.
   a Bearbeiten Sie folgende Aufgaben in Kleingruppen:
   - Notieren Sie alle Berufsgruppen, die Britt als Beteiligte an Frau Bauers Genesungsprozess erwähnt (siehe auch Arbeitsaufträge 1 und 2).

Ich bin:
Ich unterstütze Frau Bauer bei/durch:

Ich bin:
Ich unterstütze Frau Bauer bei/durch:

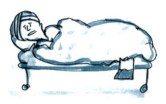

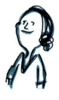
Ich bin:
Ich unterstütze Frau Bauer bei/durch:

Ich bin:
Ich unterstütze Frau Bauer bei/durch:

Ich bin:
Ich unterstütze Frau Bauer bei/durch:

- Tragen Sie die Aufgaben zusammen, welche die Angehörigen der jeweiligen Berufsgruppen in Bezug auf Frau Bauer vermutlich haben. Notieren Sie dies in der Abbildung auf der vorherigen Seite.
- Sammeln Sie aus der Handlungssituation alles, was Sie über die Beteiligung des Herrn Bauer an der Pflege seiner Frau erfahren. Notieren Sie Ihre Ergebnisse.

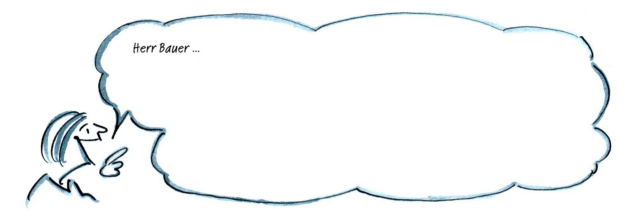

Herr Bauer …

- Tauschen Sie sich über die Aussage von Britt aus, dass Frau Bauer ein „volles Programm" hat: Was meint sie wohl damit? Wie schätzen Sie diese Aussage ein?

b Laden Sie je eine Vertreterin der benannten Berufsgruppen ins Plenum ein. Stellen Sie den Vertreterinnen Frau Bauers Situation und alle bisherigen Ergebnisse vor. Kommen Sie mit ihnen ins Gespräch über die Situation von Frau Bauer.

c Entwerfen Sie gemeinsam einen Pflege- und Behandlungsplan für Frau Bauer, der die jeweiligen Angebote der Berufsgruppen im Interesse von Frau Bauer gut in Einklang bringt. Bedenken Sie dabei Folgendes:
- Handeln Sie Pflege- und Behandlungsziele und Interventionen aus.
- Beziehen Sie Familienmitglieder ein bzw. markieren Sie, an welchen pflegerischen und therapeutischen Angeboten sie in welcher Weise mitwirken könnten. Überlegen Sie auch, welchen Beratungs- und Anleitungsbedarf die Angehörigen in Bezug auf die Angebote und generell haben könnten.
- Beziehen Sie Ihre Ergebnisse aus Arbeitsauftrag 4b (Ideen zur Unterstützung des Bewältigungsprozesses aller Beteiligten) ein.
  Notieren Sie Ihre Ergebnisse in die Tabelle auf der folgenden Seite.

d Tauschen Sie sich gemeinsam mit den Vertreterinnen der Berufsgruppen darüber aus, was Sie Britt und ihren Kolleginnen zur Prognose von Frau Bauer sagen möchten. Beziehen Sie dabei weitere mögliche Rehabilitationsmaßnahmen für Frau Bauer ein.

Pflege- und Behandlungsplan für Frau Bauer

Phänomene, Pflegediagnosen	Pflege- und Behandlungsziele	Interventionen	Evaluation/Zeitpunkt

e Notieren Sie mit den Vertreterinnen der Berufsgruppen zusammenfassend einige Grundaussagen zu einer gelingenden interdisziplinären Zusammenarbeit in Rehabilitationsprozessen in das Merkblatt.

Merkblatt: Interdisziplinäre Zusammenarbeit gelingt ...

> „Jeder einzelne Schritt muss nach und nach eingeübt werden."

Für die Pflegepraxis

6 Informieren Sie sich in Ihrer Einrichtung,
- wo Menschen, die ein Schädel-Hirn-Trauma erlitten haben, versorgt werden,
- welche Berufsgruppen an der Versorgung beteiligt sind,
- welche Konzepte bei der Behandlung und Pflege verfolgt werden und
- wie der Rehabilitationsprozess im Ganzen gestaltet wird.

7 Wählen Sie mit Hilfe Ihrer Praxisanleiterin eine Patientin aus, die einen Unfall erlitten hat, und gehen Sie danach in folgenden Schritten vor:
- Kommen Sie mit der Patientin und/oder ihren Angehörigen über momentane Belastungen, Ängste und Bedürfnisse ins Gespräch. Notieren Sie Ihre Ergebnisse.
- Ermitteln Sie mit der Patientin und/oder ihren Angehörigen zentrale Pflegediagnosen oder Pflegeprobleme und erarbeiten Sie gemeinsam eine Pflegeplanung. Identifizieren Sie dabei auch den Beratungs- und Anleitungsbedarf der Angehörigen und planen Sie ein entsprechendes Gespräch.
- Stimmen Sie die Pflegeplanung mit den Angehörigen anderer Berufsgruppen ab.
- Gestalten Sie die Pflegesituation mit der Patientin entsprechend Ihres Pflegeplans. Lassen Sie sich dabei von Ihrer Praxisanleiterin beobachten.
- Kommen Sie anschließend anhand folgender Reflexionsfragen mit der Patientin und/oder ihren Angehörigen ins Gespräch:
  – Wie haben Sie meine Unterstützung erlebt?
  – Inwieweit haben Sie sich überfordert gefühlt?
  – Inwieweit haben Sie sich unterfordert gefühlt?
  – Wie fühlen Sie sich jetzt?
- Lassen Sie sich auch ein Feedback von Ihrer Praxisanleiterin geben.

8 a Beobachten Sie in Ihrer Einrichtung aufmerksam die Verständigung mit Menschen, die an einer Aphasie leiden. Notieren Sie Situationen, in denen Ihnen die Kommunikation nicht gelungen erschien und begründen Sie Ihre Einschätzung.
b Kommen Sie mit Ihrer Praxisanleiterin über die beobachteten Situationen ins Gespräch und stellen Sie ihr die verschiedenen Kommunikationsmöglichkeiten vor, die Sie in der Schule erarbeitet haben.
c Überlegen Sie gemeinsam, ob sich die Ideen für Ihre Patientinnen eignen und verfolgen Sie die Umsetzung der Ideen weiter.

Weiterführende Literatur

FIRSCHAU, UWE; KAHL, CHRISTOPHER: *Schädel-Hirn-Trauma. Pflege und Rehabilitation Erwachsener* Kohlhammer, Stuttgart, 2002

STÖGER, ANDREA: „Die Sprache neu erlernen" in: *Die Schwester/Der Pfleger* 40. Jahrgang, 2001, Heft 3, S. 224–227

www.gesundheitpro.de
- Krankheiten A–Z
- Schweres Schädel-Hirn-Trauma

Übersicht über das Schädelhirntrauma in einer für Laien verständlichen Sprache

www.betanet.de
- Krankheiten A–Z
- Schädel-Hirn-Trauma
- Pflege

Allgemeine Informationen zu Hilfsmittel, Betreuung und Vollmachten, finanzielle Hilfen etc.

Themenschwerpunkte

Ausscheiden	1.1.7
Pflegebedürftige im Privathaushalt	3.1.4
Kinder und Jugendliche	3.1.5
Menschen mit Behinderung	3.1.8

Kompetenzen

- Ihnen ist bewusst, was ambulante pflegerische Handlungsfelder auszeichnet.
- Sie sind für die Lebensumstände von Kindern mit Behinderungen sensibilisiert.
- Sie schätzen die Ressourcen und die Einschränkungen von Kindern mit Spina bifida ein und wirken an der Gestaltung pflegerischer Situationen in verschiedenen Kontexten mit bzw. unterstützen die Kinder.
- Sie reflektieren Ihre Vorstellungen und Erwartungen darüber, in welchen Situationen Kinder Schamgefühle erleben und zum Ausdruck bringen sowie Ihre eigenen Gefühle und Reaktionsweisen in diesem Zusammenhang. In der Folge vermeiden sie schnelle Deutungen über das Verhalten der Kinder.
- Sie führen die pflegerische Technik des Katheterisierens sicher durch und nehmen Handlungsprobleme dabei als Lernanlässe wahr.

„Wiebke zeigte keine Schamgefühle."

Berufliche Handlungssituation

Die Studentin (Bachelor of Nursing) Katja Gruber erzählt von ihrem Wahleinsatz in einer ländlichen Region:

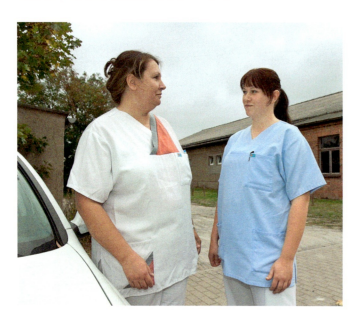

„In meinem Einsatz in der ambulanten Pflege bin ich viel unterwegs gewesen. Zwischen unseren Klienten lagen bis zu 100 km Wegstrecke. Neben vielen älteren Menschen betreuten wir auch die 6-jährige Wiebke – ein Kind mit Spina bifida. Sie wurde mit einem offenen Rücken geboren und leidet an Blasen- und Darmentleerungsstörungen. Sie kann nur mit Protektoren gehen. Wiebke ist sehr klein und in ihrer geistigen Entwicklung eingeschränkt.

Wir sind zwei Mal täglich (nach dem Frühstück und Mittagessen) in den Integrationskindergarten gefahren, um Wiebke dort zu katheterisieren. Für mich war das eine sehr ungewohnte Situation. Unser Kontakt war immer nur kurz und ich konnte gar nicht einschätzen, wie Wiebke das eigentlich empfindet. Anderseits war ich froh, das Katheterisieren nun täglich üben zu können. Am Anfang war es echt schwer, die Harnröhrenöffnung überhaupt zu finden.

An einem Tag waren meine Kollegin und ich mit Wiebke schon im Bad, wo sie einmalkatheterisiert wird. Als wir den Katheter in die Harnröhre eingeführt hatten und Wiebke den Bauch anspannte, um die Blase zu entleeren, ging die Badtür auf und alle anderen Kindergartenkinder stürmten das Bad. Sie stellten sich um uns herum und schauten, was wir dort machten und stellten viele Fragen. Meine Kollegin und ich konnten uns nur schnell dicht aneinanderstellen, um Wiebke noch etwas Intimsphäre zu geben. Uns Pflegenden war es total unangenehm, Wiebkes Intimsphäre nicht mehr wirklich wahren zu können. Wiebke hingegen hat es scheinbar nicht gestört. Sie zeigte keine Schamgefühle. Sie hat nicht mal die Beine zusammengedrückt."

Arbeitsaufträge

1. Lesen Sie die Handlungssituation.
   a Notieren Sie in Einzelarbeit vermutliche Gedanken und Gefühle der beteiligten Personen in der Abbildung.

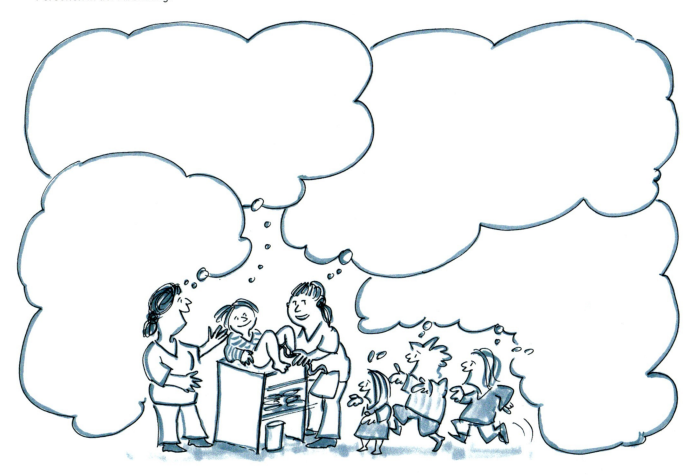

   b Bauen Sie im Plenum ein | Standbild zur Szene auf.
   c Die Spielleiterin lässt einen | Stimmenchor erklingen.
   d Besprechen Sie im Plenum folgende Fragen:
   - Wie haben Sie sich als Darstellende in den Rollen gefühlt?
   - Wie haben Sie als Beobachtende die Situation erlebt?
   - Welche Fragen ergeben sich aus dem Erlebten?
   Notieren Sie die Fragen auf Moderationskarten, sammeln und sortieren Sie diese an der Metaplanwand.

Standbild | S. 241
Stimmenchor | S. 242
Metaplanwand | S. 239

▶ Zu einigen dieser Fragen finden Sie im Folgenden Aufgaben. Andere können Sie in selbst gewählter Weise bearbeiten.

2. Die Studentin Katja erzählt: „Uns Pflegenden war es total unangenehm, Wiebkes Intimsphäre nicht mehr wirklich wahren zu können. Wiebke hingegen hat es scheinbar nicht gestört. Sie zeigte keine Schamgefühle. Sie hat nicht mal die Beine zusammengedrückt."
   a Bearbeiten Sie in Kleingruppen folgende Fragen:
   - Was genau war Katja wohl „unangenehm"?
   - Warum wundert sich Katja darüber, dass Wiebke „kein Schamgefühl" zeigt?
   - Was hat Katja von Wiebke vermutlich erwartet?
   - Wie empfindet Katja vermutlich das Verhalten von Wiebke?
   - Welche Gründe könnte Wiebke für ihr Verhalten haben?
   Notieren Sie Ihre Überlegungen in die Abbildung.

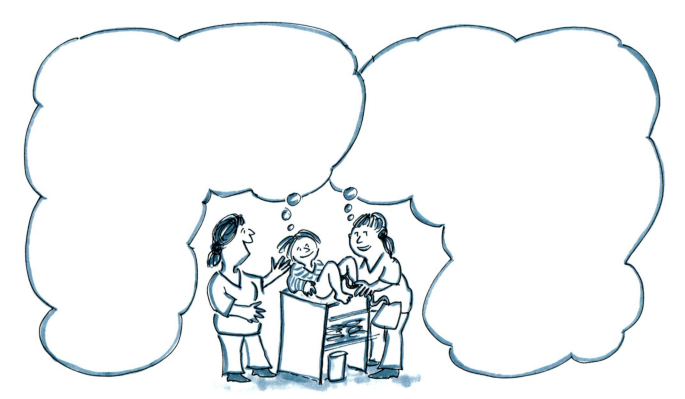

Fachbuch 1 | S. 20
Plakat | S. 240
Rollenspiel | S. 240

b Informieren Sie sich im |Fachbuch und in der weiterführenden Literatur, wie und in welchem Stadium sich das Schamgefühl bei Kindern entwickelt.

c Diskutieren Sie, welche Auswirkungen eine Erkrankung oder eine Behinderung auf die Entwicklung der Geschlechtsidentität und des Schamgefühls haben kann. Schätzen Sie vor diesem Hintergrund das Verhalten von Wiebke in der Situation ein.

d Tauschen Sie sich im Plenum über Ihre Ergebnisse aus.

e Sammeln Sie alle Handlungsalternativen, die Katja und ihre Kollegin in der Situation im Bad gehabt hätten. Notieren Sie diese auf ein |Plakat.

f Erproben Sie die Handlungsalternativen im |Rollenspiel. Reflektieren Sie die Rollenspiele jeweils anhand folgender Fragen:
- Wie haben Sie sich als Darstellende gefühlt?
- Wie haben Sie als Beobachtende die Situation erlebt?
- Ist diese Handlungsalternative geeignet?

g Notieren Sie die Handlungsalternativen in der Abbildung.

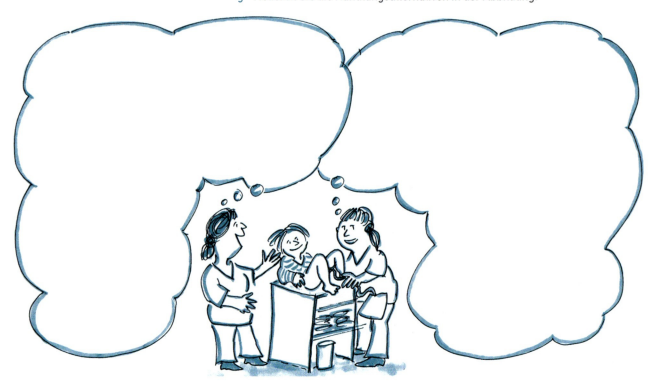

„Wiebke zeigte keine Schamgefühle."

3 Die Studentin Katja erzählt, dass Wiebke mit einem offenen Rücken geboren wurde, an Blasen- und Darmentleerungsstörungen leidet, nur mit Protektoren gehen kann, sehr klein ist und „in ihrer geistigen Entwicklung eingeschränkt" ist.

a Klären Sie in einer Kleingruppe, was unter einem offenen Rücken bzw. „Spina bifida" verstanden wird und welche Gründe es für diese angeborene Erkrankung gibt.

Begriffsklärung „Spina bifida"	Gründe für diese Erkrankung

b Suchen Sie nach Erklärungen für die Phänomene bei Wiebke, über die Katja berichtet. Notieren Sie diese in der Tabelle.

Phänomene	Erklärungen	Bedeutungen für Wiebke und ihr Umfeld – jetzt und in Zukunft
Wiebke hat Blasen- und Darmentleerungsstörungen.		
Wiebke kann nur mit Protektoren gehen.		
Wiebke ist sehr klein.		
Wiebke ist „in ihrer geistigen Entwicklung eingeschränkt".		

c Erarbeiten Sie, welche Bedeutungen diese Phänomene für Wiebkes Leben im Kindergarten und in ihrem familiären Umfeld jetzt und in Zukunft vermutlich haben. Recherchieren Sie dazu auch im Internet und befragen Sie Mitarbeitende in sozialpädiatrischen Zentren sowie betroffene Familien in Selbsthilfegruppen. Notieren Sie Ihre Überlegungen in der obigen Tabelle.

d Bearbeiten Sie – ebenfalls durch eine Recherche im Internet und Befragungen – folgende Aspekte der Situation Wiebkes:
- Welche therapeutischen Möglichkeiten, welche Heil- und Hilfsmittel können Wiebke und ihre Familie in Anspruch nehmen? Wie werden diese beantragt?
- Welche finanzielle Unterstützung steht Wiebke bzw. ihrer Familie zu und wo wird diese beantragt?
- Welche Auswirkungen hat Wiebkes Behinderung auf ihre Lebensführung und die ihrer Familie (neben den in Arbeitsauftrag 3 b und c bearbeiteten Aspekten)?
- Welche Möglichkeiten der weiteren Lebensgestaltung, der Schul- und Berufswahl hat sie?

Fassen Sie Ihre Ergebnisse zu einer Informationsbroschüre für Familien mit behinderten Kindern zusammen.

e Sammeln Sie konkrete pflegerische Unterstützungsangebote für Wiebke und ihre Familie für unterschiedliche Kontexte. Notieren Sie Ihre Überlegungen in die Abbildung.

Gruppenpuzzle | S. 236

⚠ Grundsätzlich ist das Katetherisieren eine ärztliche Tätigkeit. Das Legen eines Katheters bei einem Mädchen, wie es bei Wiebke vorgesehen ist, kann von ärztlicher Seite an Pflegende delegiert werden.

f Tauschen Sie sich über Ihre Ergebnisse aus Arbeitsauftrag 3 a–e im |Gruppenpuzzle aus.

4 Die Studentin Katja berichtet, dass sie bei Wiebke das Einmalkatheterisieren übernehmen darf. Katja berichtet weiter, dass sie anfangs Schwierigkeiten hatte, die Harnröhre zu finden.
a Bearbeiten Sie in Einzelarbeit folgende Fragen:
- Können Sie sich die Schwierigkeiten von Katja vorstellen und können Sie diese nachvollziehen?
- Falls Sie bereits Erfahrungen haben: Welche Erinnerungen haben Sie an Ihre ersten Übungen zum Katheterisieren? Welche konkreten Schwierigkeiten hatten Sie dabei? Notieren Sie diese.
- Falls Sie noch keine Erfahrungen haben: Was haben Sie beim Katheterisieren bereits beobachtet?
- Welche Fragen haben Sie dazu? Notieren Sie diese auf einem extra Zettel.

Erinnerungen an erstes Katheterisieren

Schwierigkeiten/Beobachtungen beim ersten Katheterisieren

„Wiebke zeigte keine Schamgefühle."

b   Tauschen Sie sich in einer Kleingruppe über Ihre Erfahrungen bzw. über Ihre Beobachtungen aus.
c   Informieren Sie sich im |Fachbuch über die vorbereitende Gestaltung des Umfeldes zur Durchführung einer Katheterisierung einer Patientin. Überlegen Sie, welche Aspekte beachtet werden müssen, um einen reibungslosen Ablauf zu ermöglichen. Tragen Sie Ihre Ergebnisse in die erste Spalte der Tabelle ein.

Fachbuch **1** | S. 330

Vorbereitung des Umfeldes beim Katheterisieren	Verbesserungsvorschläge zur Umfeldgestaltung in Wiebkes Kindergarten

d   Vergleichen Sie das in der Literatur beschriebene Umfeld mit dem, was Sie in der Handlungssituation vorfinden. Überlegen Sie, wie das Umfeld in der Handlungssituation besser gestaltet werden könnte und notieren Sie Ihre Ideen in die zweite Spalte der Tabelle.
e   Informieren Sie sich im |Fachbuch über den Ablauf der pflegerischen Technik Katheterisieren. Notieren Sie in Ihrer Kleingruppe die Handlungsschritte einzeln auf Moderationskarten. Stellen Sie sich vor, dass Sie an Stelle von Katja der 6-jährigen Wiebke den Katheter legen wollen. Sortieren Sie mittels des |Strukturlegeverfahrens den Ablauf. Begründen Sie Ihre Vorgehensweise.
f   Stellen Sie Ihren Ablauf begründet im Plenum vor. Tauschen Sie sich über Unterschiede in der Vorgehensweise und über die Begründungen aus.
g   Übertragen Sie einen idealtypischen Ablauf in das folgende Ablaufschema:

Fachbuch **1** | S. 330

Strukturlegeverfahren | S. 242

Vorgehen bei Männern / Vorgehen bei Frauen

5 Die Studentin Katja absolviert ihren Einsatz in der ambulanten Pflege in einer ländlichen Region.
   a Identifizieren Sie in Einzelarbeit alle Aspekte aus der Handlungssituation, die Katjas Situation in der „ambulanten Pflege" näher beschreiben:

   b Tauschen Sie sich in einer Kleingruppe über Katjas Situation aus. Berichten Sie anschließend über Ihre eigenen Erlebnisse im Handlungsfeld „ambulante Pflege".
   c Sammeln Sie aus Katjas und Ihren Erfahrungen Kennzeichen für das Handlungsfeld „ambulante Pflege". Ergänzen Sie Ihre Abbildung aus Arbeitsauftrag 5a um diese Kennzeichen.

6 Betrachten Sie in Einzelarbeit noch einmal Ihre Ergebnisse aus Arbeitsauftrag 1a und die Fragen aus Arbeitsauftrag 1d.
   a Reflektieren Sie:
   - Was hat sich verändert?
   - Wie schätzen Sie das Verhalten der Beteiligten jetzt ein?
   - Sind Ihre Fragen beantwortet?
   b Stellen Sie sich vor, Sie würden morgen an Stelle von Katja in die Kita gehen und Wiebke katheterisieren. Schreiben Sie Ihre Überlegungen zum gesamten Ablauf Ihres Besuches auf. Bedenken Sie dabei insbesondere die Gestaltung des Umfeldes, den Umgang mit den anderen Kindern und die Begleitung von Wiebke. Begründen Sie Ihr Vorgehen.
   c Diskutieren Sie Ihre Ergebnisse im Plenum.

„Wiebke zeigte keine Schamgefühle."

Für die Pflegepraxis

7 Kommen Sie mit Kindern mit Behinderungen und ihren Familien über deren Lebenssituation ins Gespräch. Nehmen Sie wahr, welche Unterstützung durch Pflegende sie sich wünschen.

8 a Bitten Sie Ihre Praxisanleiterin, Sie beim Katheterisieren einer Patientin zu begleiten. Gestalten Sie das Umfeld und die Durchführung für die Patientin entsprechend Ihrer Erkenntnisse aus der schulischen Auseinandersetzung. Überlegen Sie im Vorfeld, welche Maßnahmen Sie zur Wahrung der Intimsphäre der Patientin ergreifen wollen.
   b Reflektieren Sie Ihr Vorgehen mit Ihrer Praxisanleiterin anhand folgender Fragen:
   - Was ist mir gut gelungen? Was weniger gut?
   - Worin war ich sicher? Wo eher unsicher?
   - Welche Konsequenzen ziehe ich für meinen weiteren Lernprozess?

9 Tauschen Sie sich in Ihrem ambulanten Pflegeeinsatz mit Ihrer Praxisanleiterin über die Kennzeichen dieses Handlungsfeldes aus.

Weiterführende Literatur

Bundesministerium für Arbeit und Soziales (Hrsg.): *Ratgeber für Menschen mit Behinderung* Bonn, 2008
www.bmas.de/coremedia/generator/3132/property=pdf/ratgeber_fuer_behinderte_mens_390.pdf

HOEHL, MECHTHILD: *Kinderkrankenpflege und Gesundheitsförderung* Thieme, Stuttgart, 2002

SITZMANN, FRIEDRICH CARL: *Pädiatrie*, Thieme, Stuttgart, 2007[3]

www.berlin.de/lageso/behinderung/index.html
Das Landesamt für Gesundheit und Soziales informiert über Menschen mit Behinderung. Unter anderem werden die Aspekte Antragsstellung und -verfahren, Behindertenausweis, besondere Leistungen, Vergünstigungen oder Hilfen sowie Arbeit und Behinderung dargestellt.

Themenschwerpunkte

Atmen	1.1.8
Menschen mit Erkrankungen des Atemsystems pflegen	2.2.10
Persönliche Gesunderhaltung	4.3.1

Kompetenzen

- Sie sind für Ängste im Zusammenhang mit Atemnot sensibilisiert und leisten phänomenbezogene Unterstützung bei Menschen, die an einer COPD erkrankt sind.
- Sie leiten Betroffene zum fachgerechten Umgang mit Sauerstoff an.
- Sie sind für die Situation von nikotinabhängigen Menschen sensibilisiert. Sie nehmen Ihnen unverständliche Verhaltensweisen als Ausdruck einer Nikotinabhängigkeit wahr.
- Ihnen ist Ihre eigene Haltung zum Rauchen und deren Auswirkung auf Ihr berufliches Handeln bewusst. Sie unterstützen Menschen, die Wege aus der Nikotinabhängigkeit suchen, bei der Entwöhnung.

„Am Boden lag die völlig verkokelte Sauerstoffbrille."

Berufliche Handlungssituation

Der Pflegende Herr Schön erzählt:

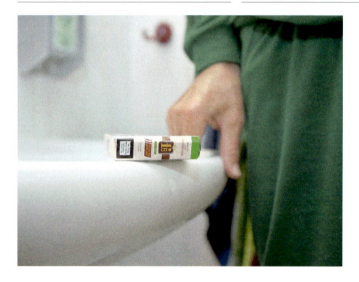

„Auf unserer Station lag Herr Klenner, ein älterer Mann mit einer COPD, der schon seit längerer Zeit auch zu Hause permanent Sauerstoff bekam. Er kam mit einer Dekompensation, aber nach ein paar Tagen ging es ihm schon so weit besser, dass er alleine auf die Toilette gehen konnte. Wir hatten ihm das Bett direkt neben dem Bad gegeben und einen extra langen Schlauch an seine O_2-Brille angebracht, so musste er nicht auf seine Sauerstoffzufuhr verzichten, wenn er ins Bad ging. Er war sehr ängstlich und fürchtete immer, nicht genügend Luft zu bekommen. Er hatte erzählt, dass er früher mal viel geraucht habe, aber jetzt war er, wie er sagte „weg vom Nikotin", weil es ihm so schlecht ging.

Eines Morgens ganz früh, wir waren gerade bei der Übergabe durch die Nachtwache, klingelte es aus seinem Zimmer. Als ich ins Zimmer kam, deutete der Bettnachbar von Herrn Klenner ganz aufgeregt auf's Bad und meinte, es hätte dort irgendwie „Wuff" gemacht und Herr Klenner hätte kurz aufgeschrien. Im Bad stand Herr Klenner und hielt sein Gesicht unter den Wasserhahn. Es roch ganz eigenartig und am Boden lag die völlig verkokelte Sauerstoffbrille. Ich war total perplex. Dann sah ich auf dem Waschbeckenrand eine Packung Zigaretten liegen und wusste, was passiert war. Herr Klenner hatte sich mit der Sauerstoffbrille in der Nase eine Zigarette anzünden wollen. Zum Glück war ihm nicht so viel passiert, er hatte lediglich leichte Verbrennungen im Gesicht und die Nasenschleimhäute schwollen ziemlich an. Das hätte auch anders ausgehen können. Seine größte Sorge nach dem ersten Schreck war, was seine Frau sagen würde, wenn sie erfahren würde, dass er versucht hatte, heimlich zu rauchen. „Die macht mir die Hölle heiß", sagte er. „Zu Recht", sagte ich.

Ich habe ja selbst mal geraucht und kann verstehen, dass man der Sucht nachkommen will. Aber mit dieser Erkrankung und dann noch mit laufendem Sauerstoff heimlich im Bad – das ist schon krass."

Arbeitsaufträge

1. Stellen Sie sich vor, Sie wären an Stelle des Pflegenden ins Bad gekommen und hätten Herrn Klenner so, wie in der Handlungssituation beschrieben, vorgefunden.
   a Notieren Sie in Einzelarbeit, was Sie vermutlich gesagt und getan hätten.

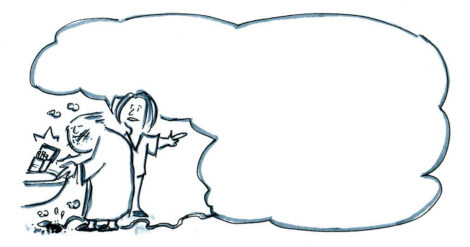

   b Was halten Sie davon, dass Herr Klenner rauchen wollte?

   c Tauschen Sie sich in Kleingruppen über folgende Fragen aus:
   - Welche eigene Haltung zum Rauchen kommt in Ihren Notizen zum Ausdruck?
   - Aufgrund welcher Erfahrungen haben Sie diese Haltung vermutlich entwickelt?
   - In welchen Situationen hatte diese Haltung Einfluss auf Ihr berufliches Handeln? Wie wirkte sie sich genau aus?

2. Der Pflegende Herr Schön erzählt einiges über Herrn Klenners Befinden. Herr Klenner leidet unter einer COPD.
   a Sammeln Sie in Partnerarbeit aus der Handlungssituation alles, was Sie über die Situation von Herrn Klenner erfahren.

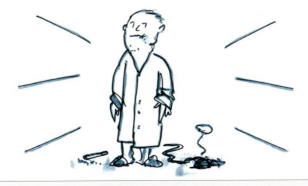

Fachbuch 1 | S. 397

b Welches Bild entsteht vor Ihrem inneren Auge von Herrn Klenner? Wie geht es ihm vermutlich? Notieren Sie Ihre Gedanken dazu unter die obige Abbildung.
c Informieren Sie sich mit Hilfe des |Fachbuchs und des Internets über das Krankheitsbild COPD und klären Sie dabei unklare Begriffe aus der Handlungssituation. Notieren Sie Ihre Ergebnisse in der Mindmap.

COPD =

Entstehung	Phänomene, die im Zusammenhang mit dieser Erkrankung auftreten	Therapie

vermutliche Bedeutung für Herrn Klenner

d Ordnen Sie Ihre gesammelten Aspekte über die Situation Herrn Klenners aus 2 a Ihren Ergebnissen aus c zu. Notieren Sie dazu die Aspekte von oben in der Mindmap aus 2 c.
e Überlegen Sie für jedes Phänomen, welche Bedeutung dies für Herrn Klenner haben könnte. Notieren Sie in der Ich-Form seine möglichen Gedanken und Gefühle dazu in der Mindmap aus 2 c.
f Vergleichen Sie das jetzige Bild von Herrn Klenner mit dem, das Sie in 2 b hatten. Tauschen Sie sich darüber aus, welche Unterschiede Sie feststellen können und wodurch diese begründet sind.
g Überlegen Sie, wie der weitere Verlauf der Erkrankung bei Herrn Klenner aussehen könnte und in welchen Bereichen er vermutlich welche pflegerische Unterstützung oder Beratung benötigen wird. Orientieren Sie sich dabei an Ihrem inneren Bild, das Sie über Herrn Klenner entwickelt haben. Notieren Sie Ihre Ergebnisse in die Tabelle.

möglicher Verlauf	pflegerische Unterstützung	Beratung

h Tauschen Sie sich mit zwei anderen Paaren über Ihre Ergebnisse aus und ergänzen Sie ggf. Ihre Notizen.

3 Herr Klenner „fürchtete immer, nicht genügend Luft zu bekommen".
a Haben Sie selbst schon einmal Atemnot empfunden? Wie war das? Tauschen Sie sich in Kleingruppen über Ihre Erfahrungen aus.
b Was haben Sie bei Menschen mit Atemnot beobachten können? Sammeln Sie Adjektive, die beschreiben, was Atemnot für die Betroffenen bedeutet.

Bedeutung	unterstützende Maßnahmen

c Wie können Sie Menschen, die unter Atemnot leiden, unterstützen? Tauschen Sie sich über Ihre Erfahrungen aus, ergänzen Sie diese mit Hilfe des Fachbuchs und notieren Ihre Ergebnisse in die Abbildung. Fachbuch 1 | S. 372

d Sammeln Sie die unterstützenden Maßnahmen im Plenum und ergänzen ggf. Ihre Notizen.

4 Herr Klenner bekommt „schon seit längerer Zeit auch zu Hause permanent Sauerstoff". In der Handlungssituation erzählt Herr Schön, dass Herr Klenner während der Sauerstoffverabreichung rauchen wollte und es „irgendwie ‚Wuff' gemacht hat".
a Tauschen Sie sich in einer Kleingruppen darüber aus, was vermutlich passiert ist, als es „Wuff" gemacht hat. Wie erklären Sie sich das? Falls Sie es sich nicht erklären können, recherchieren Sie dazu.
b Informieren Sie sich mit Hilfe des Fachbuchs und des Internets über den Sinn und Zweck der verschiedenen Verabreichungsformen von Sauerstoff, ihre Vor- und Nachteile und den Umgang damit. Notieren Sie Ihre Ergebnisse in die Tabelle. Fachbuch 1 | S. 386

Verabreichungsformen von Sauerstoff	Sinn und Zweck	Vorteile	Nachteile	Umgang

Rollenspiel | S. 240

c Bereiten Sie in Kleingruppen ein |Rollenspiel vor, in dem Sie Herrn Klenner zum Umgang mit Sauerstoff anleiten. Wählen Sie dazu eine Verabreichungsform von Sauerstoff für Herrn Klenner im häuslichen oder stationären Umfeld aus.

d Stellen Sie Ihre Rollenspiele im Plenum vor und reflektieren Sie jedes anhand folgender Fragen:
- Wie haben Sie sich als Darstellende gefühlt?
- Wie wirkte die Anleitungssequenz auf Sie?
- Welche Informationen wurden gegeben, welche Fertigkeiten vermittelt? Was hat gefehlt?
- Wie wurde die Anleitungssequenz in Bezug auf Struktur und Sprache gestaltet?
- Inwieweit wurde an die Erfahrungen, Kenntnisse und Fähigkeiten Herrn Klenners angeknüpft?

5 Trotz seiner Atemwegserkrankung versucht Herr Klenner bei laufendem Sauerstoff heimlich im Bad zu rauchen.

a Versetzen Sie sich in Einzelarbeit in Herrn Klenners Situation und überlegen Sie, warum er möglicherweise so handelt.

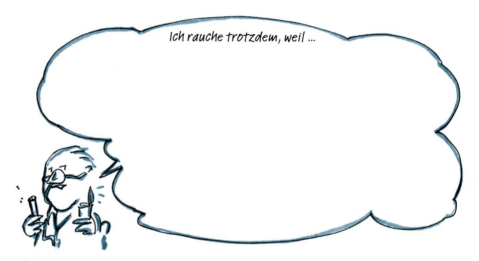

b Tauschen Sie sich in Kleingruppen über Ihre Notizen aus. Berichten Sie anschließend über Ihre eigenen Erfahrungen mit unverständlichen Verhaltensweisen von nikotinabhängigen Menschen bzw. von sich selbst.

Fachbuch 2 | S. 347

c Recherchieren Sie im |Fachbuch, im Internet und in der weiterführenden Literatur, wodurch eine Nikotinabhängigkeit gekennzeichnet ist und wie sie sich ausdrücken kann.

d Formulieren Sie im Plenum Fragen zur Nikotinabhängigkeit und Rauchentwöhnung. Laden Sie eine Suchtexpertin ein und klären mit ihr Ihre Fragen.
e Tauschen Sie sich – ggf. mit der Expertin – zu folgenden Fragen aus:
- Inwiefern wird deutlich, dass Herr Klenner nikotinabhängig ist?
- Woran wird deutlich, dass er evtl. einen Weg aus der Abhängigkeit sucht?
- Welche Möglichkeiten sehen Sie, Herrn Klenner bei der Nikotinentwöhnung bzw. im weiteren Umgang mit einer möglichen Abhängigkeit zu unterstützen?

f Diskutieren Sie, welche Aufgaben Pflegende bei der Gesundheitsförderung im Hinblick auf Nikotinkonsum haben und wo die Grenzen liegen.

6 Schauen Sie sich noch einmal in Einzelarbeit Ihre Notizen aus Arbeitsauftrag 1b an.
a Hat sich Ihre Haltung verändert? Was genau sehen Sie jetzt anders?
b Schreiben Sie ein |Elfchen zu dieser Handlungssituation, das Ihrer Haltung Ausdruck verleiht.   Elfchen | S. 235

(1 Wort)

(2 Worte)

(3 Worte)

(4 Worte)

(1 Wort)

c Übertragen Sie Ihr Elfchen auf einen Din-A4-Bogen, hängen Sie es im Klassenraum auf, lesen Sie die der anderen und tauschen Sie sich darüber im Plenum aus.

Für die Pflegepraxis

7 a Erstellen Sie gemeinsam mit einer Patientin, die an einer COPD erkrankt ist, einen Pflegeplan. Knüpfen Sie dabei an die Erfahrungen der Patientin an. Besprechen Sie den Pflegeplan mit Ihrer Praxisanleiterin.
b Übernehmen Sie für den Zeitraum von einer Woche die Pflege dieser Patientin. Schreiben Sie einen Verlaufsbericht, indem Sie täglich beobachtbare Phänomene, Veränderungen sowie Ihre pflegerische Unterstützung und Beratung notieren. Evaluieren Sie den Verlauf am Ende der Woche mit der Patientin anhand der Ziele und im Beisein Ihrer Praxisanleiterin.
c Reflektieren Sie Ihren Lernprozess mit Ihrer Praxisanleiterin anhand folgender Fragen:
- Was ist mir gut gelungen? Was weniger gut?
- Wo habe ich mich sicher gefühlt? Wo unsicher?
- Welche Konsequenzen ziehe ich für meinen weiteren Lernprozess?

8 Leiten Sie in Anwesenheit Ihrer Praxisanleiterin eine Patientin zum Umgang mit Sauerstoff an. Reflektieren Sie anschließend mit Ihrer Praxisanleiterin die Situation in Anlehnung an die Fragen aus Arbeitsauftrag 4 d.

9 Kommen Sie mit Pflegenden über folgende Aspekte des Rauchens ins Gespräch:
- Wie geht es Ihnen im Umgang mit rauchenden (ggf. atemwegserkrankten) Patientinnen?
- Welche Regeln existieren zum Rauchen auf der Station bzw. an Ihrem praktischen Einsatzort? (Wer darf wann, wo und unter welchen Umständen rauchen?)
- Welche Unterstützungsangebote werden Patientinnen, die es wünschen, zur Rauchentwöhnung gemacht? Inwieweit werden die Angebote in Anspruch genommen? Welche Aussagen lassen sich über den Erfolg der Angebote machen?

Notieren Sie wichtige Ergebnisse und tauschen Sie sich im nächsten Schulblock darüber aus.

Weiterführende Literatur

Deutsches Krebsforschungszentrum (Hrsg.): *Die Rauchersprechstunde – Beratungskonzept für Gesundheitsberufe* Heidelberg, 4. überarbeitete Auflage, 2004

DINGELDEIN, FRANK: „Sicherer Umgang mit Sauerstoff und Sauerstoffflaschen" in: *Die Schwester/Der Pfleger* 07/05, S. 520–523

KOLLECK, BERND et al.: „Rauchen in der pflegerischen Ausbildung" in: *Pflege* Band 17, Heft 2, Verlag Hans Huber, Bern 2004, S. 98–104

STOPORA, HANS-JÜRGEN: „Optimale Betreuung von Patienten mit COPD" in: *Die Schwester/Der Pfleger* 08/08, S. 729–732

 www.bzga.de
▶ Suchtprävention
Hier finden Sie zahlreiche Informationen zum Thema Tabak, Rauchentwöhnung usw.

www.atemwegsliga.de
▶ COPD
Hier finden Sie die Leitlinie der Deutschen Atemwegsliga und der Deutschen Gesellschaft für Pneumologie und Beatmungsmedizin zur Diagnostik und Therapie von Patienten mit chronisch obstruktiver Bronchitis und Lungenemphysem (COPD) von Claus Vogelmeier et al.

www.awmf-leitlinie.de
Hier finden Sie „Informationen für Patientinnen und Patienten zur wissenschaftlichen Experten-Leitlinie Tabakentwöhnung bei COPD" der Deutschen Gesellschaft für Pneumologie und Beatmungsmedizin.

Themenschwerpunkte

Menschen mit Erkrankungen des Ernährungs-, Verdauungs- und Stoffwechselsystems pflegen	2.2.11
Gespräche mit Pflegebedürftigen und Angehörigen	1.2.1
Pflege planen und dokumentieren	1.3.2

Kompetenzen

- Sie nehmen die Gefühle aufmerksam wahr, welche durch die individuelle Lebensgeschichte einer Patientin bei Ihnen ausgelöst werden und finden angemessene Umgangsweisen damit.
- Sie leisten phänomenbezogene Unterstützung bei Menschen, die an Leberzirrhose erkrankt sind. Sie nehmen die Körperpflege als einen Einflussfaktor auf die Beziehungsentwicklung zu Patientinnen wahr.
- Sie nutzen verschiedene Wege der Informationsgewinnung und identifizieren die Bedeutung der Informationsgehalte für Ihr pflegerisches Handeln.
- Sie reagieren einfühlsam auf Gefühlsäußerungen von Patientinnen und unterstützen sie in ihrem Bewältigungsprozess.

„Im Bett lag ein Mann, den ich mindestens 20 Jahre älter geschätzt hätte."

Paul berichtet über einen Patienten, dessen Lebensgeschichte ihn besonders berührte:

Berufliche Handlungssituation

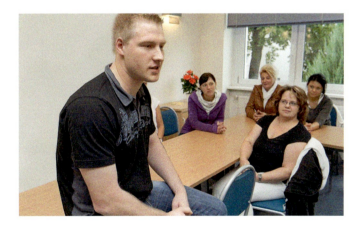

„Letzte Woche lernte ich den 43-jährigen Herrn Rehberg kennen, der wegen Komplikationen einer Leberzirrhose eingewiesen worden war. Als ich ihm zum ersten Mal gegenüberstand, war ich richtig erschrocken. Im Bett lag ein Mann, den ich mindestens 20 Jahre älter geschätzt hätte. Seine Haut war gelblich verfärbt – genauso wie seine Skleren. Sein Bauch war aufgedunsen und die Beine geschwollen. Es sollte auch eine Aszitespunktion durchgeführt werden, weil Herr Rehberg Atemnot hatte. Die Körperpflege musste ich bei ihm komplett übernehmen und dabei fielen mir die stark hervortretenden Gefäße um den Bauchnabel herum auf. Seine Brüste waren fast wie bei einer Frau entwickelt und er hatte kaum noch Schamhaare, auch die Achselbehaarung fehlte. Als ich ihn nach seinem Befinden fragte, sah er mich nur mit traurigen Augen an und schwieg.

Ich hatte von dem Krankheitsbild und dem Verlauf der Erkrankung noch nichts im Unterricht gehört und hatte deshalb viele Fragen – z. B. war mir nicht klar, was meine Aufgaben bei der Punktion sein würden.

In den nachfolgenden Tagen wurde ich immer wieder mit der Pflege von Herrn Rehberg betraut und er wurde mir gegenüber aufgeschlossener. So wurden meine Fragen teilweise schließlich von ihm selbst beantwortet.

Er erzählte mir, dass er Journalist gewesen sei und sich bei einer Auslandsreise eine Hepatitis zugezogen hätte. Dann wäre er eine Weile arbeitslos gewesen und hätte mit dem Trinken angefangen. Seine Frau habe ihn deshalb mit den zwei Kindern verlassen. Die Hepatitis C und der Alkohol hätten seiner Leber den Rest gegeben. ‚Ich weiß nicht mehr, wie das noch weitergehen soll' vertraute er mir an und dabei liefen ihm zu meinem Entsetzen Tränen über das Gesicht. Ich wusste beim besten Willen nicht, wie ich darauf reagieren sollte."

Arbeitsaufträge

1 Die Lebensgeschichte von Herrn Rehberg berührt Paul in besonderer Weise.
   a Tauschen Sie sich in Kleingruppen über folgende Fragen aus:
   - Wie beschreibt Paul sein Berührt sein bzw. seine Gefühle?
   - Welche Gefühle können Sie nachvollziehen? Welche eher nicht und warum?
   - Welches Bild haben Sie von Herrn Rehberg?
   - Welche Erfahrungen haben Sie selbst mit Patientinnen, deren Lebensgeschichte Ihnen sehr nahe gegangen ist? Was genau ist Ihnen nahegegangen? Wie sind Sie damit umgegangen? Wie bzw. worin hat sich Ihr Berührt sein gezeigt?
   b Berichten Sie im Plenum über wesentliche Aspekte Ihres Gedankenaustauschs.

Lebensereignis
reale Lebenserfahrung, die negativer oder positiver Art sein kann und häufig zu einer Veränderung der Lebenssituation führt

2 Herr Rehberg erzählt einiges aus seiner Lebensgeschichte.
   a Beschriften Sie im Plenum gemeinsam den Zeitstrahl mit den Ereignissen, die Sie aus der Handlungssituation über Herrn Rehberg erfahren. Ergänzen Sie weitere Lebensereignisse fiktiv.

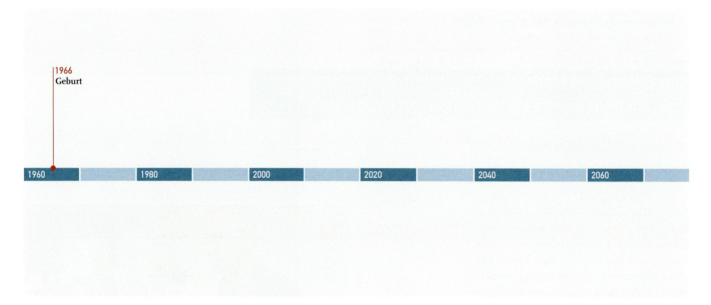

   b Verteilen Sie die Lebensereignisse gleichmäßig auf Ihre Gruppe. (Bei einer Gruppengröße von z. B. 24 Lernenden und acht notierten Lebensereignissen verteilen Sie jedes Ereignis dreimal.) Schreiben Sie in Einzelarbeit an Herrn Rehbergs Stelle zu Ihrem jeweiligen Ereignis in Ihr Tagebuch. Notieren Sie in der Ich-Perspektive, wie es ihm in diesen Tagen und Wochen ergangen sein mag, was ihn bewegt hat und welche Bedeutung die dargestellten Ereignisse für ihn möglicherweise hatten.
   c Bilden Sie drei Kleingruppen (oder mehr – je nachdem, wie viele Lernende für dasselbe Lebensereignis Tagebuch geschrieben haben) so, dass jedes Lebensereignis in jeder Gruppe einmal vertreten ist. Lesen Sie sich in den Kleingruppen die Tagebucheinträge in chronologischer Reihenfolge vor.
   d Tauschen Sie sich über folgende Fragen aus:
   - Was ging Ihnen beim Zuhören durch den Kopf?
   - Welches Bild von Herrn Rehberg ist bei Ihnen entstanden? Wie wirkt Herr Rehberg jetzt auf Sie?
   - Hat sich Ihr Eindruck von Herrn Rehberg nach dem Hören der Details aus seinem Leben im Vergleich zu Arbeitsauftrag 1 verändert? Begründen Sie Ihre Antwort.
   e Überlegen Sie im Plenum, welche Bedeutung das Wissen von biografischen Details für die Beziehung zwischen Ihnen als Pflegende und einer Patientin möglicherweise haben kann. Notieren Sie Ihre Ergebnisse.

Mögliche Auswirkungen biografischen Wissens auf die Pflegebeziehung:

3 Als Paul Herrn Rehberg kennen lernt, hat er dessen Krankheitsbild und den Verlauf dieser Erkrankung noch nicht im Unterricht besprochen. Er hat aber einige Beobachtungen gemacht und sagt: „Im Bett lag ein Mann, den ich mindestens 20 Jahre älter geschätzt hätte."
a Tragen Sie in Partnerarbeit in der Tabelle (Spalte 1) ein, welche Phänomene Paul bei Herrn Rehberg beobachtet:

Phänomene – Herr Rehberg	Eigene Erklärungen	Ergänzungen aus dem Fachbuch
Weitere Phänomene		

b Ergänzen Sie die Tabelle durch weitere Phänomene, die Sie bei der Pflege von Menschen mit Leberzirrhose schon wahrgenommen haben.
c Notieren Sie in die Tabelle (Spalte 2), welche Erklärungen Sie für die Phänomene geben können.
d Informieren Sie sich im |Fachbuch über das Krankheitsbild Leberzirrhose und ergänzen Sie ggf. Phänomene und Erklärungen dazu in der Tabelle (Spalte 3).   Fachbuch 2 | S. 716
e Markieren Sie in Ihrer Tabelle diejenigen Phänomene farbig, die ungefähr in derselben Phase der Erkrankung auftreten.
f Notieren Sie in der folgenden Abbildung aus der Ich-Perspektive, welche Bedeutung die Phänomene für Herrn Rehberg vermutlich haben.

Die Brüste sind für mich ... *Den dicken Bauch finde ich ...*

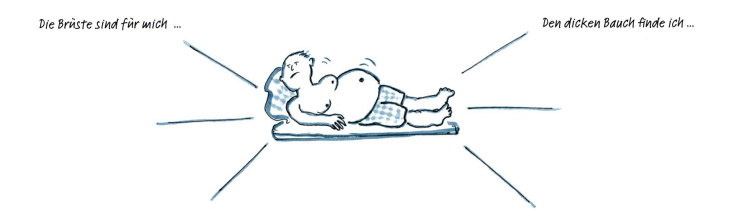

Tauschen Sie sich über Ihre Ergebnisse mit zwei weiteren Paaren aus und notieren Sie offene Fragen auf Moderationskarten.
   g Beantworten Sie sich im Plenum gegenseitig die Fragen aus den Kleingruppen.

4 Paul möchte mehr über das Krankheitsbild von Herrn Rehberg erfahren. Einige seiner Fragen wurden von Herrn Rehberg selbst beantwortet.
   a Sammeln Sie im Plenum alle Informationsquellen, die Paul zur Informationsgewinnung heranziehen kann und notieren Sie diese in die erste Spalte der Tabelle.

Informationsquelle	Information	Kennzeichen der Information	Bedeutung für pflegerisches Handeln
Bsp. Dokumentation: ■ Laborwert	■ Bilirubinwert	■ „objektive Fakten" / Laborwert	■ Beobachtung der Haut

b Bearbeiten Sie folgende Aufgaben in Kleingruppen:
- Notieren Sie in der Tabelle auf S. 198, welche Information Paul der jeweilgen Quelle entnehmen kann (Spalte 2) und was die gewonnene Information kennzeichnet (Spalte 3).
- Denken Sie im Anschluss darüber nach, welche Bedeutung die jeweilige Information für Pauls pflegerisches Handeln haben kann (Spalte 4).

c Tauschen Sie sich in der Klasse über Ihre Erfahrungen mit unterschiedlichen Informationsquellen aus.

d Überlegen Sie gemeinsam, wie Sie an Stelle von Paul vorgehen würden, wenn Sie in Ihrem pflegepraktischen Einsatz mehr über ein Krankheitsbild erfahren möchten. Notieren Sie Ihre persönliche Vorgehensweise:

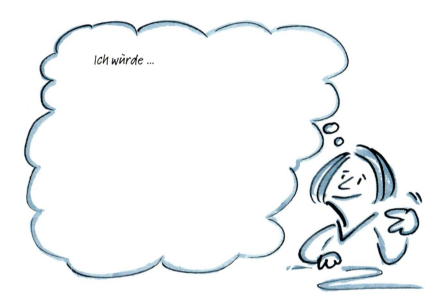

5 Paul erzählt, dass Herr Rehberg über Atemnot klagt und bei ihm eine Aszitespunktion durchgeführt werden soll. Paul fragt sich, was seine Aufgabe dabei ist.
  a Tauschen Sie sich in Kleingruppen über folgende Fragen aus:
  - Warum soll bei Herrn Rehberg vermutlich eine Aszitespunktion durchgeführt werden?
  - Was würden Sie an Pauls Stelle genau darüber wissen wollen, bevor Sie dabei assistieren? Notieren Sie Ihre Fragen dazu.
  - Was möchte Herr Rehberg vermutlich dazu wissen? Notieren Sie Ihre Fragen dazu.
  b Klären Sie Ihre Fragen mit Hilfe des Fachbuchs und des Internets.
  c Lösen Sie in Einzelarbeit das Kreuzworträtsel auf S. 200.
  d Erläutern Sie einem Partner mit Hilfe des Kreuzworträtsels den Handlungsablauf einer Aszitespunktion.

Kreuzworträtsel

Waagerecht:

2. Wenn diese sehr behaart ist, muss sie aus hygienischen Gründen rasiert werden.
7. Nach Beendigung der Aszitespunktion muss dieser regelmäßig auf Blut oder nachlaufende Flüssigkeit überprüft werden.
13. So nennt man eine Aszitespunktion, die nicht aus diagnostischen Gründen durchgeführt wird.
14. Sie werden von den Pflegenden nach der Punktion regelmäßig überprüft, um ein Schocksyndrom oder eine Infektion frühzeitig zu erkennen.
15. Die Punktionsstelle wird damit steril abgedeckt.

Senkrecht:

1. Um Verwechslungen auf dem Weg zum Labor zu vermeiden, sollten diese vor der Punktion mit Patientenklebern versehen werden.
3. Nach Abschluss der Punktion wird dieser zur Kompression auf die Punktionsstelle gelegt.
4. Das wird dem Patienten vor der eigentlichen Punktion zur örtlichen Betäubung gespritzt.
5. Dazu sollte man den Patienten unmittelbar vor der Punktion auffordern.
6. Dessen Kontrolle gehört zu den Nachsorgeaufgaben von Pflegenden.
8. Hier werden der Verlauf der Punktion, alle ermittelten Werte und das Patientenbefinden eingetragen.
9. Davon wird auch das spezifische Gewicht gemessen.
10. Damit wird die Punktionsstelle auf der Haut markiert.
11. Vor und nach der Punktion muss dieser gemessen werden.
12. Diese Lagerung erleichtert den Zugang zur Punktionsstelle und das Abfließen des Punktats.

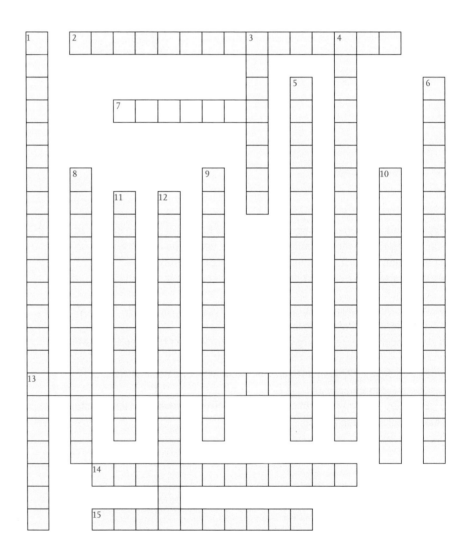

e Führen Sie im Plenum ein |Rollenspiel durch.   Rollenspiel | S. 240
- Eine Lernende übernimmt die Rolle Pauls, eine andere Lernende schlüpft in die Rolle von Herrn Rehberg.
- „Paul" erklärt „Herrn Rehberg", wie die Aszitespunktion ablaufen wird.
- „Herr Rehberg" stellt Fragen dazu.
- Die Zuhörenden achten auf die Korrektheit der Erläuterungen „Pauls" als auch auf die Art und Weise seines Eingehens auf die Fragen von „Herrn Rehberg".
- Wiederholen Sie das Rollenspiel ggf. mit anderen Darstellenden.
f Klären Sie im Plenum mit Ihrer Lehrerin offene Fragen.

6 Herr Rehberg erzählt Paul, dass er sich als Journalist bei einer Auslandsreise eine Hepatitis C zugezogen hätte.
  a Welche Fragen hätten Sie hierzu an Pauls Stelle? Sammeln Sie die Fragen im Plenum und notieren Sie diese in der Tabelle.

Fragen rund um die Hepatitis C	Antworten

  b Lesen Sie in Einzelarbeit den Text aus dem epidemiologischen Bulletin des Robert Koch-Instituts im Material 1. Suchen Sie im Text nach Antworten auf Ihre Fragen und notieren Sie diese in die obige Tabelle. Klären Sie offene Fragen durch eine Internetrecherche oder entsprechende Fachliteratur.
  c Vergleichen Sie im Plenum Ihre Ergebnisse aus Arbeitsauftrag 6 b mit Ihren Ergebnissen aus Arbeitsauftrag 2 – überdenken Sie, welche Bedeutung die Hepatitis C für Herrn Rehberg hatte und hat.

7 Paul erzählt, dass er die Körperpflege von Herrn Rehberg „komplett" übernehmen musste. Paul stellt fest, dass Herr Rehberg ihm gegenüber in den nachfolgenden Tagen dadurch „aufgeschlossener" wurde.
  a Tauschen Sie sich in Kleingruppen über folgende Fragen aus:
  - Was bedeutet es für Sie, die Körperpflege für einen Patienten „komplett" übernehmen zu müssen?
  - Woran könnte Paul die „Aufgeschlossenheit" Herrn Rehbergs bemerkt haben?
  - Welche Erfahrungen haben Sie damit, dass die Übernahme der Körperpflege über längere Zeit Auswirkungen auf Ihre Beziehung zu Patienten hatte? Wie hat sich die Beziehung konkret verändert? Welche Auswirkungen hatte das auf die Körperpflege?
  b Lesen Sie in Material 2 den Text zur leiblichen Kommunikation.
  c Tauschen Sie sich im Plenum über Ihre Erfahrungen mit „leiblicher Kommunikation" aus. Erzählen Sie sich dabei von konkreten Situationen, in denen Sie „gleichsam von Leib zu Leib" kommuniziert haben und welche Bedeutung diese Kommunikation für die Beziehung zu den Personen und die Pflege hatte.

8 Herr Rehberg sagt zu Paul: „Ich weiß nicht mehr, wie es weitergehen soll" und zu Pauls „Entsetzen" liefen Herrn Rehberg dabei Tränen über das Gesicht. Paul wusste nicht, wie er darauf reagieren sollte.
   a Notieren Sie in Einzelarbeit, wie Sie an Stelle von Paul reagiert hätten.

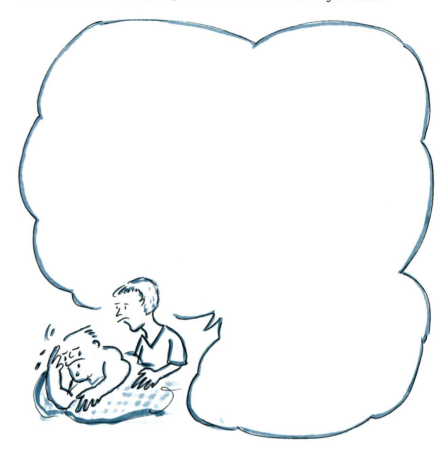

   b Tauschen Sie sich in Kleingruppen über folgende Fragen aus:
   - Wie würden Sie Herrn Rehbergs Gefühlslage beschreiben?
   - Warum ist Paul „entsetzt"?
   - Welche Erfahrungen haben Sie mit Äußerungen von Patientinnen, die bei Ihnen „Entsetzen" ausgelöst haben? Was genau war der Grund Ihres „Entsetzens"? Wie haben Sie in der Situation reagiert?
   - Wie würden Sie an Pauls Stelle mit Ihren eigenen Gefühlen umgehen?
   Notieren Sie einige Ergebnisse Ihres Austauschs in die Abbildung.

So kann ich mit meinen Gefühlen umgehen ...

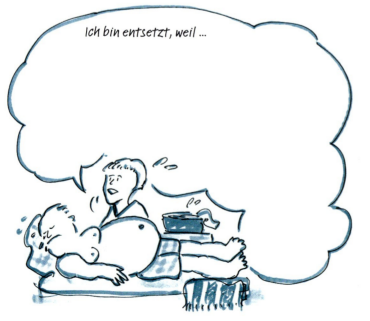

Ich bin entsetzt, weil ...

c Deuten Sie in Einzelarbeit den Satz Herrn Rehbergs: „Ich weiß nicht mehr, wie es weitergehen soll" mit Hilfe des Vierseitenmodells einer Nachricht nach Schulz von Thun.

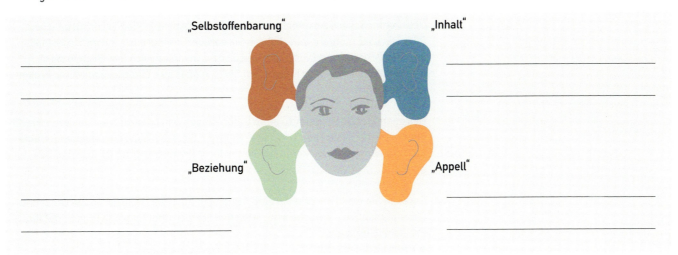

d Überlegen Sie durch den Vergleich mit Arbeitsauftrag 8a, auf welchem „Ohr" Sie den Satz gehört haben. Notieren Sie für jede „Hörweise" eine mögliche Reaktion in die obige Abbildung.

e Tauschen Sie sich im Plenum über Ihre Ergebnisse aus. Erproben Sie Ihre Reaktionen im Rollenspiel. Beziehen Sie dabei Gesprächstechniken, wie sie im Fachbuch genannt werden, ein. Nehmen Sie die Wirkung der gesprochenen Antworten bzw. Reaktionen auf die Darstellenden aufmerksam wahr.

Fachbuch 1 | S. 476

9 Paul wurde mit der Pflege von Herrn Rehberg für einige Tage betraut.

a Erarbeiten Sie in Partnerarbeit mit Hilfe Ihrer bisherigen Ergebnisse, des Fachbuches und ggf. Pflegediagnosen eine Pflegeplanung für Herrn Rehberg, die Paul helfen könnte. Nutzen Sie dafür ggf. ein Ihnen bekanntes Pflegemodell. Gehen Sie von dem Herrn Rehberg aus, den Sie sich in Arbeitsauftrag 2 vorgestellt haben.

Pflegeplanung

Pflegeprobleme und -ressourcen	Pflegeziele	Pflegemaßnahmen

b Diskutieren Sie in Kleingruppen bestehend aus drei Paaren Ihre Ergebnisse und korrigieren sie ggf. diese.

Für die Pflegepraxis

10 Übernehmen Sie in Absprache mit Ihrer Praxisanleiterin die Körperpflege einer Patientin über mehrere Tage. Führen Sie darüber ein Tagebuch, indem Sie festhalten, wie Ihre Begegnungen verlaufen und ob bzw. inwiefern sich Ihre Beziehung zu dieser Patientin verändert. Tauschen Sie sich über Ihre Eindrücke mit Ihrer Praxisanleiterin aus.

11 Befragen Sie Patientinnen zu ihren Gefühlslagen und unterstützen Sie deren Bewältigungsprozess durch ein Gespräch. Nehmen Sie dabei auch Ihre eigenen Gefühle aufmerksam wahr und kommen Sie mit Ihrer Praxisanleiterin darüber ins Gespräch.

12 Bereiten Sie eine Patientin auf eine Aszitespunktion vor, assistieren Sie dabei und übernehmen Sie die Nachsorge. Tauschen Sie sich über folgende Fragen mit Ihrer Praxisanleiterin aus:
- Was ist Ihnen leicht und was ist Ihnen schwergefallen?
- Was ist Ihnen gut gelungen, was weniger? Woran lag das?
- Welche Konsequenzen ziehen Sie für Ihren weiteren Lernprozess?

13 Informieren Sie sich während Ihres nächsten Einsatzes über den individuellen Verlauf der Erkrankung einer Patientin und nutzen Sie dazu unterschiedliche Informationsquellen. Strukturieren Sie die gewonnenen Informationen analog zu Arbeitsauftrag 4a und tauschen Sie sich darüber im nächsten Unterricht aus.

Weiterführende Literatur

CONRADI, ELISABETH: *Take care. Grundlagen einer Ethik der Achtsamkeit* Campus, Frankfurt am Main, 2001

HELBLING, BEAT: „Behandlung der Virushepatitis bei Patienten mit Leberzirrhose" in: *Schweiz Med Forum* 5/2005, S. 536–539
www.medicalforum.ch/pdf/pdf_d/2005/2005-21/2005-21-009.PDF

ROBERT KOCH-INSTITUT: *Zur Situation bei wichtigen Infektionskrankheiten in Deutschland: Virushepatitis B, C und D im Jahr 2007*. Epidemiologisches Bulletin Nr. 46 vom 14. November 2008
Abrufbar über den Publikationsserver des Instituts: http://edoc.rki.de/

Hepatitis C

Infektionen durch das Hepatitis-C-Virus (HCV) sind global verbreitet. Schätzungen für Europa gehen von 3 bis 5 Millionen Virusträgern aus. (...) Da 60–80 % der Infektionen chronisch verlaufen, leben derzeit in Deutschland schätzungsweise 400.000 bis 500.000 Virusträger. Nach dem IfSG sind alle Hepatitis-C-Infektionen melde- und übermittlungspflichtig, bei denen eine chronische Infektion nicht bereits bekannt ist. (...) Bei neu diagnostizierter Hepatitis C ist es in der Regel nicht möglich einzuschätzen, wann die Infektion stattgefunden hat, da die verfügbaren Labortests keine Differenzierung zwischen einer akuten Infektion und einer erstmalig diagnostizierten chronischen Infektion erlauben. Zudem verläuft die Mehrzahl der Neuinfektionen der Hepatitis C (ca. 75 %) asymptomatisch. (...) Die Meldungen von Hepatitis-Erstdiagnosen erlauben auch keinen direkten Rückschluss auf den Infektionszeitpunkt, da Infektion und Test zeitlich weit auseinanderliegen können. (...)

Situation auf der Basis der Meldedaten nach IfSG

Seit 2001 (...) befindet sich die bundesweite jährliche Inzidenz übermittelter erstdiagnostizierter Fälle auf einem etwas höheren Niveau, als dies bis dahin der Fall war und nach BSeuchG gemeldet wurde. (...)

Regionale Verteilung: In den Bundesländern variierte die Inzidenz zwischen 3,0 Erstdiagnosen pro 100.000 Einwohner in Brandenburg und 22,1 in Berlin. (...) In Berlin, dem Bundesland mit der höchsten Inzidenz an Erstdiagnosen, fand sich seit dem Jahr 2004 eine ähnlich hohe Inzidenz erstdiagnostizierter Fälle. Eine Ursache für eine vergleichsweise hohe Inzidenz an Erstdiagnosen ist hier in der vollständigeren Meldung und Übermittlung erstdiagnostizierter, teilweise bereits chronischer Fälle zu sehen. Darüber hinaus reflektiert diese den überdurchschnittlich hohen Anteil an Personen, die Risikogruppen angehören, wie etwa von i. v. Drogenkonsumenten in großstädtischen Ballungszentren. (...)

Alter und Geschlecht: Die Inzidenz erstdiagnostizierter Fälle unter Jungen und Männern war mit 10,2 pro 100.000 Einwohner wesentlich höher als unter Mädchen und Frauen – 6,4 Erkrankungen pro 100.000 Einwohner. Wie in vorangegangenen Jahren zeigte sich ein Häufigkeitsgipfel in der Altersgruppe der 25- bis 29-Jährigen mit einer hier beinahe 3-mal höheren Inzidenz an Erstdiagnosen bei Männern im Vergleich zu Frauen. Ein Anstieg nach insgesamt niedriger Inzidenz im Kindesalter zeigte sich ..., in der Gruppe der 20- bis 24-Jährigen, vor allem unter Männern, während die Inzidenz erst diagnostizierter Fälle unter Frauen nahezu altersunabhängig konstant zwischen 5,9 und 10,2 pro 100.000 Einwohner lag. (...)

Zu den Übertragungswegen
(...)

Intravenöser Drogengebrauch, der mit großer Sicherheit in kausalem Zusammenhang zur festgestellten Hepatitis C steht, wurde mit 1.769 Nennungen (35 % der Fälle mit Expositionsangaben) am häufigsten übermittelt. In der Gruppe der 20- bis 29-jährigen Männer wurde i. v. Drogengebrauch 614-mal genannt (bei 73 % der Männer dieser Altersgruppe mit Expositionsangaben). Die Tatsache, dass Männer unter i. v. Drogenkonsumenten deutlich überrepräsentiert sind, erklärt die erheblich höhere Inzidenz erstdiagnostizierter Hepatitis C bei Männern im Vergleich zu Frauen. Das mittlere Alter derer, bei denen i. v. Drogenkonsum angegeben war, betrug 32,5 Jahre.

Sexuelle Expositionen wurden bei 1.548 Fallmeldungen (22,6 %) genannt. Eine sexuelle Übertragung von Hepatitis C ist zwar grundsätzlich möglich, stellt aber einen vergleichsweise ineffektiven Übertragungsweg dar. (...)

Operativ-diagnostische Eingriffe – vorwiegend in der länger zurückliegenden Vergangenheit – wurden 1.173-mal (23,4 %), **Erhalt von Blutprodukten** – ebenfalls vorwiegend in der länger zurückliegenden Zeit – 664-mal (13,2 %) genannt. **Tätowierung** wurde 551-mal (11,0 %) und **Injektionen im Ausland** 510-mal (10,2 %) angegeben. Das Risiko einer Übertragung von Hepatitis C durch Blutprodukte ist, seitdem bei Spendern 1999 der Genomnachweis für das Hepatitis-C-Virus (zusätzlich zum Screening auf Antikörper) eingeführt wurde, extrem gering; es wird angenommen, dass weniger als einmal pro 5.000.000 Spenden eine unerkannt infektiöse Spende geleistet wird.

Nosokomiale Übertragungen von Hepatitis C in Deutschland stellen auf Grund üblicher hoher Hygienestandards heutzutage nur sporadische Ereignisse dar. Allerdings verdeutlichen aktuelle Geschehnisse, dass nosokomiale Übertragungen nach wie vor möglich sind und dieser Bereich einer besonderen Aufmerksamkeit durch den öffentlichen Gesundheitssektor bedarf. (...)

Zur Prävention der Hepatitis C

Zur **Verhinderung der Übertragung von Hepatitis C durch medizinisches Personal** auf Patienten liegen, in Ergänzung bestehender Empfehlungen der Deutschen Vereinigung zur Bekämpfung von Viruskrankheiten, Empfehlungen zur Verhütung der Übertragung von HCV durch (infiziertes Personal im Gesundheitsdienst vor. Wesentlich ist eine kontinuierliche arbeitsmedizinische Betreuung) ... und die regelmäßige Unterweisung des Personals bezüglich konsequenter Durchführung der erforderlichen Hygiene- und Vorsichtsmaßnahmen. Besondere Vorsichtsmaßnahmen sind bei Tätigkeiten mit erhöhter Übertragungsgefahr (...) erforderlich. (...) In 71 Fällen wurde eine Hepatitis C als Berufserkrankung anerkannt. (...)

Spezielle Impfempfehlung: HCV-infizierte Patienten, die serologisch keine Zeichen einer durchgemachten Hepatitis-A- oder -B-Infektion aufweisen, sollten gegen beide Viruserkrankungen geimpft werden, da eine Infektion mit diesen Viren bei bereits bestehender chronischer Hepatitis-C-Infektion zu schwereren Krankheitsverläufen führen kann.

Aspekte der Therapie

In den letzten Jahren wurden für die Hepatitis C Therapiekonzepte entwickelt, die die Heilungschancen deutlich erhöht haben. Grundlage der Behandlung einer akuten Hepatitis C bildet Interferon, während für die Therapie der chronischen Hepatitis C pegyliertes Interferon und Ribavirin empfohlen wird. (...) Im Zuge verbesserter Therapiemöglichkeiten einer akuten Hepatitis C wird derzeit nach **Kanülenstichverletzung** mit einer potenziell HCV-kontaminierten Kanüle zu den üblichen serologischen Kontrollen eine HCV-PCR 2 bis 4 Wochen nach dem Vorfall sowie in Abhängigkeit von den Transaminasen auch 12 Wochen nach Exposition empfohlen. Für **HIV- und HCV-Koinfizierte**, bei denen die HIV-Infektion eine schnellere Progression der Hepatitis C bedingen kann, konnten die Behandlungsmöglichkeiten deutlich verbessert werden. (...)

—

Auszug aus Robert Koch-Institut: *Zur Situation bei wichtigen Infektionskrankheiten in Deutschland: Virushepatitis B, C und D im Jahr 2007* Epidemiologisches Bulletin Nr. 46 vom 14. November 2008

Material 2 — Leibliche Kommunikation

Uzarewicz/Uzarewicz (2005) beziehen sich auf das phänomenologische Leibkonzept von Hermann Schmitz. Die Grenze des Körpers, die ich beschauen, betasten und von außen sehen kann, ist die Haut. Die Grenze des Leibes ist das mit den Sinnen Wahrnehmbare, das Spürbare. Leib meint demnach „Empfindungsleib", er reicht weiter als die Sinne und hat keine klaren Grenzen. Verletzungen oder Unwohlsein spüren wir auf Grund unserer leiblichen Verfassung.

Über den Leib wird kommuniziert. Durch leibliche Kommunikation werden bspw. Atmosphären gespürt und erschaffen (und dies lässt sich nur zum Teil an Körpersprache festmachen).

Uzarewicz/Uzarewicz fassen leibliches Wissen als Wissen, welches eine besondere Situationswahrnehmung und -interpretation – gleichsam von Leib zu Leib – ermöglicht. Darüber hinaus kann davon ausgegangen werden, dass leibliche Erfahrungen gespeichert werden, die als Wissen zur Verfügung stehen.

Eine Kompetenz Pflegender ist, Pflege als leibzentriertes Handeln zu verstehen.

Ziel ist eine Sensibilität für die eigenen Empfindungen und für die Selbstauslegungen von Pflegeempfangenden sowie ein Ernstnehmen dieses Spürbaren.

—

Uzarewicz, Charlotte; Uzarewicz, Michael: *Das Weite suchen. Einführung in eine phänomenologische Anthropologie für Pflege*. Stuttgart Lucius, 2005

Themenschwerpunkte

Menschen mit Erkrankungen des Ernährungs-, Verdauungs- und Stoffwechselsystems pflegen	2.2.11
Pflege nach einem System organisieren	1.3.3

Kompetenzen

- Sie sind für die Lebenssituation von jungen Menschen mit einem Enterostoma sensibilisiert und erfassen, was das Stoma für ihr Körperbild bedeutet.
- Sie leisten phänomenbezogene Unterstützung bei Menschen, die ein Enterostoma tragen.
- Sie übernehmen begründet Pflegehandlungen für Patientinnen.
- Sie bereiten Patientinnen mit einem Enterostoma entsprechend der pflegerischen Richtlinien Ihrer Einrichtung auf Untersuchungen vor.
- Sie nehmen die an sie gestellten Erwartungen der Pflegenden einer Station wahr, auf der Sie aushelfen.
- Sie ergreifen die Chance einer 1:1-Betreuung und gestalten diese aus.

„Der Beutel hielt dem Druck nicht stand."

Die Lernende Natalia aus dem 5. Semester berichtet in der Schule nach ihrem praktischen Einsatz

Berufliche Handlungssituation

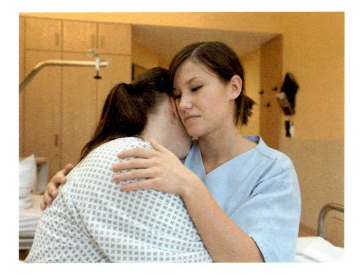

„Während meines letzten Einsatzes musste ich auf einer inneren Station aushelfen. Ich bekam mit einer Schwester einen Bereich mit acht Patienten zugeteilt, von denen ich nach der Übergabe dachte, dass sie nicht besonders pflegeintensiv seien. In einem Zimmer lag eine junge Frau – Frau Trenkau – mit einem Anus praeter. Ich weiß nicht, warum sie den hatte, aber ich war ziemlich schockiert, weil sie erst 20 Jahre alt war! Sie bekam Delcoprep, um auf eine Untersuchung vorbereitet zu werden. Während des gesamten Frühdienstes meldete sie sich im Abstand von ca. 15 Minuten, weil ihre Beutel dem Druck des Stuhlgangs nicht standhalten konnten. Jedesmal, wenn ich zu ihr ins Bad kam, stand sie mit stuhlverschmierter Kleidung da. Im ganzen Zimmer roch es sehr stark. Ich spürte, dass es ihr immer unangenehmer wurde und irgendwann war sie so verzweifelt, dass sie anfing zu weinen. Ich habe sie in den Arm genommen, versucht sie zu beruhigen und ihr erklärt, warum es so wichtig ist, diese Untersuchung mit einem „leeren Darm" zu unternehmen. Ich wechselte dann den Beutel für sie und sah, dass ihre Haut auch schon unter der Menge an Stuhlgang gelitten hatte. Dann habe ich überlegt, was ich noch tun kann, damit nicht ihre gesamte eigene Kleidung verschmutzt wird und bot ihr unsere Krankenhauswäsche an. Die hat sie zum Glück dankend angenommen.

Wenn ich genauer über diese Situation nachdenke, handelte es sich den ganzen Frühdienst über um eine 1:1-Betreuung, die ich nur leisten konnte, weil wir zu zweit in dem Bereich waren. Ich frage mich nur, wie es gewesen wäre, wenn keine zusätzliche Kraft da gewesen wäre, um die Patientin zu unterstützen."

Arbeitsaufträge

1. a Betrachten Sie in Einzelarbeit die Abbildungen der verschiedenen Szenen und notieren Sie, welche Gedanken, Gefühle und Erwartungen die einzelnen Personen in den unterschiedlichen Szenen haben könnten. Zeichnen Sie in die leeren Gesichter eine Mimik ein (z. B. Auge, Mund, Stirn).

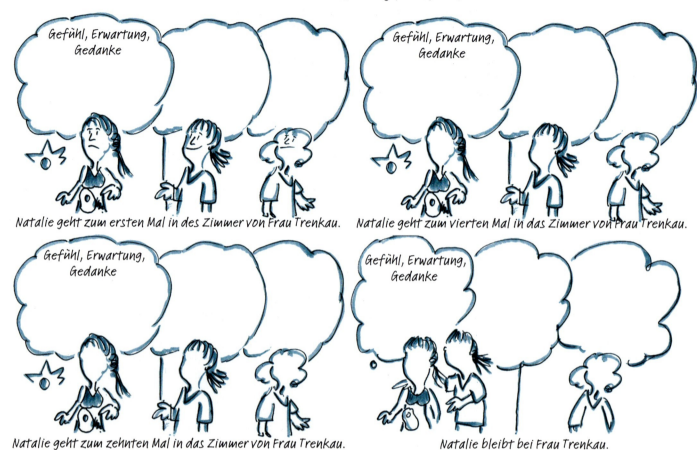

b Tauschen Sie sich in Kleingruppen über Ihre Ergebnisse aus. Tauschen Sie sich anschließend über folgende Fragen aus:
- Welche ähnlichen Situationen haben Sie selbst schon erlebt?
- Wie haben Sie in diesen Situationen reagiert? Wie haben andere reagiert?
- Wie schätzen Sie Ihre Reaktion heute ein?
- Welche Informationen oder welche Unterstützung hätten Sie sich in diesen Situationen gewünscht?

c Fassen Sie im Plenum die vordergründigen Gedanken und Gefühle zusammen, die Sie in ähnlichen Situationen gehabt haben bzw. hätten.

2. Als die Lernende Natalia erfährt, dass Frau Trenkau einen „Anus praeter" hat, sagt sie: „Ich war ziemlich schockiert, weil sie erst 20 Jahre alt war!"

a Notieren Sie in Einzelarbeit in der Tabelle, was Sie unter einem „Anus praeter" verstehen. Erklären Sie auch die anderen Begriffe in der Tabelle. Überprüfen Sie Ihre Erklärungen mit Hilfe des Fachbuches.

Fachbuch 2 | S. 697

Begriff	Erklärung
Anus praeter	
Stoma	
Enterostoma	

b Überlegen Sie, warum Natalia wohl „geschockt" war. Halten Sie Ihre Überlegungen hier fest:

c Fühlen Sie sich in Frau Trenkau ein und schreiben Sie eine Rollenbiografie für sie. Schreiben Sie in ganzen Sätzen und in Ich-Form. Die Fragen in Material 1 und Ihre Ergebnisse von Arbeitsauftrag 2 a sollen Sie dabei leiten.

d Bearbeiten Sie folgende Arbeitsaufträge in Kleingruppen:
- Lesen Sie sich Ihre Rollenbiografien gegenseitig vor. Notieren Sie Wünsche, Ängste und Probleme, die bei allen Ihren „Frau Trenkaus" vorkommen.
- Lesen Sie den Text über die drei Elemente des Körperbildes in Material 2 und informieren Sie sich in Material 3 über die NANDA-Pflegediagnose „Körperbildstörung".
- Identifizieren Sie gemeinsam, welche Aussagen zum Thema Körperbild in Ihren Rollenbiografien vorkommen und welchem Element aus dem Text diese Aussagen zuzuordnen sind. Notieren Sie Ihre Ergebnisse in die ersten beiden Spalten der Tabelle.
- Notieren Sie in die dritte Spalte der Tabelle, was die Aussagen für Frau Trenkaus Leben konkret bedeuten könnten (z. B. Auswirkungen, Ängste) und ggf. woran Sie das erkennen könnten.
- Überlegen Sie, was Sie Frau Trenkau zur Begleitung Ihrerseits vorschlagen könnten. Notieren Sie dies in die letzte Spalte der Tabelle.

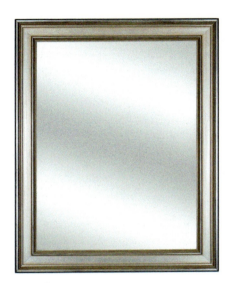

Sätze aus den Rollenbiografien	Element des Körperbildes	Bedeutung für Frau Trenkau	Vorschläge zur Begleitung

e Tauschen Sie sich im Plenum über Körperbildveränderungen aus und ergänzen Sie ggf. Ideen zur Begleitung von betroffenen jungen Menschen.

3 Die Lernende Natalia berichtet, dass sie nicht weiß, warum Frau Trenkau einen „Anus praeter" hat.
   a Bearbeiten Sie folgende Aufgaben in Kleingruppen:
   - Sammeln Sie mögliche Ursachen des „Anus praeter" bei Frau Trenkau. Notieren Sie jede Ihrer Vermutungen auf eine Moderationskarte und kleben Sie diese auf ein großes |Plakat.
   - Überlegen Sie, was Sie über die notierten Ursachen bereits wissen bzw. was Sie dazu erklären können und notieren Sie dies jeweils zu den Moderationskarten.
   - Notieren Sie ebenfalls Ihre offenen Fragen dazu auf das Plakat.
   - Übertragen Sie Ihre bisherigen Ergebnisse sortiert in die ersten drei Spalten der Tabelle.

Plakat | S. 240

Mögliche Ursachen des „Anus praeter" bei Frau Trenkau	Wissen bzw. Erklärungen dazu	Offene Fragen	Antworten auf die Fragen	Was ungeklärt bleibt …

   - Bearbeiten Sie mit Hilfe des Fachbuchs und des Internets Ihre offenen Fragen und notieren Sie Ihre Ergebnisse in die vierte Spalte der Tabelle. Notieren Sie in die letzte Spalte, was ungeklärt bleibt.
   b Tauschen Sie sich im Plenum über Ihre Ergebnisse aus und versuchen Sie, die offenen Fragen zu klären.

4 Die Lernende Natalia erzählt, dass Frau Trenkau Delcoprep zur Vorbereitung auf eine Untersuchung bekam. Sie berichtet, dass der Beutel dem Druck des Stuhlgangs nicht standhalten konnte und welche Folgen das hatte.
   a Bearbeiten Sie in den Kleingruppen mit Hilfe des |Fachbuches folgende Fragen: Fachbuch **2** | 700
   - Für welche Untersuchungen könnte Frau Trenkau vorbereitet werden?
   - Welche Vorbereitungen müssen dafür getroffen werden?
   - Welche Materialien sind dafür notwendig?
   - Wo und wie werden die Untersuchungen durchgeführt?
   - Wie laufen die Untersuchungen ab? Wer assistiert dabei?
   - Wie sieht die Nachsorge aus?
   b Lesen Sie noch einmal die Handlungssituation und markieren Sie alles, was Natalia über die Begleiterscheinungen der Untersuchungsvorbereitung bei Frau Trenkau erzählt. Überlegen Sie, woraus sie resultieren.
   c Überlegen Sie, welche Pflegeinterventionen Sie Frau Trenkau anbieten könnten, um ihr Unwohlsein hinsichtlich der Begleiterscheinungen der Abführmaßnahmen zu mildern. Ergänzen Sie die Interventionen mit Hilfe des |Fachbuches und des   Fachbuch **2** | 698
   Internets. Notieren Sie Ihre Ergebnisse:

   d Laden Sie eine Stomatherapeutin ein. Stellen Sie Ihr die Situation von Frau Trenkau im Plenum vor und stellen Sie ihr offene Fragen dazu – z. B. zur Versorgung des Stomas. Befragen Sie sie auch über ihre Weiterbildung und ihren Aufgabenbereich.

5 Die Lernende Natalia erzählt: „Ich wechselte dann den Beutel für sie (Frau Trenkau)."
   a Tauschen Sie sich in Kleingruppen über folgende Fragen aus:
   - Wie schätzen Sie die Entscheidung Natalias ein, den Stomabeutel für Frau Trenkau zu wechseln?
   - Anhand welcher Überlegungen könnte Natalia diese Entscheidung getroffen haben?
   b Erzählen Sie sich eigene Situationen, in denen Sie Pflegehandlungen für Patientinnen übernommen haben. Diskutieren Sie die folgenden Fragen:
   - Wovon haben Sie Ihre Entscheidung abhängig gemacht?
   - Würden Sie erneut diese Entscheidung treffen?
   - Stimmen die anderen Lernenden aus Ihrer Gruppe Ihrer Entscheidung zu? Welche Pro- und Kontra-Argumente gibt es dazu?
   - Welche Entscheidungskriterien lassen sich daraus ableiten?
   Einigen Sie sich in Ihrer Kleingruppe auf fünf gemeinsame Kriterien und notieren Sie diese im Merkblatt auf der folgenden Seite.

Merkblatt zur Übernahme von Pflegehandlungen

c Stellen Sie sich im Plenum Ihre Kriterien gegenseitig vor und diskutieren Sie diese kritisch. Markieren Sie diejenigen Kriterien in Ihren Listen, die Sie aus professioneller Sicht begründen können.

6 Im Nachhinein überlegt die Lernende Natalia, dass sie den ganzen Frühdienst über eine „1:1-Betreuung" durchgeführt hat.
  a Tauschen Sie sich in Kleingruppen über folgende Fragen aus:
  - Was versteht Natalia vermutlich unter „1:1-Betreuung"?
  - Wann ist eine solche Betreuung möglich? Wann nicht?
  - Wer entscheidet darüber, ob eine Patientin eine „1:1-Betreuung" erhält?
  - Wie gestaltet Natalia diese Situation der „1:1-Betreuung" aus?
  - Welche Situationen der „1:1-Betreuung" haben Sie selbst erlebt? Wie haben Sie diese ausgestaltet?
  b Tauschen Sie sich im Plenum über Ihre Ergebnisse aus und notieren Sie zusammenfassend, welche Chancen und Belastungen eine „1:1-Betreuung" mit sich bringen kann.

Chancen und Belastungen einer „1:1-Betreuung"

7 Die Lernende Natalia wurde auf eine andere Station zum „Aushelfen" geschickt.
   a Sammeln Sie in Kleingruppen aus Ihren eigenen Erfahrungen Situationen, in denen Sie um ein „Aushelfen" gebeten wurden. Was kennzeichnet diese Situationen? Wie haben Sie sie erlebt?
   b Identifizieren Sie in Ihren Notizen aus Arbeitsauftrag 1 Erwartungen der Pflegenden an die Lernende Natalia und Erwartungen der Lernenden an die Pflegende, die sich aus der Situation des „Aushelfens" ergeben könnten. Notieren Sie diese in die Tabelle und überlegen Sie jeweils, warum diese Erwartung da ist. Ergänzen Sie Erwartungen und Begründungen aus Ihren eigenen Erfahrungen.

Erwartungen der Pflegenden an die Lernende	Begründung	Erwartungen der Lernenden an die Pflegende	Begründung

   c Tauschen Sie sich im Plenum über Ihre Ergebnisse aus und ziehen Sie Konsequenzen für Situationen, in denen Sie um ein „Aushelfen" gebeten werden.

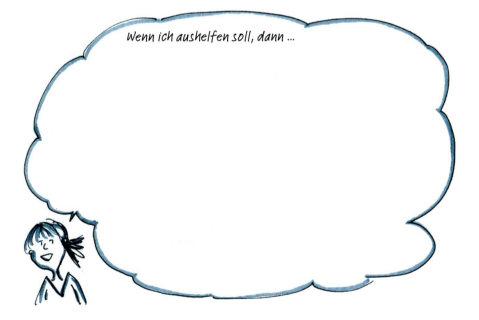

Wenn ich aushelfen soll, dann ...

Für die Pflegepraxis

8 a Kommen Sie mit einer Patientin, die zur Anlage eines Enterostomas auf Ihre Station eingewiesen wurde, über ihre Gedanken und Gefühle ins Gespräch. Folgende Fragen können Sie dabei einbeziehen:
   - Wie geht es Ihnen momentan? Welche Gefühle bewegen Sie?
   - Was wissen Sie über die Anlage eines Enterostomas und welche Fragen haben Sie dazu?
   - Welche Erwartungen verbinden Sie mit dem Krankenhausaufenthalt?

b Begleiten Sie die Stomatherapeutin präoperativ bei Ihren Besuchen bei der Patientin und beobachten Sie Folgendes:
- Welche Gesprächsinhalte gab es?
- Wie und in welchem Maß hat die Stomatherapeutin Informationen vermittelt?
- Welche Fragen der Patientin standen im Vordergrund?
- Was hat die Stomatherapeutin über das Gespräch hinaus konkret gemacht?

c Erstellen Sie mit der Patientin eine Pflegeplanung für die postoperative Pflege. Beachten Sie dabei auch die Aussagen, die die Patientin zu ihrem veränderten Körperbild macht und ergreifen Sie entsprechende Maßnahmen. Gestalten Sie (ggf. mit der Unterstützung der Stomatherapeutin) die Pflege der Patientin.
Reflektieren Sie anschließend Ihr Handeln anhand der folgenden Fragen:
- Was ist mir gut bzw. weniger gut gelungen?
- Welche Erkenntnisse ziehe ich aus der Gestaltung der Pflege mit der Patientin?
- Welche Fragen habe ich jetzt noch?
- Welche Konsequenzen ziehe ich für meinen weiteren Lernprozess?

9 a Erkunden Sie in Ihrem Einsatzort, in welchen Situationen Aushilfen angefordert werden, wer dies veranlasst und welche Aufgaben sie übernehmen.
b Fragen Sie Pflegende von Stationen, auf denen Sie aushelfen, nach deren Erwartungen an Sie. Gleichen Sie diese mit Ihren eigenen Erwartungen ab und kommen Sie mit den Pflegenden ins Gespräch darüber.

Weiterführende Literatur

Peters-Gawlik, Mariane: *Praxishandbuch Stomapflege; Beratung Betreuung und Versorgung Betroffener* Ullstein Medical, Wiesbaden, 1998, S. 145–146

 www.stoma-welt.de
Hier finden Sie ein Forum sowie Literaturhinweise und Informationen rund um die Themen künstlicher Darmausgang und künstliche Harnableitung.

Material 1 — Fragen zur Rollenbiografie

Wo wohnst du?
Wer gehört noch zu deiner Familie?
Was machst du beruflich? Gehst du noch zur Schule oder bist du in der Ausbildung?
Wer sind deine Freunde? Was unternehmt Ihr gemeinsam?
Wer steht dir am nächsten?
Womit beschäftigst du dich in deiner Freizeit?
Was sorgt dich? Wovor hast du Angst? Worüber denkst du nach?
Was macht dir Freude? Was magst du gar nicht leiden?
Wie sieht dein Gefühlsleben aus und wovon hängt das ab?
Welches war dein schönstes Erlebnis bislang?
Was ist dir wichtig im Leben? Welche Prinzipien sind wichtig für dich?
Wie stellst du dir deine Zukunft vor? Was wünschst du dir?
Welche Erwartungen stellst du an dich und andere?
Wie geht es dir gesundheitlich?
Wie sehr mochtest du dich ohne Enterostoma?
Wie findest du deinen Körper jetzt, wenn du in einen Spiegel schaust? Welche Beziehung hast du dazu?
Welche Bereiche deines Lebens werden durch das Enterostoma beeinflusst? Was bedeutet das für dich? Wie gehst du damit um?

Elemente des Körperbildes — Material 2

„Carpenito (1997) führte eine Studie von Price an, in der eine Differenzierung in drei Körperelementen vorgenommen wird. Zentrale Elemente des Körperbildes sind demnach die Körperrealität (body reality), das Körperideal (body ideal) und die Körperpräsentation (body presentation). Price beschrieb dies wie folgt:

Körperrealität

Die Körperrealität „kennzeichnet den Körper, wie er tatsächlich existiert und in einer streng körperlichen Untersuchung beschrieben werden könnte, – durch die Gene in seine Form gezwängt und dem Verschleiß durch äußere Einflüsse ausgesetzt. Die Körperrealität verändert sich als Folge der Alterungsprozesse und durch den Umstand, dass wir unseren Körper täglich gebrauchen und missbrauchen. Abrupte Veränderungen der Körperrealität treten in Verbindung mit Traumen, malignen Prozessen, Infektionen und Fehlernährung auf. Die Körperrealität ist zugleich ein Teil der Umgebung und der häufigste Berührungspunkt für Gefährdungen des Körperbildes und Körperbildveränderungen."

Körperideal

Das Körperideal beschreibt „das Bild im Kopf – wie wir sein möchten, dass unser Körper aussieht und sich darstellt. Das Körperideal schließt Normen der Körperkonturen, der proxemischen Körperräume (Nähe und Distanz) und Körpergrenzen mit ein. Es wird stark von sozialen und kulturellen Normen beeinflusst, ebenso wie durch die Werbung und sich wandelnde Einstellungen von körperlicher Fitness und Gesundheit. Das Körperideal wird bedroht durch Veränderungen der Körperrealität, aber auch Störungen des Körperideals, z.B. Anorexia nervosa, können dieses Gleichgewicht direkt bedrohen."

Körperpräsentation

Die Körperrealität deckt sich nur selten mit den Maßstäben unseres Körperideals. In der Anstrengung, Körperrealität und Körperideal zur Deckung zu bringen kommt die Körperpräsentation zum Ausdruck. Die Körperpräsentation ist die Form, in der man buchstäblich den Körper nach außen hin darstellt. Die Art, uns zu kleiden, uns zurechtzumachen, zu gehen, zu sprechen, die Beine übereinanderzuschlagen und Prothesen wie Gehstöcke oder Hörgeräte zu benutzen kommt darin zum Ausdruck. Mode, die überhaupt erst durch das Körperideal wirkt, kann auf drastische Art und Weise demonstrieren, wie sich die Körperpräsentation verändert. Ebenso können Lähmungen oder Gliedmaßenverluste (Körperrealität) die Möglichkeiten, den Körper nach außen zu präsentieren, beeinflussen. Ein Großteil der Körperpräsentation ist Außendarstellung in der Öffentlichkeit, die mit symbolischen Bedeutungen besetzt ist."

Peters-Gawlik, Mariane: *Praxishandbuch Stomapflege; Beratung Betreuung und Versorgung Betroffener* Ullstein Medical, Wiesbaden, 1998, S. 145–146

Pflegediagnose Körperbildstörung — Material 3

Körperbildstörung
(Störung des Körpererlebens)
  Taxonomie 1 R: Wahrnehmen
    (7.1.1/1973; R 1998)
  Taxonomie 2: Selbstwahrnehmung, Körperbild (00118/1973; R 1998)
  NANDA-Originalbezeichnung: „Body Image Disturbed"
  (Thematische Gliederung: Integrität der Person)

Definition: Unklarheit und Verwirrung des mentalen Bildes des körperlichen Selbst einer Person. (NANDA)

[Definition: Ein vom Patienten definierter Belastungszustand, der zeigt, dass der Körper nicht mehr länger das Selbstwertgefühl einer Person unterstützt und sich störend auf die Person auswirkt, indem er ihre sozialen Beziehungen begrenzt. Ein verändertes Körperbild liegt vor, wenn individuelle und soziale Copingstrategien zur Veränderung der Körperrealität, des Körperideals und der Körperrepräsentation durch Verletzung, Erkrankung oder Behinderung oder soziale Stigmatisierung unwirksam oder überfordert werden. (Price, 1999)]

Mögliche ursächliche oder beeinflussende Faktoren

- Psychosoziale [unrealistische Wahrnehmung hinsichtlich der äußeren Erscheinung, s/b/d Anorexia nervosa, Bulimie; psychisches Trauma s/b/d Vergewaltigung, sexueller Missbrauch; Abhängigkeit von Apparaten [z. B.: Dialyse, Beatmung, Schrittmacher; Erwartungsdruck in Gruppe Gleichaltriger]
- Biophysikalische [Veränderungen der äußeren Erscheinung, s/b/d Verbrennung, Verätzung; Immobilität; körperliche Veränderung aufgrund von biochemischen Substanzen (Medikamente, Suchtmittel)]
- Kognitive/perzeptive [Verlust oder Einschränkung von Körperfunktionen, s/b/d Impotenz, Seh-/Hörbehinderungen, Gedächtnisverlust]
- Kulturelle/spirituelle [Schönheitsideal]
- Entwicklungsbezogene, reifungsbedingte Veränderungen [soziale Reaktionen auf das Altern: negative zwischenmenschliche Rückmeldungen, Leistungsorientierung, „Jugendwahn"; Schwangerschaft, pubertätsbedingte Veränderungen des Äußeren)
- Erkrankung [Veränderungen der äußeren Erscheinung von Körperfunktionen, s/b/d Veränderungen des Bewegungsapparates (z. B. Arthritis); s/b/d Hautveränderungen (z. B. Psoriasis, Narben, Akne); s/b/d entstellende endokrine Störungen (Akromegalie, Cushing-Syndrom, Haarausfall; s/b/d angeborene Anomalien (z. B. Lippen-Kiefer-Gaumenspalte); s/b/d neurologischer Veränderungen (z. B. Parkinson, Demenz, MS)]
- Trauma oder Verletzung [Verlust von Körperteil(en)/-funktion(en), Verstümmelung, Gesichtsverletzungen]
- Chirurgischer Eingriff [chirurgische Entfernung oder Veränderung von Körperteilen: Amputationen, Stomaanlage, Neck Dissection, Laryngektomie, Mastektomie, Hysterektomie]
- Behandlungsforen [High-Tech-Anwendungen: Defibrillator, Gelenkprothese, Dialyse, Beatmung; Chemotherapie, Bestrahlungstherapie, Organtransplantation]
- Bedeutung des Körperteiles oder -funktion im Zusammenhang mit Alter, Geschlecht, Entwicklungsstufe oder Grundbedürfnissen; s/b/d = sekundär beeinflusst durch

Bestimmende Merkmale oder Kennzeichen

Die folgenden Merkmale können dazu verwendet werden, das Vorhandensein von A oder B zu bestätigen:

- Verbale Äußerung von Gefühlen, die eine veränderte Sichtweise des eigenen Körpers hinsichtlich Erscheinung, Struktur/Poren oder Funktion widerspiegeln
- Verbale Äußerung von Wahrnehmungen, die eine veränderte Sichtweise des eigenen Körpers hinsichtlich Erscheinung, Struktur/Form oder Funktion widerspiegeln
- Nonverbale Reaktion auf tatsächliche oder wahrgenommene Veränderung der Struktur und/oder Funktion
- Vermeidungsreaktionen, Selbstbeobachtung und -wahrnehmung gegenüber dem eigenen Körper

subjektive

- Weigerung, die tatsächliche Veränderung anzuerkennen
- Ständige Sorge um die Veränderung [des Äußeren] oder den Verlust
- Personalisierung des Körperteiles oder des Verlustes durch Namensgebung
- Depersonalisierung des Körperteiles oder des Verlustes durch unpersönliche Fürwörter („es", „das da unten")
- Erweiterung der körperlichen Grenzen, um Gegenstände der Umgebung einzuverleiben
- Negative Gefühle gegenüber dem eigenen Körper (z. B. Gefühle der Machtlosigkeit, Hilflosigkeit oder Hoffnungslosigkeit)
- Äußerungen über Veränderung der Lebensweise/des Lebensstils
- Fokussierung auf frühere Kräfte, Funktion oder Erscheinung
- Furcht vor Ablehnung/Zurückweisung oder Reaktionen anderer
- Betonung noch vorhandener Kräfte
- Überbetonung von erbrachten Leistungen

objektive

- Fehlender Körperteil
- Trauma in Bezug auf den nichtfunktionierenden Körperteil
- Bestehende Verletzung/Körperschädigung oder nicht funktionierender Teil des Körpers
- Nichtberühren des Körperteiles
- Nichtbetrachten des Körperteiles
- Verdecken oder Entblößen des Körperteiles (bewusst oder unbewusst)

- Bestehende Veränderung in der Struktur und/oder Funktion des Körpers
- Veränderung der Einbindung in soziale Prozesse
- Veränderung der Beziehung des Körpers zum Raum (räumliches Orientierungsvermögen)
- Erweiterung der körperlichen Grenzen, um Gegenstände der Umgebung einzuverleiben
- [Aggression, geringe Frustrationstoleranz]

Patientenbezogene Pflegeziele oder Evaluationskriterien
Der Patient
- spricht über die Annahme seiner selbst in der Situation (z. B. chronisch progressive Krankheit, Amputation, verminderte Unabhängigkeit, gegenwärtiges Gewicht, Auswirkungen der Therapie)
- berichtet über eine Verminderung der Angst und über Anpassung an das tatsächliche/veränderte Körperbild
- äußert, die körperlichen Veränderungen zu verstehen
- erkennt und integriert in angemessener Weise die Veränderung in sein Selbstkonzept, ohne seine Selbstachtung zu schmälern
- bemüht sich um Informationen und strebt nach weiterer persönlicher Reifung
- anerkennt sich als Person, die für sich selbst verantwortlich ist
- benutzt Hilfsmittel/Prothesen auf angemessene Weise

Maßnahmen oder Pflegeinterventionen
1. Pflegepriorität: Einschätzen ursächlicher oder beeinflussender Faktoren:
- Ermitteln bestehender pathophysiologischer Zustände und/oder Situationen, die Auswirkungen auf den Patienten ha- ben und das Verwenden, wenn angebracht, zusätzlicher Pflegediagnosen. Zum Beispiel: Wenn die Veränderung des Körperbildes einen Zusammenhang mit einem neurologischen Ausfall (z. B. zerebrovaskulärer Insult) hat, vgl. PD: Neglect; beim Vorliegen starker, anhaltender Schmerzen, vgl. PD: chronischer Schmerz; oder bei Verlust sexueller Bedürfnisse/Fähigkeiten, vgl. PD: Sexualstörung
- Bestimmen, ob der Zustand dauerhaft ist und keine Hoffnung auf Veränderung besteht (kann mit anderen PD assoziiert sein, wie Selbstwertgefühl (spezifizieren) oder Gefahr einer beeinträchtigten Eltern-Kind-Bindung, wenn das Kind betroffen ist)
- Einschätzen von psychischen/physischen Auswirkungen der Krankheit auf den Gemütszustand des Patienten (z. B. bei Erkrankungen des endokrinen Systems, Steroidtherapie usw.)
- Ermitteln des Wissensstandes des Patienten und des Ausmaßes der Angst im Zusammenhang mit der Situation
- Beobachten emotionaler Veränderungen
- Achten auf Verhaltensweisen, die auf eine übertriebene Sorge um den Körper und seine Vorgänge hinweisen
- Den Patienten sich selbst beschreiben lassen, darauf achten, was positiv, negativ gewertet wird. Beachten, was der Patient glaubt, wie ihn andere wahrnehmen
- Besprechen mit dem Patienten, was der Verlust/die Veränderung für ihn bedeutet. Ein kleiner Verlust kann eine große Auswirkung haben (z. B. der Gebrauch eines Katheters oder Verabreichung eines Einlaufs). Für einige Menschen kann es schwieriger sein, mit der Veränderung der Funktion (z. B. Immobilität) umzugehen, als mit der Veränderung der äußeren Erscheinung. Dauerhafte Narben im Gesicht eines Kindes können für Eltern schwer zu akzeptieren sein
- Anwenden entwicklungsgemäßer Kommunikationstechniken, um die Ausdrucksformen eines Kindes in Bezug auf sein Körperbild genau ermitteln zu können (z. B. Puppenspiel, konstruktiver Dialog mit Kleinkind)
- Achten auf Zeichen des Trauerns und Zeichen einer schweren oder lang andauernden Depression, um den Bedarf nach zusätzlicher Beratung oder medikamentöser Therapie einzuschätzen
- Beachten des ethnischen Hintergrunds und kulturell/religiös geprägte Wahrnehmungen und Überlegungen
- Erkennen sozialer Aspekte der Krankheit (z. B. von sexuell übertragbaren Krankheiten, Sterilität, chronischen Zuständen)
- Beobachten von Interaktionen des Patienten mit seinen Bezugsperson(en). Verzerrungen des Körperbildes können von Familienmitgliedern unbewusst verstärkt werden und/oder ein sekundärer Rom Krankheitsgewinn kann den Fortschritt hemmen

2. Pflegepriorität: Copingfähigkeiten des Patienten ermitteln:

- Ermitteln des momentanen Anpassungsgrads und des Fortschritts des Patienten
- Achten auf die Kommentare/Reaktionen des Patienten zur Situation. Je nach individuellen Bewältigungsformen empfinden Personen Situationen unterschiedlich belastend, abhängig von ihren Copingfähigkeiten und früheren Erfahrungen
- Achten auf Rückzugsverhalten und Verleugnung. Dies kann eine normale Reaktion auf die Situation oder ein Hinweis auf eine psychische Krankheit (z. B. Schizophrenie) sein. Vgl. PD: unwirksames Verleugnen
- Achten auf den Konsum von Suchtmitteln/Alkohol, was auf unwirksame Bewältigungsformen hindeuten kann
- Feststellen von früher verwendeten Bewältigungsformen und deren Wirksamkeit
- Ermitteln von Ressourcen in Person, Familie, Gemeinschaft

3. Pflegepriorität: Unterstützen von Patienten/Bezugsperson(en) beim Bewältigen und Annehmen von Problemen, die als Folge des veränderten Körperbildes mit dem Selbstkonzept entstehen:

- Aufbauen einer therapeutischen Beziehung zwischen Pflegeperson und Patient, um eine Haltung der Anteilnahme zu vermitteln und eine Vertrauensbasis herzustellen
- Häufiges Sehen nach dem Patienten und ihm mit Wertschätzung Begegnen, bietet die Gelegenheit zu einem Gespräch und aktivem Zuhören gegenüber Sorgen, Anliegen und Fragen des Patienten
- Mithelfen, zu Grunde liegende Probleme zu beheben, um eine optimale Genesung zu fördern
- Unterstützen des Patienten bei der persönlichen Pflege/Selbstversorgung und gleichzeitiges Fördern von persönlichen Fähigkeiten und persönlicher Unabhängigkeit
- Arbeiten ohne Werturteile mit dem Selbstbild/-konzept des Patienten bezüglich Anstrengungen und Fortschritten (z. B. „Sie sollten raschere Fortschritte machen"; „Sie versuchen es nicht genügend, sind zu bequem, zu schwach")
- Sprechen über Sorgen vor Verstümmelung, Prognose, Ablehnung etc., wenn sich der Patient mit einer Operation oder einer Behandlung/Krankheit mit ungewissem Ausgang konfrontiert sieht, um sich daraus ergebende Realitäten anzusprechen und emotionale Unterstützung anzubieten
- Anerkennen und Akzeptieren der Gefühle von Abhängigkeit, Trauer und Feindseligkeit
- Fördern des Sprechens über vorhergesehene persönliche Konflikte und Probleme der Arbeit, die entstehen könnten. Versuchen, in Rollenspielen verschiedener Arten, mit solchen Situationen umzugehen
- Ermutigen von Patienten/Bezugsperson(en), einander ihre Gefühle mitzuteilen
- Ausgehen von der Annahme, dass alle Menschen auf Veränderungen im Aussehen empfindlich reagieren und Vermeiden von Stereotypisierungen
- Sensibilisieren von Pflegenden, dass mit Gesichtsausdruck und Körpersprache eine Akzeptanz in Bezug auf das Aussehen des Patienten und nicht Zurückweisung ausgedrückt werden soll
- Ermutigen der Angehörigen, den Patienten als normalen Menschen und nicht als Behinderten zu behandeln
- Ermutigen des Patienten, seinen betroffenen Körperteil anzusehen/zu berühren, um damit zu beginnen, die Veränderungen in das Körperbild zu integrieren
- Zugestehen, das der Patient die Körperveränderung verleugnet, ohne es zu verstärken oder abzuwehren (z. B. der Patient kann sich zu Beginn weigern, die Kolostomie anzuschauen; die Pflegeperson sagt: „Ich werde Ihnen nun den Kolostomiebeutel wechseln" und mit der Aufgabe beginnen). Ermöglicht dem Patienten, sich im eigenen Tempo an die Veränderung anzupassen
- Setzen von Grenzen bei destruktiven Verhaltensweisen, dem Patienten bei der Erkennung positiver Verhaltensweisen helfen, die zur Genesung beitragen
- Sorgen für angemessene Informationen entsprechend dem Bedürfnis/Wunsch des Patienten, Wiederholen früherer Informationen
- Besprechen der Möglichkeit von Prothesen, plastischer Chirurgie, Physio-/Ergotherapie, so wie es sich aus der individuellen Situation ergibt
- Dem Patienten helfen, sich so zu kleiden, dass körperliche Veränderungen möglichst wenig sichtbar sind und das Aussehen verbessert wird
- Diskutieren der Gründe für eine infektionsbedingte Isolation und entsprechender Maßnahmen; wenn eine Pfle-

„Der Beutel hielt dem Druck nicht stand."

gende im Zimmer ist, sich Zeit zu nehmen, sich hinzusetzen und mit dem Patienten zu sprechen/zuzuhören, um das Gefühl der Isolation und des Alleinseins zu vermindern

4. **Pflegepriorität**: Fördern des Wohlbefindens (Beratung, Patientenedukation und Entlassungsplanung):
- So schnell wie möglich mit einer Beratung/anderen Therapien beginnen (z. B. Biofeedback/Entspannung), um frühzeitig und nachhaltig Unterstützung anzubieten
- Schrittweises Informieren, entsprechend der Aufnahmefähigkeit des Patienten, tun die Aufnahme von Informationen zu erleichtern – Klären von Missverständnissen. Wiederholen/Bekräftigen von Informationen, die von anderen Teammitgliedern gegeben wurden
- Beteiligen des Patienten an Entscheidungsprozessen und Problemlösungsaktivitäten
- Unterstützen des Patienten, die verordneten Therapien in die Alltagsaktivitäten zu integrieren (z. B. während der Haushaltsarbeiten Übungen zu machen). Fördert die Fortsetzung des Behandlungsprogramms
- Feststellen der notwendigen Veränderungen zu Hause und am Arbeitsplatz. Einplanen entsprechender Maßnahmen, um den individuellen Bedürfnissen zu entsprechen und die Unabhängigkeit zu fördern
- Unterstützen des Patienten, Strategien zu erlernen, um Gefühlen Ausdruck zu verleihen und mit ihnen umzugehen
- Geben von positiven Rückmeldungen bei erzielten Leistungen (z. B. Make-up, Benutzung einer Prothese usw.)
- Verweisen, bei Bedarf, auf geeignete Selbsthilfe-/Unterstützungsgruppen/Beratungsstellen/Therapien

Schwerpunkte der Pflegedokumentation
Pflegeassessment oder Neueinschätzung
- Beobachtungen, Vorkommen von nichtadaptivem Verhalten, emotionale Veränderungen, Phase des Trauerprozesses, Form des Trauern, Grad der Unabhängigkeit
- Wunden, Verbände; Art lebenserhaltender Apparate (z. B. Dialyse)
- Bedeutung des Verlustes für den Patienten
- Zur Verfügung stehendes Unterstützungssystem (z. B. wichtige Bezugspersonen, Freunde, Gruppen)

Planung
- Pflegeplan/-interventionen und beteiligte Personen
- Plan für die Patientenanleitung, -schulung und -beratung

Durchführung/Evaluation
- Reaktionen auf Interventionen/Anleitung und ausgeführte Pflegetätigkeiten
- Zielerreichung/Fortschritte Richtung Zielerreichung
- Veränderungen des Plans

Entlassungs- oder Austrittsplanung
- Langfristige Bedürfnisse nach Entlassung und Austritt sowie die Verantwortlichkeit für die notwendigen Maßnahmen
- Spezifisches Vermitteln an andere Gesundheitsberufe (z. B. Rehabilitationszentrum, Dienste in der Gemeinde)

Pflegeinterventionsklassifikation (NIC)
Bereich: Verhalten (behavioral). Interventionen zur Förderung der psychosozialen Lebensgestaltung und zur Erleichterung von Veränderungen der Lebensweise.

Klasse: Unterstützung des Copingverhaltens (coping assistance). Interventionen zur Unterstützung anderer Personen eigene Stärken zu entwickeln, sich an Funktionsveränderungen anzupassen oder ein höheres Funktionsniveau zu erreichen.

Empfohlene Pflegeinterventionen: Körperbildverbesserung u. a.

Pflegeergebnisklassifikation (NOC)
Empfohlenes Pflegeergebnis: Körperbild (body image).

Literatur
Abt-Zegelin, A.; Georg, J.: „Körperbildstörungen – eine Aufgabe für die Pflege" *Die Schwester/Der Pfleger* 39 (2000) 12:1028-1031

Johnson, M.; Maas, M.; Moorhead, S.: *Pflegeergebnisklassifikation* (NOC) Huber, Bern 2003 (Plan)

McCloskey, J. C; Bulecheck, G. M.: *Pflegeinterventionsklassifikation* (NIC) Huber, Bern 2003 (Plan)

Price, B.: *Altered Body Image* NT clinical monographs Nr. 29. Emap Healthcare, London 1999

Salter, M.: *Körperbild und Körperbildstörungen* Huber, Bern 1998

DOENGES, MARILYNN E.; MOORHOUSE, MARY FRANCESS; GEISSLER-MURR, ALECE C.: *Pflegediagnosen und Maßnahmen*. Deutschsprachige Ausgabe herausgegeben von Christoph Abderhalden und Regula Ricka. Hans Huber Verlag, korrigierter Nachdruck 2003 der 3. vollst. überarb. und erw. und korr. Auflage S. 471–479

Themenschwerpunkte

Menschen mit Erkrankungen des Harnsystems pflegen	2.2.13
Ernähren	1.1.6

Kompetenzen

- Sie sind für die Belastungen und Bedürfnisse sensibilisiert, die die Dialysepflicht für Betroffene in verschiedenen Lebensphasen und -situationen mit sich bringt.
- Sie gestalten die Pflege von dialysepflichtigen Kindern und Jugendlichen mit.
- Sie reflektieren Ihre Haltung zur Organspende.
- Sie nehmen bei Hospitationen in unterschiedlichen Einrichtungen pflegerische Kernaufgaben dieses pflegerischen Handlungsfeldes aufmerksam wahr.

„Aber immerhin darf ich hier alles essen!"

Berufliche Handlungssituation

Die Lernende Babette erzählt von ihren Erlebnissen während des Besuchs ihrer Klasse in der Dialyse:

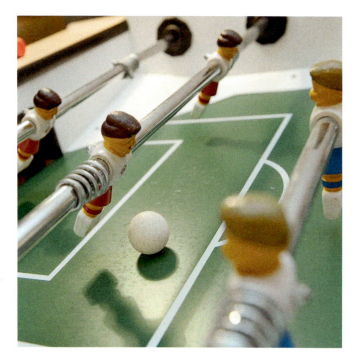

„Schwester Malgorzata führte uns durch die Einrichtung. Dabei lernten wir den 13-jährigen Max kennen, der seit sieben Monaten dialysepflichtig ist. Er saß mit anderen Jungen im Vorbereitungsraum. Sie spielten und lachten. Als wir ihn fragten, wie oft er kommen müsse und was er während der Therapie so macht, antwortete er: „Ich komme alle zwei Tage zur Dialysetherapie und immer nach der Schule. Dann muss ich hier 3–4 Stunden auf meinem Stuhl herumsitzen. Ich kann natürlich meine Hausaufgaben machen, aber dazu habe ich nicht immer Lust. Und ich würde so gern draußen sein – aber immerhin darf ich hier alles essen, was ich will." Schwester Malgorzata erzählte, dass die Kinder zu Beginn der Dialysetherapie oft das Essen bekommen, was Sie sich an diesem Tag wünschen. Die Dialysetherapie würde das dann schon wieder ausgleichen. Sie erzählte uns viel über die Dialyse – z. B. dass die Hämodialyse anfangs über einen zentralen Zugang in Form eines Sheldon-Katheter durchgeführt wird und die Patienten dann operativ einen aortopulmonalen Shunt erhalten. So auch Max, der große Angst davor hat, sich am Arm punktieren zu lassen. Schwester Malgorzata erzählte uns noch, dass die Kinder sich eben langsam an die Situation gewöhnen müssen und viel Zeit brauchen. Wir fragten Max auch, was ihm hier gefalle, und er antwortete: „Meine Freunde, die ich hier immer treffe und das Karten spielen – trotzdem würde ich die Zeit lieber zu Hause verbringen und Fußball spielen."

Am Ende unseres Besuches sagte Schwester Malgorzata: „Es ist bei ihm wie mit allen, die hierherkommen. Max wartet letzten Endes auch auf eine Ersatzniere." Bevor wir gingen, verteilte sie Organspendeausweise."

Arbeitsaufträge

1. a Schreiben Sie in Einzelarbeit auf, welche Gedanken und Gefühle Ihnen zur Handlungssituation durch den Kopf gehen.
   b Tauschen Sie sich im Plenum darüber aus, was Sie an der Situation besonders bewegt.
   c Tragen Sie im Plenum Fragen zusammen, die sich für Sie aus der Handlungssituation ergeben und halten Sie diese auf einem Flipchartpapier fest.
   Auf einige Ihrer Fragen werden Sie im Verlauf der Erarbeitung der Lernsituation Antworten bekommen, andere können Sie in selbst gewählter Weise bearbeiten.

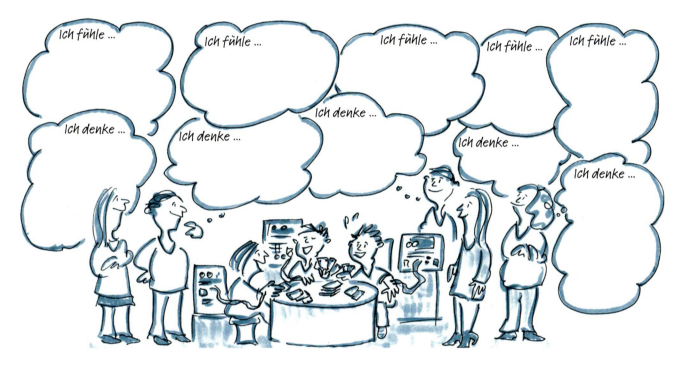

2. Max berichtet, wie sein Alltag durch die Dialyse bestimmt wird.
   a Erarbeiten Sie in Kleingruppen, welche Auswirkungen Max' Erkrankung auf ihn selbst und sein soziales Umfeld hat. Überlegen Sie dabei, inwiefern sich Max' Leben von dem seiner gesunden Freunde unterscheidet. Notieren Sie Ihre Antworten in der Abbildung.

Auswirkungen der Dialyse auf Max

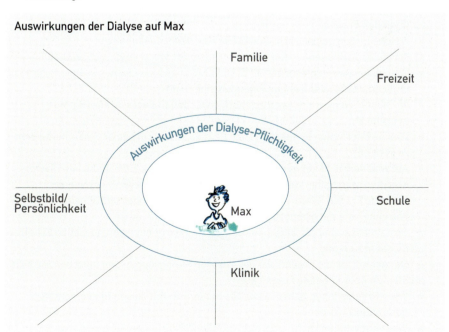

Plakat | S. 240

b Übertragen Sie die Ergebnisse der Kleingruppen auf ein großes |Plakat und sortieren Sie ggf. die Aspekte dabei neu.
Diskutieren Sie Ihr Ergebnis im Plenum anhand folgender Fragen:
- Welchen Gesamteindruck haben Sie jetzt von Max und seinem Leben?
- Welche Belastungen und Bedürfnisse kommen auf dem Plakat zum Ausdruck?
- Welche Ressourcen werden sichtbar?
- Gibt es möglicherweise positive Auswirkungen der Erkrankung auf Max' Persönlichkeit? Welche könnten das sein?

3 Max erwähnt, dass er hier „alles essen" darf, die Pflegende Malgorzata erklärt, dass die Dialysetherapie das „schon wieder ausgleicht".
  a Notieren Sie in Einzelarbeit in der Abbildung, vor welchem fachlichen Hintergrund diese Aussagen vermutlich getroffen werden.

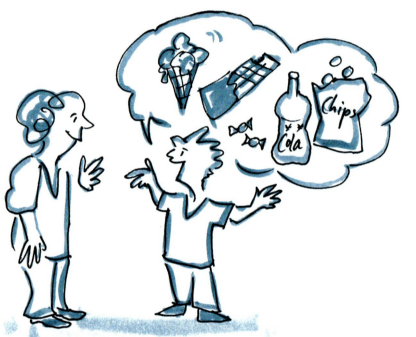

Fachbuch 1 | S. 340
Fachbuch 2 | S. 810

b Überprüfen Sie im |Fachbuch Ihr Grundlagenwissen zu Niere und Ausscheidung. Ergänzen Sie Ihre Erklärungen in der Abbildung.
c Recherchieren Sie in Kleingruppen im Internet und im |Fachbuch die Antworten zu folgenden Fragen:
- Welche Ernährungsvorschriften muss Max dennoch einhalten?
- Mit welchen Konsequenzen muss Max rechnen, wenn er sie nicht einhält?
- Welche Faktoren spielen bei der Erstellung eines individuellen Diätplans für Max und andere dialysepflichtige Patienten eine Rolle?
- In welcher Weise sind Max' Angehörige von den Diätvorschriften für Max betroffen?
- Welche Informationen benötigt Max' Familie, um ihn in seiner Diät unterstützen zu können?
- Auf welche Weise können Kinder und Jugendliche zur Einhaltung von Diätvorschriften angehalten werden? Klären Sie in diesem Zusammenhang die folgende Fragen: Welche Bedeutung hat Essen für Kinder und Jugendliche? Wie gehen sie mit diesbezüglichen Einschränkungen um?

Collage | S. 235

d Gestalten Sie eine |Collage zu Ihren Rechercheergebnissen und stellen Sie diese im Klassenraum aus.
e Betrachten Sie die Ergebnisse der anderen Kleingruppen und tauschen Sie sich im Plenum über folgende Fragen aus:
- Wie würde es Ihnen gehen, wenn Sie persönlich mit diesen Diätvorschriften konfrontiert würden?
- Was würde Ihnen leicht- oder schwerfallen? Begründen Sie Ihre Antwort.

f Laden Sie eine Ernährungsberaterin ein, präsentieren Sie die Collagen und tauschen Sie sich mit ihr zu Diätvorschriften von dialysepflichtigen Menschen und den Konsequenzen einer Nichteinhaltung der Diät aus. Klären Sie weitere offene Fragen.

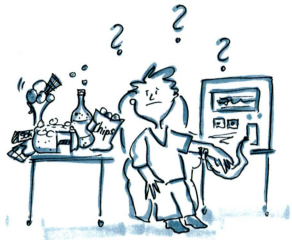

Konsequenzen

4 Max ist seit sieben Monaten dialysepflichtig.
   a Klären Sie in Einzelarbeit mit Hilfe des |Fachbuchs folgende Fragen:
   - Wie ist es vermutlich dazu gekommen, dass Max dialysepflichtig wurde?
   - Welche Anzeichen eines beginnenden Nierenversagens haben Max und seine Eltern evtl. wahrgenommen?
   - Welche Form von Nierenersatztherapie bekommt Max? Woran können Sie dies erkennen?
   - Welche körperlichen Folgen kann das Dialysepflichtig-Sein für Max haben?
   - Warum hat Max Angst, sich punktieren zu lassen? Wie würden Sie mit seiner Angst umgehen?
   - Wie ist es Max in diesen sieben Monaten vermutlich ergangen?
   - Wie geht es ihm jetzt und welche Zukunftswünsche hat er vermutlich?

   Fachbuch 2 | S. 816

   b Fassen Sie das Ergebnis Ihrer Recherche zusammen, indem Sie die zu Max gewonnen Informationen als Übergabe an eine Kollegin formulieren, die Max noch nicht kennt. Bilden Sie Paare und lesen Sie sich Ihre Übergaben gegenseitig vor. Stellen Sie sich gegenseitig Fragen und überprüfen Sie somit die Plausibilität Ihrer Aussagen.

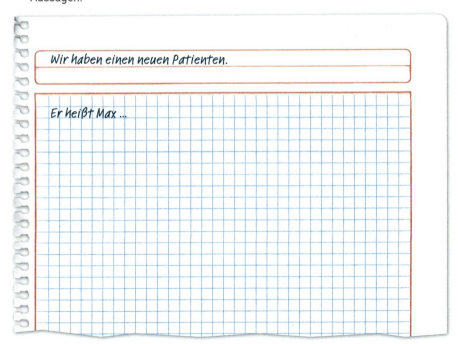

   c Klären Sie offene Fragen mit Ihrer Lehrerin.

5 Schwester Malgorzata beendete die Führung mit den Worten: „Es ist bei ihm wie mit allen, die hier herkommen. Max wartet letzten Endes auch auf eine Ersatzniere." Dann verteilte sie Organspendeausweise.

a Überlegen Sie in Einzelarbeit, wie diese Aussage und das Verhalten von Schwester Malgorzata auf Sie wirkt?

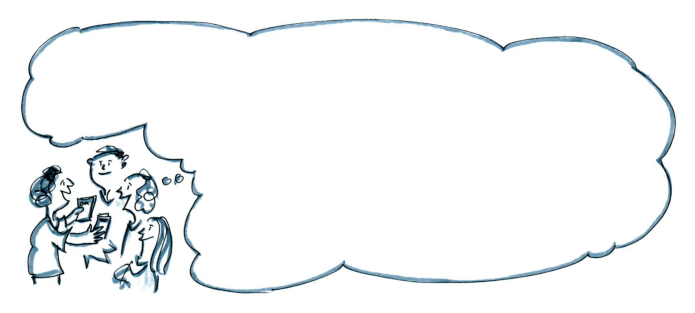

b Ergänzen Sie in Einzelarbeit den Satzanfang: Wenn ich auf eine „Ersatzniere" warten würde …

Wenn ich auf eine Ersatzniere warten würde …

Wenn ich auf eine Ersatzniere warten würde …

Wenn ich auf eine Ersatzniere warten würde …

Wenn ich auf eine Ersatzniere warten würde …

Wenn ich auf eine Ersatzniere warten würde …

Wenn ich auf eine Ersatzniere warten würde …

Wenn ich auf eine Ersatzniere warten würde …

Wenn ich auf eine Ersatzniere warten würde …

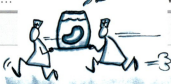

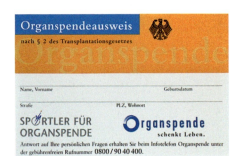

c Tauschen Sie sich in Kleingruppen über folgende Fragen aus:
- Welche Gedanken und Gefühle kommen in Ihren notierten Sätzen aus Arbeitsauftrag 5b zum Ausdruck?
- Welche Haltung haben Sie zur Organspende?
- Würden Sie einen Organspendeausweis unterschreiben?
- Was wissen Sie darüber?
- Würde sich an Ihrer Haltung etwas verändern, wenn Max zu Ihrer Familie gehören würde?
- Begründen Sie Ihre Antworten.

d Informieren Sie sich in Kleingruppen im Internet und im Fachbuch über das Thema Organspende.

e Tauschen Sie sich erneut über die Fragen unter Arbeitsauftrag 5c aus.

f Reflektieren Sie, ob sich an Ihrer Haltung etwas verändert hat und sammeln Sie Ihre offenen Fragen rund um die Nierentransplantation auf der folgenden Seite.

> „Aber immerhin darf ich hier alles essen!"

Unsere Fragen zur Nierentransplantation

g Laden Sie eine Expertin dazu ein und tauschen Sie sich mit ihr im Plenum über Ihre Fragen aus. Halten Sie die Antworten zu Ihren Fragen schriftlich fest.

6 Die Pflegende Malgorzata übernimmt als Dialysefachkraft spezielle Aufgaben.
   a Erstellen Sie anhand Ihrer bisherigen Ergebnisse in Kleingruppen ein |Tätigkeitsprofil für Schwester Malgorzata.

Tätigkeitsprofil
Beschreibt die Aufgaben, welche jemand in einer bestimmten Rolle erfüllen soll.

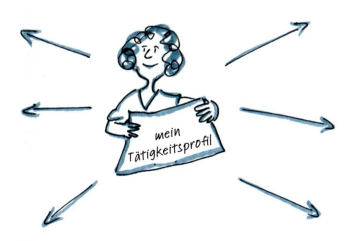

b Überlegen Sie im Plenum (und lesen Sie ggf. noch einmal im Fachbuch nach), wie die Pflegende Malgorzata die Pflege von Max und den anderen Kindern und Jugendlichen im Dialysezentrum konkret gestalten kann. Halten Sie Ihre Ergebnisse an der Tafel fest.

c Überlegen Sie: Können Sie sich vorstellen, nach Ihrer Ausbildung in einer Einrichtung für dialysepflichtige Kinder oder Erwachsenen zu arbeiten? Begründen Sie Ihre Antwort.

7 Die Lernende Babette besuchte mit ihrer Klasse ein Dialysezentrum.
a Tauschen Sie sich im Plenum über folgende Fragen aus:
- Worin unterscheiden sich das Lernen durch Hospitation und das Lernen in einem pflegepraktischen Einsatz?
- Wie wirken fachinteressierte Besucherinnen möglicherweise auf die Patientinnen/Klientinnen?
- Was sollten Hospitierende beim Besuch einer Einrichtung beachten?

b Formulieren Sie Ihre konkreten Fragen für eine Hospitation in einer Dialyseeinrichtung.

Für die Pflegepraxis

8 Besuchen Sie eine Dialyseeinrichtung. Stellen Sie dort Ihre Fragen aus Arbeitsauftrag 7 b. Notieren Sie, was Sie durch die Hospitation gelernt haben und tauschen Sie sich in der Schule darüber aus.

9 Ernähren Sie sich zwei Tage entsprechend einer Nierendiät. Tauschen Sie sich anschließend über folgende Fragen in der Schule aus:
- Wie ging es Ihnen dabei?
- Hatten Sie Schwierigkeiten, die Diät einzuhalten? Warum?
- Welche Gedanken bewegen Sie jetzt zur Situation von Max?

Weiterführende Literatur

REUSCHENBACH, BERND; MOHR, TINA: „Anforderungen an Pflegende in Dialyseeinrichtungen aus Sicht von Patientinnen und Patienten – Ergebnisse einer Befragung mittels Critical Incident Technique" in: *Pflege* (18) 2005, S. 86–94

Thema Organspende im Unterricht. DVD kostenlos erhältlich bei der Bundeszentrale für gesundheitliche Aufklärung (BZgA) 51101 Köln, Fax 0221 89 92-257; Bestellnummer: 60205000.

 www.organspende-info.de
Auf der Seite der BZgA finden Sie vielfältige Informationen zu Organspende und Organspendeausweisen.

www.hilfe-fuer-dialysekinder.de
Homepage des Fördervereins Hilfe für das nierenkranke Kind e. V.
Unter „Medizinische Information" finden Sie den Bereich „Ernährung".

www.dge.de
Homepage der Deutschen Gesellschaft für Ernährung e. V.

www.dialyse.de
► Ernährung
► DGEM Leitlinien
Hier finden Sie die Leitlinie der Deutschen Gesellschaft für Ernährungsmedizin (DGEM) zum Thema Ernährung und Dialyse.

Pflege als Wissenschaft	4.2.5
Berufliche Fort- und Weiterbildung	4.2.6

Themenschwerpunkte

- Sie unterscheiden verschiedene Wege der Ausbildung zur Gesundheits- und Krankenpflegerin und sind offen für neue pflegeberufliche Entwicklungen.
- Sie sind für den Nutzen von Pflegeforschung für die Pflegepraxis sensibilisiert und wirken an Forschungsprozessen mit.
- Sie identifizieren offene Fragen in der Pflegepraxis und verfolgen diese im Rahmen Ihrer Handlungsspielräume weiter.

Kompetenzen

„Ich hab schon gestaunt, wie Sabrina die Dinge so sieht."

Die Lernende Anke aus dem 3. Semester
erzählt in der Klasse aus ihrem Einsatz auf einer Palliativstation:

Berufliche Handlungssituation

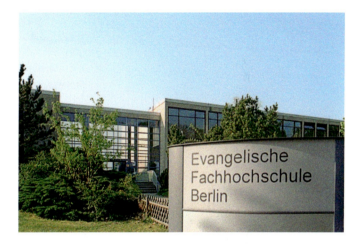

„In meinem Einsatz lernte ich die Bachelorstudentin Sabrina kennen. Sie hat das Examen schon in der Tasche und studiert im 4. Studienjahr im grundständigen Bachelorstudiengang Pflege. In diesem vierten Jahr muss sie eine Abschlussarbeit schreiben und sie hat sich vorgenommen, eine Forschungsarbeit zu machen, die ganz praxisnah ist. Ich hab schon gestaunt, wie Sabrina die Dinge so sieht. Gleich als sie auf unsere Station kam, ist ihr z. B. aufgefallen, dass manche Pflegende alternative Pflegemethoden in ihr Pflegehandeln einbinden und manche nicht. Als Sabrina im Team nach Begründungen für die Vorgehensweisen fragte, haben alle aus ihren Erfahrungen berichtet, was sehr interessant war. Sabrina will nun herausfinden, welche Einstellungen die Pflegenden zu den alternativen Pflegemethoden haben und was sie genau machen. So ganz klar ist mir nicht, wie sie da vorgehen will, aber ich finde es spannend und habe ihr meine Unterstützung zugesagt. Eine Pflegende war allerdings total skeptisch und meinte, sie würde sich irgendwie „geprüft" fühlen."

Arbeitsaufträge

1. Die Studierende Sabrina hat das „Examen schon in der Tasche" und studiert im 4. Studienjahr in einem grundständigen Bachelorstudiengang Pflege.
   a Überlegen Sie in Einzelarbeit:
   - Was wissen Sie bereits über diese Ausbildungs- bzw. Studienform?

   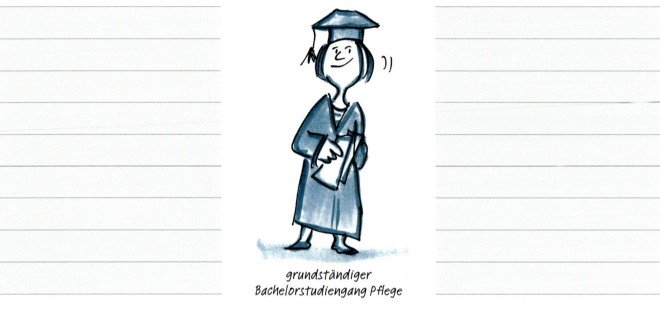

   grundständiger Bachelorstudiengang Pflege

   - Was halten Sie davon, dass der Berufsabschluss innerhalb eines Studiums erworben werden kann?

   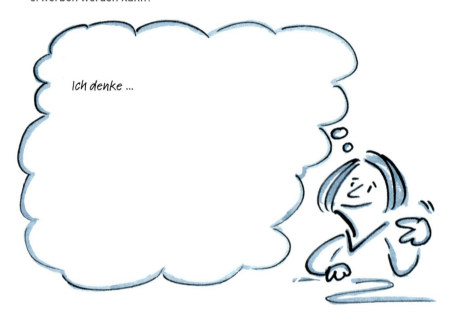

   Ich denke ...

   b Sammeln Sie im Plenum Gründe dafür, dass es diese Studiengänge gibt. Ergänzen Sie Ihr Wissen mit Hilfe des Internets oder durch Befragung von Expertinnen.
   c Recherchieren Sie in Kleingruppen im Internet, welche Möglichkeiten es zurzeit in Deutschland gibt, einen Bachelorabschluss in der Pflege zu erlangen, der den Berufsabschluss zur Gesundheits- und Krankenpflegerin integriert.
   d Befragen Sie Expertinnen, Studierende oder Lehrende dieser Studiengänge über Ihnen noch unklare Sachverhalte und Besonderheiten. Nutzen Sie dazu beispielsweise die Plattform www.studiVZ.net.
   e Tauschen Sie sich im Plenum zu Ihren Ergebnissen aus und identifizieren Sie Unterschiede zu Ihrer eigenen Ausbildung und zwischen den Studiengängen.

„Ich hab schon gestaunt, wie Sabrina die Dinge so sieht."

f Schauen Sie sich in Kleingruppen die Abbildung „Pflegebildung – offensiv" in Material 1 an. Tauschen Sie sich zu folgenden Fragen aus:
- Welche Bildungsabschlüsse in der Pflege werden hier genannt?
- Auf welchen Wegen können diese Abschlüsse erlangt werden?
- Welche Möglichkeiten, sich weiterzubilden, existieren?
- Wo liegen Ihrer Meinung nach die Stärken dieses Modells?
- Wo sehen Sie Schwierigkeiten?
- Welche Fragen bleiben offen?

g Diskutieren Sie im Plenum über mögliche zukünftige Wege der Pflegebildung.

2 Sabrina hat sich vorgenommen, eine „Forschungsarbeit zu machen, die ganz praxisnah ist".
a Lesen Sie noch einmal die Handlungssituation und überlegen Sie in Partnerarbeit, was Sabrina wohl vorhat. Was halten Sie davon?

Ich will ...

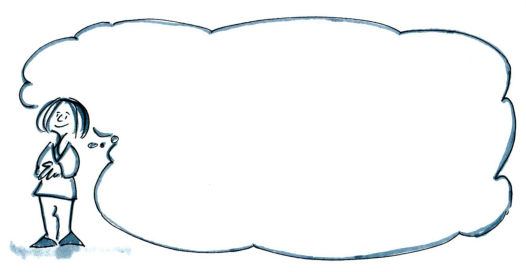

b Tauschen Sie sich in Kleingruppen über Ihre Notizen aus.
c Beantworten Sie folgende Fragen:
- Was ist Forschung?
- Was ist Forschung in der Pflege?
- Wozu kann sie dienen?
- Warum will Sabrina vermutlich eine „praxisnahe Forschung" machen?
- Was verbindet sie wahrscheinlich damit?

d Gestalten Sie eine |Mindmap zu Ihren Ergebnissen.   Mindmap | S. 239

e Stellen Sie Ihre Mindmaps im Plenum zur Diskussion.

Fachbuch 3 | S. 510

3 Anke ist nicht ganz klar, wie Sabrina vorgehen will.
   a Lesen Sie in Kleingruppen das Kapitel „Pflegeforschung" im |Fachbuch.
   b Wie könnte Sabrinas Forschungsprozess aussehen?
   Formulieren Sie eine mögliche konkrete Forschungsfrage für Sabrina.
   Erarbeiten Sie möglichst genau, welche Schritte des Forschungsprozesses Sabrina vermutlich im Weiteren gehen wird.

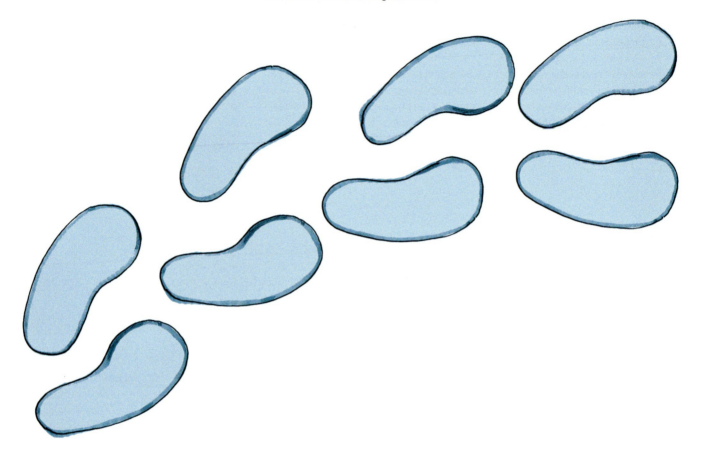

   c Tauschen Sie sich im Plenum über Ihre Ergebnisse aus.
   d Diskutieren Sie, wo Sie besondere Herausforderungen für Sabrina sehen. Was braucht sie, um diese zu meistern?

4 Anke staunt, dass Sabrina gleich etwas aufgefallen ist.
   a Denken Sie in Einzelarbeit an Ihre Praxiseinsätze. Was ist Ihnen aufgefallen? Welche dieser Auffälligkeiten könnten zum Forschungsgegenstand werden?

Mir ist aufgefallen ...

_____

_____

_____

   b Tauschen Sie sich in Kleingruppen über Ihre Notizen aus. Formulieren Sie Forschungsthemen, die Ihnen interessant und wichtig erscheinen.
   c Recherchieren Sie, inwieweit diese Themen bereits Forschungsgegenstand waren.
   d Tauschen Sie sich im Plenum über Ihre Ergebnisse aus. Wählen Sie gemeinsam die drei Themen aus, deren Erforschung Ihnen am dringlichsten erscheint. Überlegen Sie mit Ihrer Lehrerin, an welche Personen in Ihren Einrichtungen (Pflegeexpertinnen, Bildungsbeauftragte o. Ä.) oder Institutionen (Hochschulen, Forschungsinstitute etc.) Sie diese Themen weiterleiten könnten.

e Überlegen Sie in Kleingruppen, inwieweit die Ergebnisse praxisnaher Pflegeforschung für die Pflegepraxis nutzbar gemacht werden können. Tauschen Sie sich dazu über folgende Fragen aus:
- Wie haben Sie den Umgang mit Forschungsergebnissen in der Pflegepraxis bisher erlebt?
- Wie bzw. wo werden Ergebnisse aus der Pflegeforschung veröffentlicht?
- Wie erhalten Pflegende Kenntnis über diese Ergebnisse?
- Wer ist dafür zuständig, dass Forschungsergebnisse in der Praxis bekannt und umgesetzt werden?
- Welche Schwierigkeiten gibt es bei der Umsetzung von Forschungsergebnissen in die Pflegepraxis?

f Tauschen Sie sich im Plenum über Ihre Ergebnisse aus.

5 Anke hat Sabrina ihre Unterstützung zugesagt.
   a Notieren Sie in Einzelarbeit, wie diese Unterstützung aussehen könnte.

Ich unterstütze Sabrina, indem ...

b Sammeln Sie im Brainstorming an der Tafel, wie Ihr Beitrag zu einer Forschung zu den Themen aus Arbeitsauftrag 4 d aussehen könnte. Wählen Sie aus, was Ihnen realistisch erscheint.

c Schreiben Sie einen Brief an die ausgewählte Person oder Institution aus Arbeitsauftrag 4 d, in dem Sie:
- Ihr Forschungsanliegen konkret benennen,
- begründen, warum Ihnen die Erforschung wichtig erscheint und
- beschreiben, inwieweit Sie zur Mitarbeit bereit sind, und schicken Sie ihn ab.

6 Eine Pflegende war allerdings total skeptisch und meinte, sie würde sich irgendwie „geprüft" fühlen.
   a Versetzen Sie sich in Einzelarbeit in die Situation der skeptischen Pflegenden und überlegen Sie, welche Befürchtungen sie wohl hat.

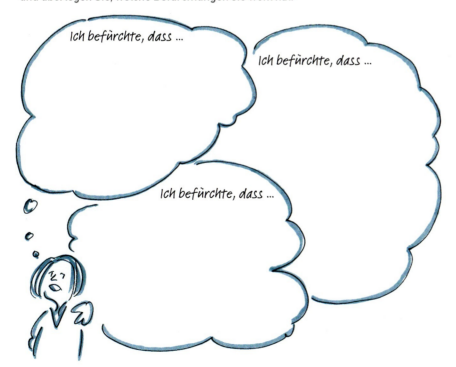

b Tauschen Sie sich in Kleingruppen über Ihre Gedanken aus.
- Welche Haltungen stehen vermutlich hinter diesen Befürchtungen?
- Inwiefern haben Sie schon ähnliche Äußerungen gehört? Welche Haltungen sind Ihnen begegnet?
- Wie wurde auf diese Haltungen reagiert?

c Versetzen Sie sich in Einzelarbeit in Sabrinas Situation. Wie könnte sie auf die Äußerung der Pflegenden reagieren?

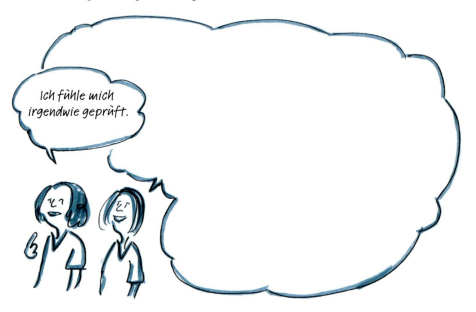

d Tauschen Sie sich in Kleingruppen über Ihre Antworten aus:
- Welche Konsequenzen haben die einzelnen Reaktionen Sabrinas?
- Wie könnte die Pflegende wiederum darauf reagieren?
- Welche der Äußerungen fördern ein konstruktives Miteinander, welche eher nicht?

e Wählen Sie die Reaktion Sabrinas aus, die Ihnen am geeignetsten erscheint und tauschen Sie sich im Plenum über Ihre Ergebnisse aus.

Für die Pflegepraxis

7 Nehmen Sie aufmerksam wahr, welche offenen Fragen Ihnen in Ihrer Pflegepraxis begegnen. Formulieren Sie daraus eine konkrete Forschungsfrage. Tauschen Sie sich darüber mit Ihrer Praxisanleiterin aus und überlegen Sie gemeinsam, wie Sie weiter verfahren können.

8 Kommen Sie mit Pflegenden zum Thema Pflegeforschung über folgende Fragen ins Gespräch:
- Welche Haltung haben Sie gegenüber Pflegeforschung?
- Was wünschen Sie sich von Forschungsergebnissen?
- Welche Erfahrungen haben Sie mit Pflegeforschung gemacht? Inwiefern fand eine Mitwirkung an Forschungsprojekten statt?
- Wo sehen Sie Forschungsbedarf?

Notieren Sie wichtige Aussagen dazu und tauschen Sie sich im nächsten Schulblock darüber aus.

9 Befragen Sie möglichst viele Pflegende Ihrer Einrichtung zu ihrer pflegerischen Ausbildung. Reflektieren Sie:
- Welche Berufsabschlüsse wurden auf welchen Wegen erlangt?

Stellen Sie die unterschiedlichen Wege und Abschlüsse in einer Grafik dar und tauschen Sie sich darüber im nächsten Schulblock aus.

„Ich hab schon gestaunt, wie Sabrina die Dinge so sieht."

10 Nehmen Sie ggf. Kontakt zu Pflegenden auf, die einen Bachelorstudiengang absolviert haben, der einen Berufsabschluss integriert. Kommen Sie über folgende Fragen ins Gespräch:
- Warum haben Sie diesen Weg in den Beruf gewählt?
- Welche Erfahrungen haben Sie in Bezug auf die Akzeptanz ihrer Ausbildungsform gemacht?
- In welchen beruflichen Positionen sind Sie tätig? Welche Aufgaben werden von Ihnen übernommen?
- Wie sollte sich Ihrer Meinung nach die Ausbildung in den Pflegeberufen in Deutschland weiterentwickeln?

Notieren Sie wichtige Ergebnisse und stellen Sie diese im nächsten Schulblock vor.

Weiterführende Literatur

Isfort, Michael; Frauenknecht, Xaver: „Akademisch oder nicht? Welches Pflegepersonal brauchen wir?" in: *Die Schwester/Der Pfleger*, Heft 2, 2008, S. 114–115

Jahn, Heidrun: „Deutsche Studiengangsentwicklung im Kontext des Bologna-Prozesses: Umsetzung in der Pflege" in: *PrInterNet*, Heft 1, 2005, S. 14–18

www.dip-home.de
Homepage des Deutschen Instituts für angewandte Pflegeforschung e. V.

www.igap.de
Homepage des Instituts für Innovationen im Gesundheitswesen und angewandte Pflegeforschung e. V.

www.pflegestudium.de
Hier finden Sie aktuelle Informationen zum Thema Pflegestudium sowie Links zu zahlreichen Hochschulen.

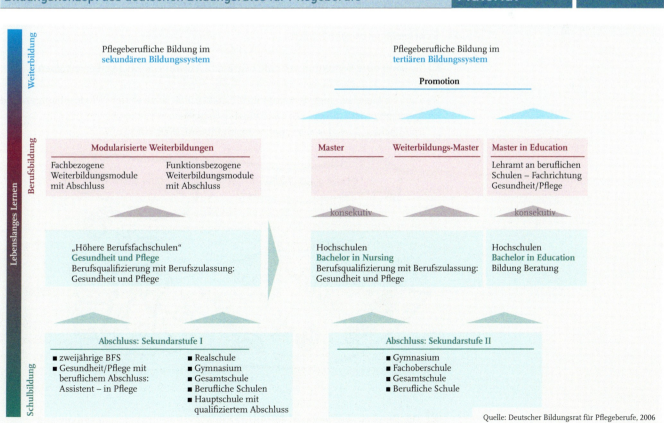

Quelle: Deutscher Bildungsrat für Pflegeberufe, 2006

Methodenteil

Die in diesem Arbeitsbuch verwendeten Sozialformen (Einzelarbeit, Partnerarbeit, Gruppenarbeit, Plenum) und Methoden sind durchgängig als Empfehlungen der Autorinnen zu verstehen. Variationen sind in vielfältiger Weise möglich und stehen allen Lehrenden frei.

Im Folgenden soll ein Überblick über die in diesem Band vorgeschlagenen Unterrichtsmethoden gegeben werden. Die Literaturangaben bieten die Möglichkeit, methodisches Wissen zu vertiefen.

4-Ecken-Methode

Ziel der 4-Ecken-Methode ist es, sich über die eigene Position klar zu werden, darüber ins Gespräch zu kommen oder ggf. einen neuen Standpunkt zu finden. Sie bietet weiterhin die Möglichkeit, sich zu bestimmten Aussagen oder „Reizwörtern" zu posititionieren.

In jeder Ecke eines Klassenraumes wird eine Aussage oder eine bestimmte Anzahl von „Reizwörtern" platziert (z. B. auf ein Plakat geschrieben und an die Wand gehängt).

Die Lernenden gehen nacheinander zu den Ecken, lesen die Positionen und diskutieren darüber mit den anderen Lernenden, die gerade in dieser Ecke stehen. Am Ende bleiben sie an einer Ecke stehen: Entweder da, wo sie sich besonders wiederfinden mit ihrer Meinung oder da, wo sie am meisten Ablehnung gegenüber der Aussage empfinden. Die entstandenen Kleingruppen tauschen sich noch einmal über die Position aus und stellen ihre Argumente/Überlegungen den anderen vor.

▶ Variationen sind möglich.

ABC-Methode

Nach Festlegung des Themas notieren die Lernenden zu jedem Buchstaben des Alphabets Begriffe oder Ideen. Anschließend einigen sie sich in Partnerarbeit auf die aus ihrer Sicht wichtigsten zehn Punkte.

▶ Es kann eine Reduktion auf eine begrenzte Anzahl von Buchstaben erfolgen.

Danach vergleichen zwei Tandems ihre Ergebnislisten, streichen Wiederholungen und einigen sich erneut auf die zehn wichtigsten Begriffe.

Im Anschluss werden die Ergebnisse im Plenum diskutiert.

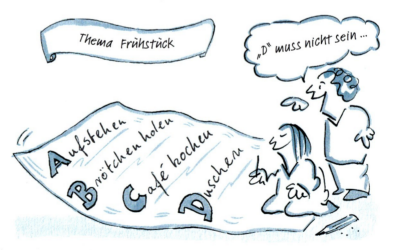

▶ Die Ergebnisse können in der Auswertung auf Karten an der Metaplanwand gesammelt werden.

Clustern

Die Arbeit mit Clustern ist eine dem |Mindmapping verwandte Methode. Hierbei gibt es verschiedene Vorgehensweisen.   Mindmap | S. 239

A Zu einem Ausgangbegriff (1) werden Assoziationen (2) gesucht, die visualisiert und durch Linien mit dem Ausgangbegriff verbunden werden. Diese Assoziationen (2) stellen dabei wieder neue Ausgangsbegriffe dar, für die wieder neue Assoziationen (3) gefunden werden. Dieses Schema kann beliebig weitergeführt werden.
B. Es werden Begriffe wie in einem Brainstorming gesammelt, um anschließend in Gruppen „geclustert" zu werden. In diesen Clustern finden sich verwandte Begriffe, zu denen dann Überschriften benannt werden.

Beispiel

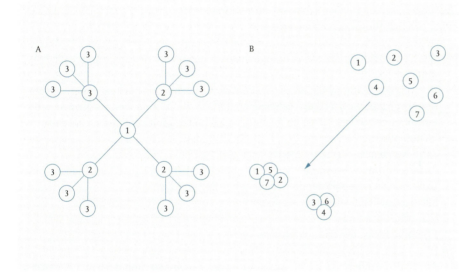

Collage

In Collagen stellen Lernende Themen/Sachverhalte durch verschiedene Materialien (z. B. Zeitungsausschnitte, Bastelmaterialien, Broschüren) auf einer Oberfläche (z. B. Papier, Holz) dar.
Folgendes muss berücksichtigt werden:
- Es muss ausreichend Material vorhanden sein.
- Die Lernenden brauchen genügend Zeit, um die Collage zu erstellen und vorzustellen.

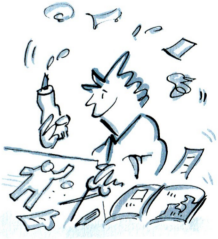

Elfchen

Ein Elfchen ist ein kurzes Gedicht, das aus elf Wörtern besteht, die wiederum auf fünf Zeilen aufgeteilt werden. Für jede dieser Zeilen ist die Anzahl und der Bedeutungszusammenhang der einzelnen Worte festgelegt.

Zeile	Wortanzahl	Bedeutung	Beispiel
1	1	eine Farbe, ein Gedanke, ein Gegenstand	Weiß
2	2	Was macht das Wort aus der ersten Zeile?	Der Schnee
3	3	Wo oder wie ist das Wort aus der ersten Zeile?	Es ist kalt
4	4	Was meinen Sie damit?	Alle wollen Schlitten fahren
5	1	Fazit	Winter

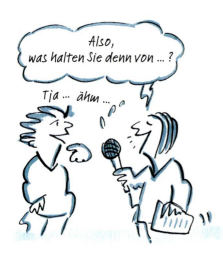

Rollenspiel | S. 240

fiktives Interview

In einem Interview werden ein oder mehrere Personen zu einem bestimmten Thema befragt. In Vorbereitung auf das Interview sammelt die Interviewerin Fragen, die sie der Interviewpartnerin stellen soll, sowie mögliche Antworten, um für sich selbst einen „roten Faden" für das Interview zu entwickeln.

Bei der Methode „Fiktives Interview" wird diese Technik genutzt, um ein Thema zu bearbeiten. Dabei steht eine „wirkliche" Interviewpartnerin nicht zu Verfügung, kann aber evtl. in einem |Rollenspiel nachgestellt werden.

Gruppenpuzzle

Die Methode eignet sich vor allem zur Einführung neuer Themenbereiche oder zum Bearbeiten umfangreicher Problem- oder Aufgabenstellungen. Es ist wichtig, dass die folgenden Schritte eingehalten werden:

1. Alle Lernenden erhalten eine Aufgabenstellung/Problemstellung, die Teilaufgaben umfasst.
2. Nun werden **Stammgruppen** zu maximal sechs Lernenden gebildet. Innerhalb der Stammgruppe wird jetzt die Aufgabenstellung in die Teilaufgaben zergliedert, jede Lernende erhält ihre spezielle Teilaufgabe und wird somit zur Expertin für diese Teilaufgabe.
3. Jetzt finden sich alle Lernenden mit der gleichen Teilaufgabe in einer **Expertengruppe** zusammen und lösen gemeinsam ihre Aufgabe. Am Ende hat jede Expertin das Ergebnis der gemeinsamen Arbeit vorliegen.
4. Mit diesem Ergebnis gehen alle Expertinnen zurück in ihre ursprüngliche **Stammgruppe** und jede Expertin stellt den Mitgliedern ihrer Stammgruppe die Ergebnisse aus der Expertengruppe vor.

↘ Am Ende empfiehlt sich eine Auswertung der Ergebnisse und der Vorgehensweise im Plenum.

Expertengruppen:
Gruppe 1: A1-B1-C1-D1-E1
Gruppe 2: A2-B2-C2-D2-E2
Gruppe 3: A3-B3-C3-D3-E3
Gruppe 4: A4-B4-C4-D4-E4
Gruppe 5: A5-B5-C5-D5-E5

Stammgruppen:
Gruppe A: A1-A2-A3-A4-A5
Gruppe B: B1-B2-B3-B4-B5
Gruppe C: C1-C2-C3-C4-C5
Gruppe D: D1-D2-D3-D4-D5
Gruppe E: E1-E2-E3-E4-E5

Handout

Der Begriff Handout stammt vom englischen „to hand out" ab, zu deutsch „aushändigen". In der Regel wird dieser Begriff synonym mit |Thesenpapier oder Zusammenfassung genutzt. Thesenpapier | S. 243

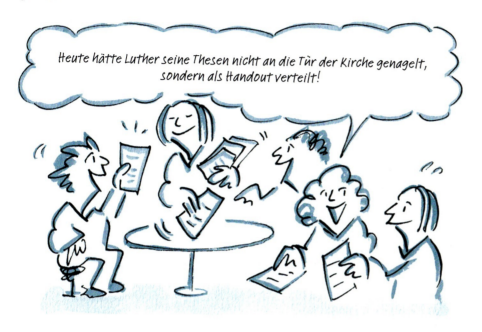

Kugellagermethode

Bei der Kugellagermethode können die eigenen kommunikativen Kompetenzen gestärkt werden.

Es werden Texte jeweils an Gruppen von sechs oder acht Lernenden verteilt.
  3 Texte: A   B   C
  je Text: 6   6   6   Lernende

Die Lernenden lesen und bearbeiten diese Texte in Tandems z. B. in 15 Minuten, um sich auf einen Kurzvortrag von fünf Minuten vorzubereiten. Im Anschluss wird ein Kugellager gebildet. Dabei vermittelt jeweils für fünf Minuten

1 der Außenkreis an den Innenkreis,
2 der Innenkreis an den Außenkreis die wesentlichen Inhalte des gelesenen Textes.
3 Nun wandern die Lernenden des Innenkreises einen Sitz im Uhrzeigersinn weiter und vermitteln im Anschluss an den Außenkreis,
4 und der Außenkreis an den Innenkreis die wesentlichen Inhalte des gelesenen Textes.

Insgesamt dauert ein Kugellager also 35 Minuten, wobei alle Lernenden jeweils zwei Kurzvorträge zu ihren Texten gehalten und etwas aus zwei fremden Texten gehört haben.

▶ Die Methode kann als Variation auch zum Austausch von Wissensbeständen genutzt werden. In dieser Variante gehen die Lernenden ohne Vorbereitung in das Kugellager und tauschen sich z. B. jeweils zwei Minuten miteinander aus. Die Wechsel der Gesprächspartner können beliebig oft erfolgen.

▶ Am Ende empfiehlt sich eine Auswertung der Ergebnisse und der Vorgehensweise im Plenum.

Ablauf im Schema für ein Kugellager:

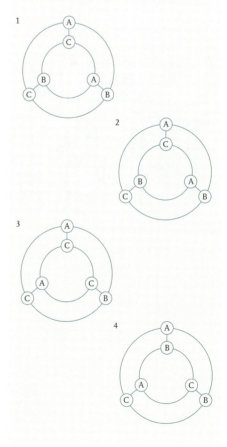

Lernplakat

Ein Lernplakat bildet Unterrichtsinhalte in strukturierter Form ab und hilft, bekannte Sachverhalte zu ordnen, sie anschaulich darzustellen und diese für weitere Lernschritte verfügbar zu machen. Dies kann in Form eines Modells, eines Organigramms, einer Mindmap oder auch eines Cluster geschehen. Es kann dem Publikum ohne weitere Kommentare vorgelegt werden, oder auch als Grundlage für eine Erläuterung des Sachverhalts verwendet werden.

Lerntagebuch

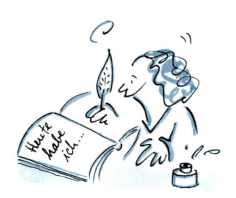

Lerntagebücher behandeln das Erleben einer Person und heben auf die sortierende und strukturierende Funktion des Schreibens ab. Lerntagebücher bieten Lernenden eine methodische Hilfestellung, „um ihre Lernerfahrungen zu reflektieren und die fachlichen, sozialen und personalen Fähigkeiten festzuhalten, sich Entwicklungen und Veränderungen bewusst zu machen und sie einzuschätzen" (Kemper/Klein 1998, S. 84).

Anders als das herkömmliche Tagebuch, das auf Strukturierungen verzichtet, beinhaltet das Lerntagebuch z. B. einen Informationsteil, Reflexionen zur Lernbiografie, Fachreflexionen und Bögen zur Selbst- und Fremdeinschätzung. Kemper und Klein unterscheiden die Reflexion zum Lernprozess von der Reflexion zu den Lerninhalten.

Neben den strukturierten Angeboten kann eine Aufforderung zum freien Schreiben über Begebenheiten, Irritationen, Gefühle und Fragen im Lerntagebuch enthalten sein.

Das Lerntagebuch wird in vielen Varianten eingesetzt.

Marktplatzmethode

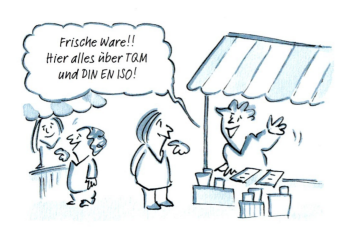

Bei der Marktplatzmethode bereiten die Lernenden in Gruppen zu einem von ihnen gewählten oder einem vorgegebenen Thema einen Marktstand vor. Dazu können Sie alle Medien nutzen, die ihren Zuschauerinnen die Inhalte ihres Projektes sinnvoll vermitteln. Im Anschluss wird ein Markt veranstaltet, zu welchem alle Gruppen ihre Ergebnisse präsentieren. Mindestens ein Gruppenmitglied sollte immer am „Marktstand" anwesend sein, um Fragen der „Kundinnen" beantworten zu können. Die „Kundinnen" laufen über den Markt und informieren sich an den jeweiligen Ständen zu den verschiedenen Themen. Sie stellen Fragen, urteilen oder bewerten jedoch nicht die Ergebnisse.

Die Marktplatzmethode kann unterschiedlich ausgewertet werden. Entweder treffen sich alle im Plenum und diskutieren die Ergebnisse, oder es werden Auswertungsbögen genutzt, um den Gruppen ein gezieltes Feedback zu geben.

⌧ Bei einer Variante dieser Methode wird ein „Marktplatz" eröffnet, auf dem sich Lernende treffen und mit denjenigen über ein bestimmtes Thema sprechen, die sie gerade treffen.

Methodenteil

Metaplanwand

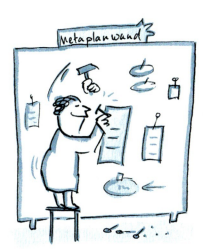

Die Metaplanwand stellt eher ein Medium als eine konkrete Methode dar. Sie bietet die Möglichkeit, Karten oder andere Materialien in bestimmten Ordnungsmustern an einer Textilwand anheften zu können.

Methoden wie Brainstorming oder Cluster können an der Metaplanwand vollzogen werden. Ebenso kann – falls keine Metaplanwand vorhanden ist – auch eine Tafel mit Magneten oder Klebestreifen genutzt werden.

Mindmap

In einer Mindmap werden Erkenntnisse, Vorwissen, Gedanken und Gefühle der Lernenden z. B. an der Tafel gesammelt. In einem zweiten Schritt werden die einzelnen Begriffe so geordnet, das eine „Landkarte" (engl. = map) entsteht. Begriffe können z. B. durch Linien miteinander verbunden oder verschiedenfarbig markiert werden.

▶ Es bietet sich an, die Begriffe auf Kärtchen schreiben zu lassen, um sie an der Tafel leichter ordnen zu können.

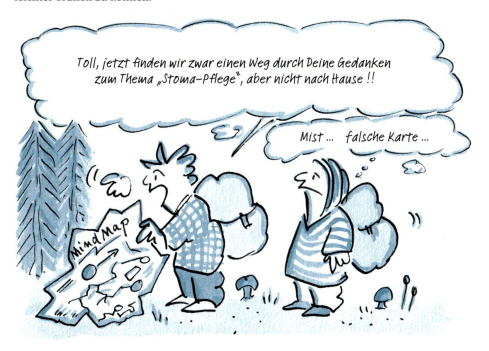

Organigramm

In einem Organigramm kann z. B. die Organisations- und Kommunikationsstruktur einer Einrichtung dargestellt werden. Dabei stehen Kästchen oder Kreise für die einzelnen Organisationsstrukturen. Pfeile oder Linien können Aufgaben und Hierarchien kennzeichnen.

Heimleitung				
Pflegedienstleitung		Hauswirtschaftliche Leitung		Verwaltung
Wohn-bereichsleitung A	Wohn-bereichsleitung B	Küche	Reinigung	
Mitarbeiterinnen	Mitarbeiterinnen	Mitarbeiterinnen	Mitarbeiterinnen	Mitarbeiterinnen

Plakat

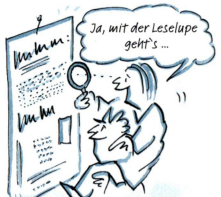

Ein Plakat ist eine Möglichkeit, Ergebnisse von Gruppenarbeiten o. Ä. zu visualisieren, also zu verbildlichen. Dabei sollten gestalterische Elemente im Vordergrund stehen. Um ein wirkungsvolles Plakat zu erstellen, müssen folgende Vorüberlegungen getroffen werden:
- Wer ist meine Zielgruppe (z. B. Mitschülerinnen, Patientinnen)?
- Welche Materialien stehen mir zur Verfügung (z. B. Stifte, Zeitungsausschnitte)?
- Lesbarkeit des Plakats (Wie nah kommen die Lesenden an das Plakat heran?)

Welche Inhalte eignen sich für ein Plakat? Welche Informationen will ich darstellen?

Sollten Sie den Text mit dem Computer schreiben, sollte die Schriftgröße keinesfalls kleiner als 24 pt sein. Bedenken Sie, dass ein Plakat umso eindrucksvoller wirkt, je mehr Text illustriert wird.

Pro- und Kontra-Diskussion

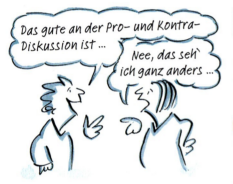

Hierbei nehmen Lernende unabhängig von ihrer eigenen Meinung eine Position ein, um diese dann in einer „öffentlichen" Diskussion zu vertreten. Dabei schulen sie ihre Fähigkeit, sich auf andere Standpunkte einzulassen und logisch zu argumentieren.

> Es ist wichtig, dass im Vorfeld Spielregeln für die Diskussion erarbeitet werden, an die sich alle Beteiligten halten.

Rollenmonolog

Rollenmonologe sind Selbstgespräche, die geführt werden, um ein Erlebnis zu verarbeiten oder sich über etwas, wie z. B. eigene Absichten oder Gefühle, klar zu werden. Sie werden von Spielerinnen spontan aus einer Rolle heraus improvisiert, die dabei auf eigene Erfahrungen zurückgreifen. Es geht darum, sich in andere Personen und Situationen einzufühlen und aus dieser Perspektive Gedanken, Gefühle, Erlebnisse und Beziehungen zu benennen, zu klären und zu reflektieren.

Weiterführende Literatur

OELKE, U.; SCHELLER, I.; RUWE, G.: *Tabuthemen als Gegenstand szenischen Lernens in der Pflege* Huber, Bern, 2000

Rollenspiel

Im Rollenspiel versetzen sich die Lernenden, in durch eine Spielanleitung vorgegebene, selbst erdachte bzw. selbst erlebte Rollen und spielen diese nach. Im Anschluss wird das Rollenspiel in der Gruppe oder im Plenum ausgewertet.

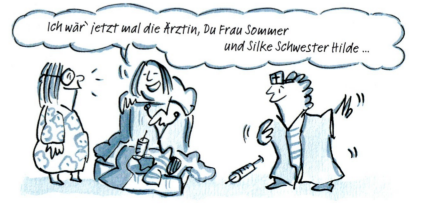

rotierendes Partnergespräch

Das rotierende Partnergespräch dient zum Austausch von Meinungen oder Standpunkten. Dabei werden zwei ineinanderstehende Stuhlkreise mit der gleichen Anzahl von Stühlen und Schülerinnen gebildet. Die im äußeren Stuhlkreis sitzende Schülerin tauscht sich dabei mit der jeweils im Innenkreis ihr gegenübersitzenden Schülerin aus. Nach einer festgelegten Zeit rotieren die Schülerinnen im Innenkreis um zwei Stühle und tauschen sich nun mit der nächsten Partnerin aus.

Schreibgespräch

Beim Schreibgespräch halten die Lernenden ihre Ansichten oder ihr Wissen schriftlich fest. Dazu dient ein Plakat oder ein großes Papier als Grundlage für das Gespräch. Eine Schülerin beginnt und schreibt eine Satz auf das Plakat. Danach wird das Plakat weitergereicht und die nächste Schülerin schreibt einen Satz. Dabei kann, muss sie aber nicht Bezug zu dem vorher formulierten Satz nehmen. Nach einer bestimmten Zeit oder einer bestimmten Anzahl von „Schreibrunden" wird das Schreibgespräch entweder in der Gruppe oder im Plenum ausgewertet.

> Beim Schreibgespräch findet keine verbale Kommunikation statt.

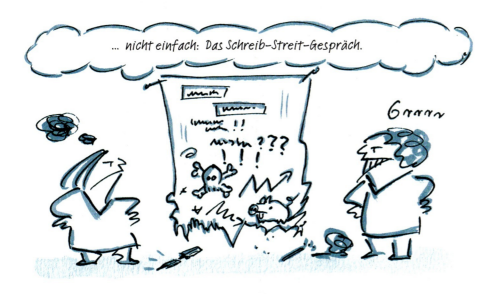

Standbild

In einem Standbild wird der Körper der Lernenden als Medium zum Ausdruck von Situationen und daraus entstehenden Gefühlen genutzt. Ein Mitglied der Lerngruppe gibt hierbei den „Regisseur": Dieser „modelliert" aus den Mitschülerinnen ein Standbild, indem er Arme, Beine oder den Kopf in bestimmte Haltungen bringt.

> Für die Wirkung des Standbildes ist es wichtig, dass währenddessen nicht gesprochen wird. Eine Auswertung des Standbildes kann im Anschluss erfolgen. Hierbei können die Lernenden ihre Eindrücke als Darsteller oder Beobachter diskutieren.

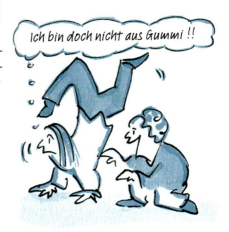

Statuen

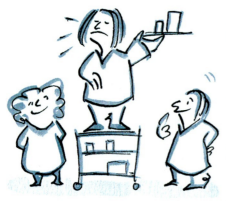

Im Gegensatz zu Standbildern, die Situationen ausdrücken, machen Statuen (abstrakte) Begriffe oder Beziehungsstrukturen deutlich. Statuen abstrahieren, verallgemeinern und verbildlichen einen Begriff.

Das Vorgehen ist dasselbe wie bei der Erstellung von Standbildern.

▶ Statuen werden auch Denkmäler genannt.

Stimmenchor

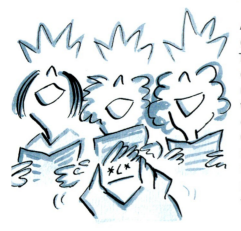

Auch der Stimmenchor ist eine Methode des szenischen Spiels. Hierbei sitzt eine Protagonistin in der Mitte eines offenen Stuhlkreises und beschreibt ihre Situation. Die anderen Teilnehmerinnen werden zu Beobachterinnen. Sie werden von der Spielleiterin aufgefordert, die Protagonistin in eine Haltung zu bringen, die eine bestimmte Szene der Situation repräsentiert. Im Anschluss überlegen die Beobachterinnen, welche Gedanken der Protagonistin in diesem Moment durch den Kopf gegangen sein könnte und sprechen nacheinander diesen Gedanken hinter der Protagonistin stehend aus. Jeder ausgesprochene Gedanke entspricht dabei einer „Stimme". Nun dirigiert die Spielleiterin diese Stimmen, indem sie die Beobachterinnen immer wieder auffordert, ihre „Stimme" zu äußern. Die Protagonistin entscheidet dabei, welche „Stimmen" nicht passen oder fehlen oder welche nur am Rande eine Rolle spielen. Der Stimmenchor wird solange wiederholt, bis die Protagonistin zufrieden ist.

Stimmungsbild

In einem Stimmungsbild sollen Stimmungen, Gefühle, Empfindungen und das Erleben von Personen bildlich dargestellt werden. Dazu können Farben, Symbole, Zeitschriftenschnipsel verwendet oder kleine Skizzen gemalt werden, die Stimmungslagen verdeutlichen und Assoziationen wecken. Die einzelnen Elemente lassen sich ggf. auch durch Linien verbinden oder zu einer Collage zusammenfügen – z. B. in Form einer Landschaft oder Wetterkarte.

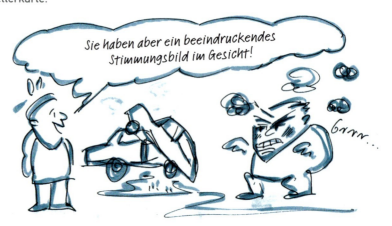

Strukturlegeverfahren

Für diese Methode werden Karteikarten benötigt, die mit Begriffen oder Verfahrensschritten beschriftet sind. Aus den Karteikarten wird in Einzelarbeit oder in Kleingruppen eine für andere nachvollziehbare, praxisorientierte Struktur erstellt. Im Anschluss können die Ergebnisse der Lernenden verglichen und ihre gedanklichen Vorstellungen erfasst werden.

szenisches Spiel

Das szenische Spiel umfasst eine Vielzahl von Darstellungsmöglichkeiten, in welchen die Gelegenheit geboten wird, problematische oder widersprüchliche Handlungssituationen spielerisch zu erfahren. Im Vordergrund stehen Erfahrungen, Gefühle und Verhaltensmuster von Lernenden oder anderen Mitgliedern der Gesellschaft, die im szenischen Spiel „lebendig" werden.

► Die Durchführung eines szenischen Spiels bedarf einer eingehenden Vor- und Nachbereitung durch die Lehrenden und ggf. einer entsprechenden Ausbildung.

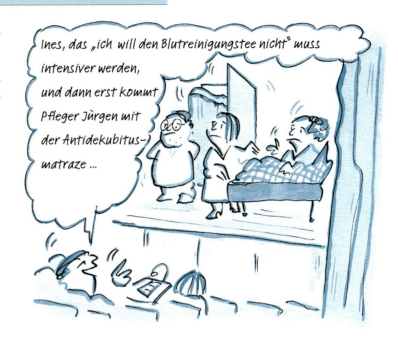

Weiterführende Literatur

OELKE, U.; SCHELLER, I.; RUWE, G.: *Tabuthemen als Gegenstand szenischen Lernens in der Pflege* Huber, Bern, 2000

SCHELLER, I.: *Szenisches Spiel. Handbuch für die pädagogische Praxis* Cornelsen scriptor, Berlin 1998

Thesenpapier

Das Thesenpapier ist eine Stellungnahme. Neben grundlegenden Informationen enthält es die Standpunkte (Thesen) z. B. der Autorin selbst.

Es ist das Ergebnis einer Auseinandersetzung mit einem bestimmten Thema oder einer bestimmten Literatur. Es muss also Angaben über den Bezugszusammenhang der Thesen zum Thema, zum Stellungnehmenden und die näheren Umstände enthalten. Die Thesen müssen:
- kurz und prägnant sein,
- logisch gegliedert sein,
- die Herkunft der Thesen muss für die Leserin deutlich werden und
- in Sätzen formuliert sein.

Da ein Thesenpapier in der Regel das Ergebnis einer Literaturstudie ist, müssen alle Quellen angegeben werden.

Kopf des Thesenpapiers: Kurs, Lehrerin, Name der Schülerin und des Themas, z.B.

Thesenpapier von B. Weiße

Kurs H2007/1
Dozentin A. Schlauer
Datum 10.10.2010

Thema: Die Pflegeversicherung

1. Definition
2. Bedeutung des Themas
3. Thesen zur Pflegeversicherung
   a. Geschichte
   b. Finanzierung
   c. Gesetzliche Grundlagen
4. Thesen zu Auswirkungen für die Altenpflege

DR. BREMER-ROTH, F. u. A.: *In guten Händen* Band 2, Cornelsen, Berlin 2006

Verlaufsschiene

In einer Verlaufsschiene werden Prozesse, wie z. B. Lebensläufe, geschichtliche Entwicklungen oder Erkrankungen, grafisch dargestellt. Dazu werden auf einem horizontalen Zeitstrahl wichtige Ereignisse in chronologischer Abfolge eingetragen. In der Vertikalen wird die Ausprägung oder die Bedeutung dieser Ereignisse durch Zeichen, Zeichnungen oder farblich unterschiedliche Markierungen verdeutlicht. So können Zusammenhänge und Einflussfaktoren optisch hervorgehoben werden.

Wandzeitung

Bei einer Wandzeitung werden die Ergebnisse einer Aufgabenstellung oder eines Projekts in Form von Texten und Bildern an der Wand platziert. Dabei sollte der Aufbau dem einer Zeitung entsprechen. Das bedeutet, dass Überschriften, Einleitungen und Absätze genauso wie Bilder und Grafiken die Wandzeitung strukturieren. Eine weitere Möglichkeit besteht darin, genauso wie in einer Tageszeitung verschiedenen „Ressorts" zu bilden, z. B. Aktuelles, Historisches, Aus der Forschung.

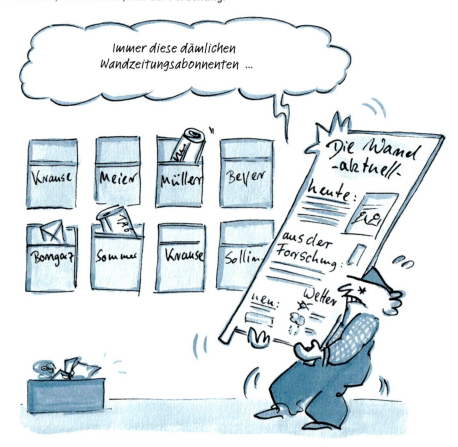

Wertequadrat

Das Wertequadrat von Helwig (nach Schulz von Thun 1993) ist ein gedankliches Werkzeug, um Vorgänge der Kommunikation besser verstehen und Werte besser wahrnehmen und benennen zu können.

Schon Aristoteles betrachtete jede Tugend als die rechte Mitte zwischen zwei fehlerhaften Extremen. Jeder Wert („jede Tugend, jedes Leitprinzip, jedes Persönlichkeitsmerkmal") kann „nur dann zu einer konstruktiven Wirkung gelangen, wenn er sich in **ausgehaltener Spannung** zu einem positiven Gegenwert, einer „Schwestertugend", befindet. Ohne diese Balance verkommt ein Wert zu seiner entwertenden Übertreibung und entartet. Balance ist etwas Dynamisches, d.h., die „rechte Mitte" ist kein feststehender Punkt.

So verkommt z. B. Sparsamkeit „ohne ihren positiven Gegenwert Großzügigkeit zum Geiz" und „umgekehrt verkommt (...) Großzügigkeit ohne Sparsamkeit zur Verschwendung". Diese vier „werthaften Begriffe" lassen sich zu einer „Vierheit" – einem „Wertequadrat" verklammern. Dabei stehen die beiden positiven Gegenwerte (Sparsamkeit und Großzügigkeit) oben und die entsprechenden „Unwerte" (Geiz und Verschwendung) unten. Zwischen den vier Werten im Quadrat entstehen vier Arten von Beziehungen:

1. Die positiven Werte der oberen Linie stehen in einem positiven Spannungs- bzw. Ergänzungsverhältnis.
2. Die sich jeweils diagonal gegenüber liegenden Werte bilden als Wert und Unwert einen konträren Gegensatz.
3. Die den positiven Werten jeweils senkrecht gegenüberliegenden Unwerte sind eine entwertende Übertreibung.
4. Die untere Verbindung zwischen den beiden Unwerten, die Überkompensation, ist der Weg, den wir beschreiben, wenn wir einem Unwert entfliehen wollen, aber nicht die Kraft haben, uns in die Spannung der oberen positiven Werte zu begeben.

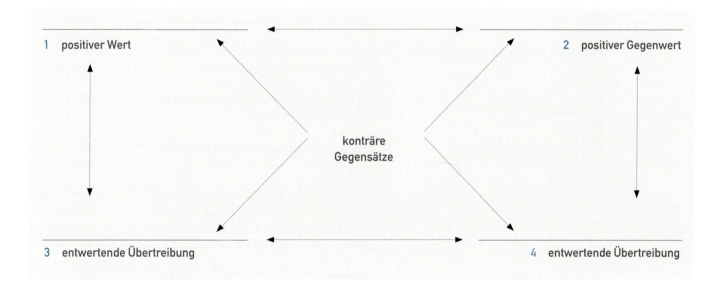

Das Wertequadrat wird auch als Entwicklungsquadrat bezeichnet. Es schärft den Blick dafür, dass sich hinter beklagten Fehlern, Schwächen oder Unwerten nicht zwangsläufig etwas „Schlechtes," „Böses," „Krankhaftes" verbirgt, das unbedingt ausgemerzt werden muss. Vielmehr soll es zeigen, dass eine Erweiterung oder Ergänzung möglich ist. Denn in jedem Fehler, jeder Schwäche, jedem Unwert lässt sich ein positiver Kern entdecken. Das Wertequadrat weist also darauf hin, dass „jeder Mensch mit einer bestimmten erkennbaren Eigenschaft immer auch über einen „schlummernden" Gegenpol verfügt, den er in sich wecken" und entwickeln kann. Dabei soll nicht die stets ausgewogene „Mittelmäßigkeit eines Idealcharakters" erreicht werden. Es geht eher darum, dass eine Person innerlich über beide Haltungen verfügen kann. So können mit Hilfe des Wertequadrates Fragen wie: Wo stehe ich, wo komme ich her? Wo möchte ich hin? Was will ich lernen? Welches könnte mein Ziel sein? beantwortet werden.

Noch einmal auf das o. g. Beispiel bezogen: Eine Person, die bei sich Geiz feststellt, sollte sich zur Großzügigkeit hin entwickeln, ohne dabei ihre Sparsamkeit zu verlieren. Das heißt, sie sollte sich nicht etwa von (3) nach (4) entwickeln, sondern von (3) nach (2) und (1) beibehalten.

Schulz von Thun, Friedemann: *Miteinander Reden* Bd. 2 Rowohlt Taschenbuch, Reinbek/Hamburg, 1993, Kapitel 3

Weiterführende Literatur

www.uni-koeln.de/ew-fak/konstrukt/didaktik/index.html

Zuordnung der Lernsituationen aus Teil 1–3 zu den Themenfeldern des Fachbuches

Themenfelder im Fachbuch 1		Lernsituationen in den Arbeitsbüchern	
1.1.1	Berühren	„Von Claudia konnte ich schon sehr viel lernen!"	Teil 1 | S. 24
		„Ich habe mich so geekelt"	Teil 1 | S. 77
		„... is dat natürlich oder nicht natürlich?"	Teil 1 | S. 152
1.1.2	Haut und Körper pflegen	„Und ausgerechnet heute musste das passieren"	Teil 1 | S. 14
		„Von Claudia konnte ich schon sehr viel lernen!"	Teil 1 | S. 24
		„Ich habe mich so geekelt"	Teil 1 | S. 77
		„Gleich beginnen die Presswehen von Frau Mersch ..."	Teil 1 | S. 119
		„Warum ist die Mutter"	
		„wegen der Kortisonsalbe so ausgetickt?"	Teil 3 | S. 7
		„Ich fand es grausam, ihm jetzt das Gesäß zu waschen."	Teil 3 | S. 117
1.1.3	Mund und Zähne pflegen	„Warum muss ich gerade diesen Patienten zur Zwischenprüfung bekommen?"	Teil 2 | S. 118
1.1.4	Bewegen	„Der Plan, wo kleine Männchen drauf waren"	Teil 1 | S. 46
		„Frau Baumann ist gestürzt"	Teil 1 | S. 112
1.1.5	Sehen und Hören	„Sie können doch nicht mit Brille in den OP."	Teil 2 | S. 20
		Ihr denkt wohl, ich hör' das nicht!"	Teil 2 | S. 28
1.1.6	Ernähren	„Ich weiß nicht, wie lange wir gegessen haben"	Teil 1 | S. 137
		„Frau Sundermann will nichts essen"	Teil 2 | S. 43
		„Sie ist kugelrund!"	Teil 2 | S. 100
		„Aber immerhin darf ich hier alles essen!"	Teil 3 | S. 220
1.1.7	Ausscheiden	„Und ausgerechnet heute musste es passieren"	Teil 1 | S. 14
		„Wiebke zeigte keine Schamgefühle."	Teil 3 | S. 180
1.1.8	Atmen	„Der Husten war trocken und fest und es tat weh, ihn anzuhören."	Teil 1 | S. 213
		„Am Boden lag die völlig verkokelte Sauerstoffbrille."	Teil 3 | S. 188
1.1.9	Körpertemperatur regulieren	„... mit Paracetamol® brauchte ich der erst gar nicht zu kommen!"	Teil 1 | S. 95
1.1.10	Wach sein und schlafen	„... mit Paracetamol® brauchte ich der erst gar nicht zu kommen!"	Teil 1 | S. 95
1.2.1	Gespräche führen	„Herr Siebenhaar kommt"	Teil 1 | S. 56
		„... wie sollte ich ihn trösten?"	Teil 1 | S. 191
		„Warum muss ich gerade diesen Patienten zur Zwischenprüfung bekommen?"	Teil 2 | S. 118
		Urlaub im Hospiz	Teil 2 | S. 178
		„AIDS ist wohl kein Thema für Dich?!"	Teil 3 | S. 135
		„Im Bett lag ein Mann, den ich mindestens 20 Jahre älter geschätzt hätte."	Teil 3 | S. 195

Zuordnung der Lernsituationen aus Teil 1–3 zu den Themenfeldern des Fachbuches

1.2.2	Beraten und anleiten	„Gleich beginnen die Presswehen von Frau Mersch …"	Teil 1 | S. 119
		„Es läuft"	Teil 1 | S. 146
		„… dabei bringe ich doch extra Säfte mit reinem Fruchtzucker für Mama mit."	Teil 1 | S. 220
		„Ihr denkt wohl, ich hör' das nicht!"	Teil 2 | S. 28
		„Ich trau mich einfach nicht, mich selbst zu pieksen."	Teil 3 | S. 29
		„Beim Känguring hatten sie allerdings keine Angst."	Teil 3 | S. 94
		„Jeder einzelne Schritt muss nach und nach eingeübt werden."	Teil 3 | S. 170
1.3.1	Beobachten	lernsituationsübergreifend	
1.3.2	Pflege planen und dokumentieren	„Der Plan, wo kleine Männchen drauf waren"	Teil 1 | S. 46
		„Nur so ist eine ausführliche Pflegeplanung möglich"	Teil 1 | S. 104
		Übergabe am Patientenbett	Teil 1 | S. 160
		„… dabei bringe ich doch extra Säfte mit reinem Fruchtzucker für Mama mit."	Teil 1 | S. 220
		„Frau Mirow musste immer wieder Pausen machen."	Teil 3 | S. 145
		„Im Bett lag ein Mann, den ich mindestens 20 Jahre älter geschätzt hätte."	Teil 3 | S. 195
1.3.3	Pflege nach einem System organisieren	Übergabe am Pattientenbett	Teil 1 | S. 160
		„Der Beutel hielt dem Druck nicht stand."	Teil 3 | S. 207
1.3.4	Pflegequalität sichern	„Doch leider spuckte Sophie die gefütterte Milchnahrung immer wieder aus"	Teil 1 | S. 126
		„Der Plan, wo kleine Männchen drauf waren"	Teil 1 | S. 46
		Experten beklagen Pflegenotstand in Berliner Heimen"	Teil 2 | S. 72
		Eine Tour gegen die Zeit?	Teil 2 | S. 91
1.3.5	Pflegebedürftige aufnehmen, entlassen, deren Überleitung organisieren	„Herr Siebenhaar kommt"	Teil 1 | S. 56
1.3.6	Besprechungen und Visiten durchführen	„Du schreibst ja gar nichts mit"	Teil 1 | S. 68
1.3.7	Dienstplan gestalten*	„Das können die doch nicht mit uns machen!"	Teil 2 | S. 196
1.4.1	Hygienisch arbeiten	„Und ausgerechnet heute musste das passieren"	Teil 1 | S. 14
		„Aller Anfang ist schwer!"	Teil 1 | S. 32
		„Ich habe mich so geekelt"	Teil 1 | S. 77
1.4.2	Medikamente verabreichen	„Manchmal haben sogar beide Mädchen geweint, wenn die Schicht beendet war und ich gehen musste."	Teil 1 | S. 206
		„Warum ist die Mutter wegen der Kortisonsalbe so ausgetickt?"	Teil 3 | S. 7
1.4.3	Vitalzeichen kontrollieren*	„Reanimation und nicht nur ich war hilflos"	Teil 1 | S. 87
		„Was würden sie tun, wenn ich einfach umkippte?"	Teil 3 | S. 127
1.4.4	Bei der Wundbehandlung mitwirken	„Ich stürzte aus der Wohnung …"	Teil 2 | S. 58
		„Ich habe mich mit Furkan unter kaltes Wasser gestellt."	Teil 2 | S. 161
1.4.5	Bei der Infusions- und Transfusionstherapie mitwirken	„Schwester Margot verschwand immer wieder."	Teil 3 | S. 64

Zuordnung der Lernsituationen aus Teil 1–3 zu den Themenfeldern des Fachbuches

1.4.6	Bei Notfällen handeln	„Reanimation und nicht nur ich war hilflos"	Teil 1 | S. 87
		„Was würden sie tun, wenn ich einfach umkippte?"	Teil 3 | S. 127
1.4.7	Bei medizinisch-invasiven Eingriffen mitwirken bzw. die Patientinnen pflegen	„Sie können doch nicht mit Brille in den OP."	Teil 2 | S. 20
		„Warum tut jemand sich so etwas an?"	Teil 2 | S. 186
		„Der muss doch nicht den Helden spielen!"	Teil 3 | S. 162

Themenfelder im Fachbuch 2		Lernsituationen in den Arbeitsbüchern	
2.1.1	Schwangere, Wöchnerinnen und Neugeborene pflegen	„Gleich beginnen die Presswehen von Frau Mersch ..."	Teil 1 | S. 119
		„Doch leider spuckte Sophie die gefütterte Milchnahrung immer wieder aus"	Teil 1 | S. 126
		Das Kind in der Schale	Teil 3 | S. 18
2.1.2	Sterbende Menschen pflegen	„Vielleicht hilft es, wenn ich bei ihr sitze."	Teil 1 | S. 183
		„Frau Sudeck lehnt Nahrung und Flüssigkeit rigoros ab."	Teil 2 | S. 148
		Urlaub im Hospiz	Teil 2 | S. 178
2.1.3	Psychisch veränderte und verwirrte Menschen pflegen	„Sie schrie sofort rum, wenn ihr etwas nicht passte."	Teil 3 | S. 51
2.1.4	Schmerzbelastete Menschen pflegen	„Wie will sie das alleine alles schaffen?"	Teil 3 | S. 41
2.1.5	Chronisch kranke Menschen pflegen	„... dabei bringe ich doch extra Säfte mit reinem Fruchtzucker für Mama mit."	Teil 1 | S. 220
		„Ich trau mich einfach nicht, mich selbst zu pieksen."	Teil 3 | S. 29
		„Wie will sie das alleine alles schaffen?"	Teil 3 | S. 41
2.1.6	Tumorkranke Menschen pflegen	„Wo ist denn bloß deine Bürste?"	Teil 3 | S. 71
		„Sie hat etwas, was ihr Kraft gibt."	Teil 3 | S. 82
2.2.1	Früh- und kranke Neugeborene pflegen	„Doch leider spuckte Sophie die gefütterte Milchnahrung immer wieder aus"	Teil 1 | S. 126
		„Beim Känguring hatten sie allerdings keine Angst."	Teil 3 | S. 94
2.2.2	Psychisch erkrankte Menschen pflegen	„Dann muss ich wenigstens Herrn Ellermann nicht mehr zu Bett bringen"	Teil 1 | S. 132
		„Wo haben Sie meinen Koffer gelassen?"	Teil 1 | S. 171
		„Frau Sudeck lehnt Nahrung und Flüssigkeit rigoros ab."	Teil 2 | S. 148
		„Warum tut jemand sich so etwas an?"	Teil 2 | S. 186
2.2.3	Demenziell erkrankte Menschen pflegen	„Aber wo sollte er sonst hin?"	Teil 3 | S. 106
2.2.4	Menschen mit Erkrankungen des zentralen Nervensystems pflegen	„Ich fand es grausam, ihm jetzt das Gesäß zu waschen."	Teil 3 | S. 117
2.2.5	Menschen mit Infektionserkrankungen pflegen	„Was würden sie tun, wenn ich einfach umkippte?"	Teil 3 | S. 127
		„AIDS ist wohl kein Thema für Dich?!"	Teil 3 | S. 135

Zuordnung der Lernsituationen aus Teil 1–3 zu den Themenfeldern des Fachbuches

2.2.6	Menschen mit Erkrankungen des Herz-Kreislauf- und Gefäßsystems pflegen	„Frau Mirow musste immer wieder Pausen machen." „Das war wirklich eine große Verantwortung."	Teil 3 | S. 145 Teil 3 | S. 154
2.2.7	Menschen mit Verbrennungen und Verbrühungen pflegen	„Ich habe mich mit Furkan unter kaltes Wasser gestellt."	Teil 2 | S. 161
2.2.8	Menschen mit Erkrankungen des Bewegungssystem pflegen	„Der muss doch nicht den Helden spielen!"	Teil 3 | S. 162
2.2.9	Traumatisch verunfallte Menschen pflegen	„Jeder einzelne Schritt muss nach und nach eingeübt werden."	Teil 3 | S. 170
2.2.10	Menschen mit Erkrankungen des Atemsystems pflegen	„Der Husten war trocken und fest und es tat weh, ihn anzuhören." „Am Boden lag die völlig verkokelte Sauerstoffbrille."	Teil 1 | S. 213 Teil 3 | S. 188
2.2.11	Menschen mit Erkrankungen des Ernährungs-, Verdauungs- und Stoffwechselsystems pflegen	„Im Bett lag ein Mann, den ich mindestens 20 Jahre älter geschätzt hätte." „Der Beutel hielt dem Druck nicht stand."	Teil 3 | S. 195 Teil 3 | S. 207
2.2.12	Menschen mit Erkrankungen des Geschlechtssystems pflegen	Das Kind in der Schale „AIDS ist wohl kein Thema für Dich?!"	Teil 3 | S. 18 Teil 3 | S. 135
2.2.13	Menschen mit Erkrankungen des Harnsystems pflegen	„Aber immerhin darf ich hier alles essen!"	Teil 3 | S. 220

Themenfelder im Fachbuch 3		Lernsituationen in den Arbeitsbüchern	
3.1.1	Patientinnen im Krankenhaus	„Herr Siebenhaar kommt" „… mit Paracetamol® brauchte ich der erst gar nicht zu kommen!" „Sie hat etwas, was ihr Kraft gibt." „Der muss doch nicht den Helden spielen!"	Teil 1 | S. 56 Teil 1 | S. 95 Teil 3 | S. 82 Teil 3 | S. 162
3.1.2	Kinder im Krankenhaus	„Manchmal haben sogar beide Mädchen geweint, wenn die Schicht beendet war und ich gehen musste." „Sie ist kugelrund!" „Mama warte, ich will dir ein Küsschen geben!"	Teil 1 | S. 206 Teil 2 | S. 100 Teil 2 | S. 171
3.1.3	Bewohnerinnen eines Heimes	„Wo haben Sie meinen Koffer gelassen?" „So wie Sie will ich auch alt werden!"	Teil 1 | S. 171 Teil 2 | S. 7
3.1.4	Pflegebedürftige im Privathaushalt	„Ich stürzte aus der Wohnung …" „Wiebke zeigte keine Schamgefühle."	Teil 2 | S. 58 Teil 3 | S. 180
3.1.5	Kinder und Jugendliche	„Mama warte, ich will dir ein Küsschen geben! „Der Husten war trocken und fest und es tat weh, ihn anzuhören." „Warum tut jemand sich so etwas an?" „Beim Känguring hatten sie allerdings keine Angst." „Wiebke zeigte keine Schamgefühle."	Teil 2 | S. 171 Teil 1 | S. 213 Teil 2 | S. 186 Teil 3 | S. 94 Teil 3 | S. 180

Zuordnung der Lernsituationen aus Teil 1–3 zu den Themenfeldern des Fachbuches

3.1.6	Alte Menschen	„… is dat natürlich oder nicht natürlich?"	Teil 1 | S. 152
		„So wie Sie will ich auch alt werden!"	Teil 2 | S. 7
		„Aber wo sollte er sonst hin?"	Teil 3 | S. 106
3.1.7	Menschen aus anderen Kulturen	„Es gibt auch nette Türken!"	Teil 2 | S. 132
3.1.8	Menschen mit Behinderung	„Wie will sie das alleine alles schaffen?"	Teil 3 | S. 41
		„Wiebke zeigte keine Schamgefühle."	Teil 3 | S. 180
3.1.9	Sozial schwach gestellte Menschen*	„Ich stürzte aus der Wohnung …"	Teil 2 | S. 58
3.2.1	Gesundheits- und sozialpolitische Rahmenbedingungen	Experten beklagen Pflegenotstand in Berliner Heimen	Teil 2 | S. 72
		Eine Tour gegen die Zeit?	Teil 2 | S. 91
3.2.2	Ökologische Rahmenbedingungen	lernsituationsübergreifend	
3.2.3	Rechtliche Rahmenbedingungen	„Der Unterrichtsstoff hatte es ganz schön in sich!"	Teil 1 | S. 7
		„Aller Anfang ist schwer!"	Teil 1 | S. 32
		„Frau Baumann ist gestürzt"	Teil 1 | S. 112
		„Frau Sundermann will nichts essen"	Teil 2 | S. 43
		„Das können die doch nicht mit uns machen!"	Teil 2 | S. 196
3.2.4	Staatliche Rahmenbedingungen	„Es gibt auch nette Türken!"	Teil 2 | S. 132
4.1.1	Lernen und Lerntechniken	„Der Unterrichtsstoff hatte es ganz schön in sich!"	Teil 1 | S. 7
		„Und ausgerechnet heute musste es passieren"	Teil 1 | S. 14
		„Von Claudia konnte ich schon sehr viel lernen!"	Teil 1 | S. 24
		„Aller Anfang ist schwer!"	Teil 1 | S. 32
		„Du schreibst ja gar nichts mit"	Teil 1 | S. 68
4.1.2	Soziales Lernen	lernsituationsübergreifend	
4.2.1	Grundfragen und Modelle beruflichen Handelns	„Nur so ist eine ausführliche Pflegeplanung möglich"	Teil 1 | S. 104
		Übergabe am Patientenbett	Teil 1 | S. 160
		„So wie Sie will ich auch alt werden!"	Teil 2 | S. 7
		„Oh, einen ganzen Tag lang Pflegetheorien!"	Teil 2 | S. 35
		Experten beklagen Pflegenotstand in Berliner Heimen	Teil 2 | S. 72
		Eine Tour gegen die Zeit?	Teil 2 | S. 91
		Urlaub im Hospiz	Teil 2 | S. 178
4.2.2	Ethische Herausforderungen für Pflegende	„Frau Sundermann will nichts essen"	Teil 2 | S. 43
		„Das Kind in der Schale"	Teil 3 | S. 18
		„Schwester Margot verschwand immer wieder."	Teil 3 | S. 64
4.2.3	Zusammenarbeit mit anderen Berufs- und Personengruppen	„Es läuft"	Teil 1 | S. 146
		„Sie hat etwas, was ihr Kraft gibt."	Teil 3 | S. 82
		„Jeder einzelne Schritt muss nach und nach eingeübt werden."	Teil 3 | S. 170
4.2.4	Geschichte und Gegenwart der Pflegeberufe	„Aber das sei alles ganz anders gewesen, damals."	Teil 2 | S. 111
4.2.5	Pflege als Wissenschaft	„Oh, einen ganzen Tag lang Pflegetheorien!"	Teil 2 | S. 35
		„Warum muss ich gerade diesen Patienten zur Zwischenprüfung bekommen?"	Teil 2 | S. 118
		„Ich hab schon gestaunt, wie Sabrina die Dinge so sieht."	Teil 3 | S. 227

Zuordnung der Lernsituationen aus Teil 1–3 zu den Themenfeldern des Fachbuches

4.2.6	Berufliche Fort- und Weiterbildung	„Ich hab schon gestaunt, wie Sabrina die Dinge so sieht."	Teil 3 | S. 227
4.3.1	Persönliche Gesunderhaltung	Absturz	Teil 2 | S. 202
		„AIDS ist wohl kein Thema für Dich."	Teil 3 | S. 135
		„Am Boden lag die völlig verkokelte Sauerstoffbrille."	Teil 3 | S. 188
4.3.2	Arbeitsschutz	lernsituationsübergreifend	
4.3.3	Pflegearbeit und Gesundheit	„Aller Anfang ist schwer!"	Teil 1 | S. 32
		Absturz	Teil 2 | S. 202
		„Schwester Margot verschwand immer wieder."	Teil 3 | S. 64
4.3.4	Mit Humor arbeiten	„Wo ist denn bloß deine Bürste?"	Teil 3 | S. 71
4.3.5	Soziale Unterstützung und Supervision	lernsituationsübergreifend	
4.4.1	Macht, Autorität und Hierarchie	„Frau Baumann ist gestürzt"	Teil 1 | S. 112
		„Manchmal haben sogar beide Mädchen geweint, wenn die Schicht beendet war und ich gehen musste."	Teil 1 | S. 206
4.4.2	Angst, Aggression und Abwehr	„Wo haben Sie meinen Koffer gelassen?"	Teil 1 | S. 171
		„War das ein gewalttätiger Akt?"	Teil 2 | S. 65
		„Wo ist denn bloß deine Bürste?"	Teil 3 | S. 71
4.4.3	Gewalt in der Pflege	„War das ein gewalttätiger Akt?"	Teil 2 | S. 65
4.4.4	Sexuelle Belästigung	„Dann muss ich wenigstens Herrn Ellermann nicht mehr zu Bett bringen"	Teil 1 | S. 132
4.4.5	Helfen und hilflos sein	„Reanimation und nicht nur ich war hilflos"	Teil 1 | S. 87
		„Vielleicht hilft es, wenn ich bei ihr sitze."	Teil 1 | S. 183
		„… wie sollte ich ihn trösten?"	Teil 1 | S. 191
		Absturz	Teil 2 | S. 202
		„Ich fand es grausam, ihm jetzt das Gesäß zu waschen."	Teil 3 | S. 117
4.4.6	Nähe und Distanz	„Dann muss ich wenigstens Herrn Ellermann nicht mehr zu Bett bringen"	Teil 1 | S. 132
		„Mama warte, ich will dir ein Küsschen geben!"	Teil 2 | S. 171
		„Sie schrie sofort rum, wenn ihr etwas nicht passte."	Teil 3 | S. 51
4.4.7	Abschied und Trauer	„… wie sollte ich ihn trösten?"	Teil 1 | S. 191
4.4.8	Ekel	„Ich habe mich so geekelt"	Teil 1 | S. 77

* Dieses Themenfeld wird im Kontext der genannten Lernsituationen behandelt, ohne direkt aufgeführt zu sein.

Schlagwortverzeichnis aller Lernsituationen aus Teil 1–3

A

Abkürzungen   Teil 1 | S. 68
AIDS   Teil 3 | S. 135
akute
lymphoblastische Leukämie   Teil 3 | S. 71
Alkohol   Teil 3 | S. 64
Alkoholfahne   Teil 3 | S. 64
allergische Reaktion   Teil 3 | S. 127
Altenheim   Teil 2 | S. 28
Anus praeter   Teil 3 | S. 207
Aphasie   Teil 3 | S. 117
Apraxie   Teil 3 | S. 117
Arbeitsorganisation   Teil 1 | S. 160
Arbeitszeitmodell   Teil 2 | S. 196
Aufnahmegespräche   Teil 1 | S. 56
Aufnahmepapiere   Teil 1 | S. 56

B

Bachelorstudiengang   Teil 3 | S. 227
Becken   Teil 1 | S. 14
Bettruhe   Teil 2 | S. 132
Blasensprung   Teil 3 | S. 18
Blutzucker   Teil 1 | S. 220
Brille   Teil 2 | S. 20
Broteinheit   Teil 3 | S. 29
Brustschwester   Teil 3 | S. 82
Brustzentrum   Teil 3 | S. 82
Bürste   Teil 3 | S. 71

C

Chemotherapie   Teil 3 | S. 71
COPD   Teil 3 | S. 188

D

Dekubitus   Teil 1 | S. 46
Dekubitusprophylaxe   Teil 1 | S. 46
Dementenbereich   Teil 1 | S. 171
Delcoprep   Teil 3 | S. 207
Demenz   Teil 3 | S. 106
Depression   Teil 2 | S. 148
Diabetes mellitus   Teil 1 | S. 220
Diabetikerschulung   Teil 3 | S. 29
Dialysetherapie   Teil 3 | S. 220
Dienstplan   Teil 1 | S. 32

E

Ekelgefühl   Teil 1 | S. 77
Elephantiasis   Teil 2 | S. 58
Ernährungsverhalten   Teil 1 | S. 137
Erste Hilfe   Teil 3 | S. 127
Fallot'sche Tetralogie   Teil 3 | S. 154
Fetus   Teil 3 | S. 18
Fieber   Teil 1 | S. 95   Teil 2 | S. 161
Forschungsarbeit   Teil 3 | S. 227
Frauenberuf   Teil 2 | S. 111
Frühgeburt   Teil 3 | S. 94

G

Gebet   Teil 3 | S. 82
Geburt   Teil 1 | S. 119
Genitalbereich   Teil 1 | S. 24
Geriatrie   Teil 2 | S. 7, 43, 202
Gewalt   Teil 2 | S. 65

H

HIV   Teil 3 | S. 135
Fachpersonal   Teil 2 | S. 72
Fruchtzucker   Teil 1 | S. 220
Gangbild   Teil 3 | S. 162
Handschuhe   Teil 1 | S. 77
Hämodialyse   Teil 3 | S. 220
Händedesinfektion   Teil 1 | S. 32
Harninkontinenz   Teil 1 | S. 146
Hauskrankenpflege   Teil 2 | S. 58
Hauttransplantat   Teil 2 | S. 161
Heimaufsicht   Teil 2 | S. 72
Hepatitis C   Teil 3 | S. 195
Herzinsuffizienz   Teil 3 | S. 145
Herzschlag   Teil 3 | S. 154
Hilflosigkeit   Teil 1 | S. 87
Hörbeeinträchtigung   Teil 2 | S. 28
Hotel   Teil 1 | S. 95
Husten   Teil 1 | S. 213
Hustenanfall   Teil 1 | S. 213
Hygienerichtlinien   Teil 1 | S. 77

I

Inkubator   Teil 3 | S. 94
Insulin   Teil 3 | S. 29
Interventionen   Teil 1 | S. 46
Intimsphäre   Teil 3 | S. 180

K

Katheter   Teil 3 | S. 180
Katheterisieren   Teil 3 | S. 180
Känguring   Teil 3 | S. 94
Kinder   Teil 1 | S. 206, 213   Teil 2 | S. 171, 178
   Teil 3 | S. 7, 71
Kinderhospiz   Teil 2 | S. 178
Kinderstation   Teil 2 | S. 100
Kinderkardiologie   Teil 3 | S. 154
Klausuren   Teil 1 | S. 7
Klingel   Teil 2 | S. 65
Kontinenzförderung   Teil 1 | S. 146
Körperfülle   Teil 2 | S. 100
Körperpflege   Teil 1 | S. 24
Kortisonsalbe   Teil 3 | S. 7
Kreißsaal   Teil 1 | S. 119
Kursleiterin   Teil 2 | S. 35

Schlagwortverzeichnis aller Lernsituationen aus Band 1–3

L
Lebensqualität Teil 2 | S. 7
Leberzirrhose Teil 3 | S. 195
Lernbiografie Teil 1 | S. 7
Lernprozess Teil 1 | S. 7
Liebeswahn Teil 3 | S. 51

M
Menüauswahl Teil 2 | S. 43
Migrationshintergrund Teil 2 | S. 132
Milchnahrung Teil 1 | S. 126
Mitarbeitervertretung Teil 2 | S. 196
Mitteilungsbedürfnis Teil 2 | S. 91
Mundschleimhaut Teil 2 | S. 118
Muttermilch Teil 1 | S. 126

N
Nahrungsaufnahme Teil 1 | S. 137
Neurodermitis Teil 3 | S. 7
Nierenschale Teil 3 | S. 18
Nikotinabhängigkeit Teil 3 | S. 188
Notfallsituationen Teil 1 | S. 87

O
Ordensbrüder Teil 2 | S. 111
Ordensschwestern Teil 2 | S. 111
Organspende Teil 3 | S. 220

P
Patientenverfügung Teil 2 | S. 148
PEG-Sonde Teil 2 | S. 43, 148
  Teil 3 | S. 170
Personalmangel Teil 2 | S. 72
Pflegebereich Teil 1 | S. 160
Pflegemodell Teil 1 | S. 104 Teil 2 | S. 35
Pflegeplanung Teil 1 | S. 104
Pflegeprozess Teil 1 | S. 104
Pflegetheorien Teil 2 | S. 35
Polizei Teil 3 | S. 106
Praxisbegleitung Teil 1 | S. 14
Presswehen Teil 1 | S. 119
Prüfungspatient Teil 2 | S. 118
Pseudo-Krupp Teil 1 | S. 213

R
Reanimation Teil 1 | S. 87
rheumatoide Arthritis Teil 3 | S. 41
Rheumawerte Teil 3 | S. 41
Ritzen Teil 2 | S. 186

S
Sauerstoffbrille Teil 3 | S. 188
Saugvorlagen Teil 1 | S. 146
Säuglingsbad Teil 1 | S. 119
Schädel-Hirn-Trauma Teil 3 | S. 170
Schichtzulagen Teil 2 | S. 196
Schizophrenie Teil 3 | S. 51
Schlaganfall Teil 3 | S. 117
Schlüsselerlebnis Teil 1 | S. 191
Schock Teil 3 | S. 127
Schweigepflicht Teil 1 | S. 32
Sehhilfe Teil 2 | S. 20
Sex Teil 3 | S. 135
Sexualität Teil 1 | S. 152
sexuelle Belästigung Teil 1 | S. 132
Skleren Teil 3 | S. 195
Sozialstation Teil 2 | S. 91
Spina bifida Teil 3 | S. 180
Sprachentwicklung Teil 2 | S. 171
Sterben Teil 1 | S. 183
Stillen Teil 1 | S. 126
Stuhlgang Teil 3 | S. 207
Sturzgefahr Teil 1 | S. 112
Sturzrisiken Teil 1 | S. 112
Süßigkeiten Teil 2 | S. 100

T
Tablettenintoxikation Teil 2 | S. 186
TEP Teil 3 | S. 162
Tod Teil 1 | S. 183
Trauer Teil 1 | S. 191

U
Überforderung Teil 1 | S. 68
Übergabe Teil 1 | S. 68

V
Verbandswechsel Teil 2 | S. 58
Verbrennungen Teil 2 | S. 161
Vergiftungswahn Teil 3 | S. 51

W
Wasser Teil 3 | S. 145
Wäschekammer Teil 1 | S. 171
Wechseldruckmatratze Teil 1 | S. 112
weinen Teil 1 | S. 206
Wohnebene Teil 1 | S. 171
Wohngemeinschaft Teil 3 | S. 106

Z
Zeit Teil 2 | S. 91
Zeitdruck Teil 2 | S. 202
Zwischenprüfung Teil 2 | S. 118

Bildquellenverzeichnis

BzgA, Köln, Pressebild
S. 139

Cornelsen Verlagsarchiv
S. 227, S. 153

Istockphoto/Juanmonino
S. 85 oben

Krüper, Werner, Bielefeld
S. 7, 12, 18, 29, 41, 51, 64, 65, 68, 71, 82, 94, 97 oben, 106, 117, 127, 135, 145, 154, 162, 170, 180, 188, 195, 207, 220, 224 unten, 227

Raichle, Gerda, Ulm
S. 155

Shutterstock
S. 85 Mitte und unten, S. 209

Welz, Natascha, Berlin
S. 11, 13, 21, 22, 24, 26, 30, 31, 33, 34, 36, 43, 44, 45, 47, 52, 54, 55, 56, 59, 61, 62, 66, 69, 72, 74, 75 unten, 77, 80, 81, 83, 84, 88, 89, 90, 95, 96, 97 unten, 100, 102, 107, 108, 110, 119, 125, 128, 129, 130, 132, 133, 136, 137, 138, 139 unten, 140, 141, 146, 150, 155, 156, 158, 160, 163, 164, 165, 166, 167, 171, 174, 175, 176, 177, 181, 182, 186, 189, 191, 192, 198, 199, 202, 208, 213, 221, 222, 223, 224 oben, 225, 228, 229, 230, 231, 233, 234, 235 unten, 236, 237 oben, 238–244

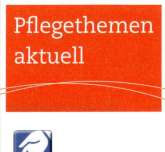

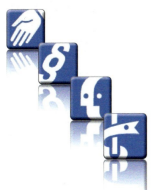

Der **Aktualitätendienst** Pflege liefert Ihnen in regelmäßigen Abständen interessante Unterrichtsmaterialien zu ausbildungsrelevanten Inhalten. Zum Download finden Sie nach Wissensbezügen geordnet:
- zahlreiche Unterrichtseinheiten mit Aufgaben und Lösungsskizzen (im Abo gratis)
- kostenfreie methodisch-didaktische Hinweise zu Pflegethemen

Weitere Informationen unter
www.cornelsen.de/cbb

Screenshot zum *Aktualitätendienst*

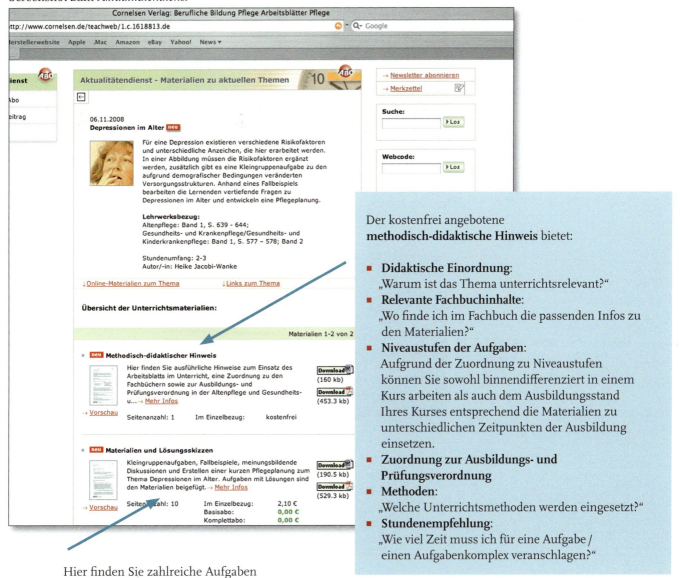

Hier finden Sie zahlreiche Aufgaben und die Lösungsskizzen.

Der kostenfrei angebotene **methodisch-didaktische Hinweis** bietet:

- **Didaktische Einordnung**:
  „Warum ist das Thema unterrichtsrelevant?"
- **Relevante Fachbuchinhalte**:
  „Wo finde ich im Fachbuch die passenden Infos zu den Materialien?"
- **Niveaustufen der Aufgaben**:
  Aufgrund der Zuordnung zu Niveaustufen können Sie sowohl binnendifferenziert in einem Kurs arbeiten als auch dem Ausbildungsstand Ihres Kurses entsprechend die Materialien zu unterschiedlichen Zeitpunkten der Ausbildung einsetzen.
- **Zuordnung zur Ausbildungs- und Prüfungsverordnung**
- **Methoden**:
  „Welche Unterrichtsmethoden werden eingesetzt?"
- **Stundenempfehlung**:
  „Wie viel Zeit muss ich für eine Aufgabe / einen Aufgabenkomplex veranschlagen?"

Pflegiothek
Die neue Reihe für die Aus-, Fort- und Weiterbildung

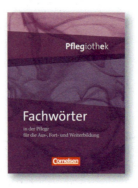

Fachwörter
978-3-06-455161-9

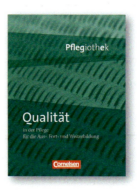

Qualität
978-3-06-455173-2

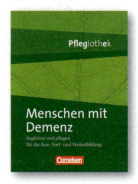

Menschen mit Demenz begleiten und pflegen
978-3-06-455185-5

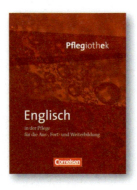

Englisch
978-3-06-450335-9

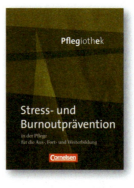

Stress- und Burnoutprävention
978-3-06-455187-9

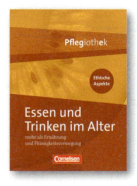

Essen und Trinken im Alter
978-3-06-455177-0

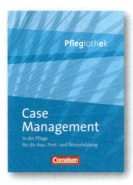

Case Management
(2. Halbjahr 2010)
978-3-06-450329-8

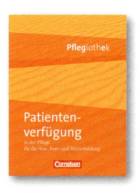

Patientenverfügung
(2. Halbjahr 2010)
978-3-06-450334-2

www.cornelsen.de/pflegiothek/qualitaet
Auf unserem Online-Portal finden Sie zahlreiche Dokumentenbeispiele zum Thema Qualität in der Pflege zum kostenfreien Download.